klassische massage

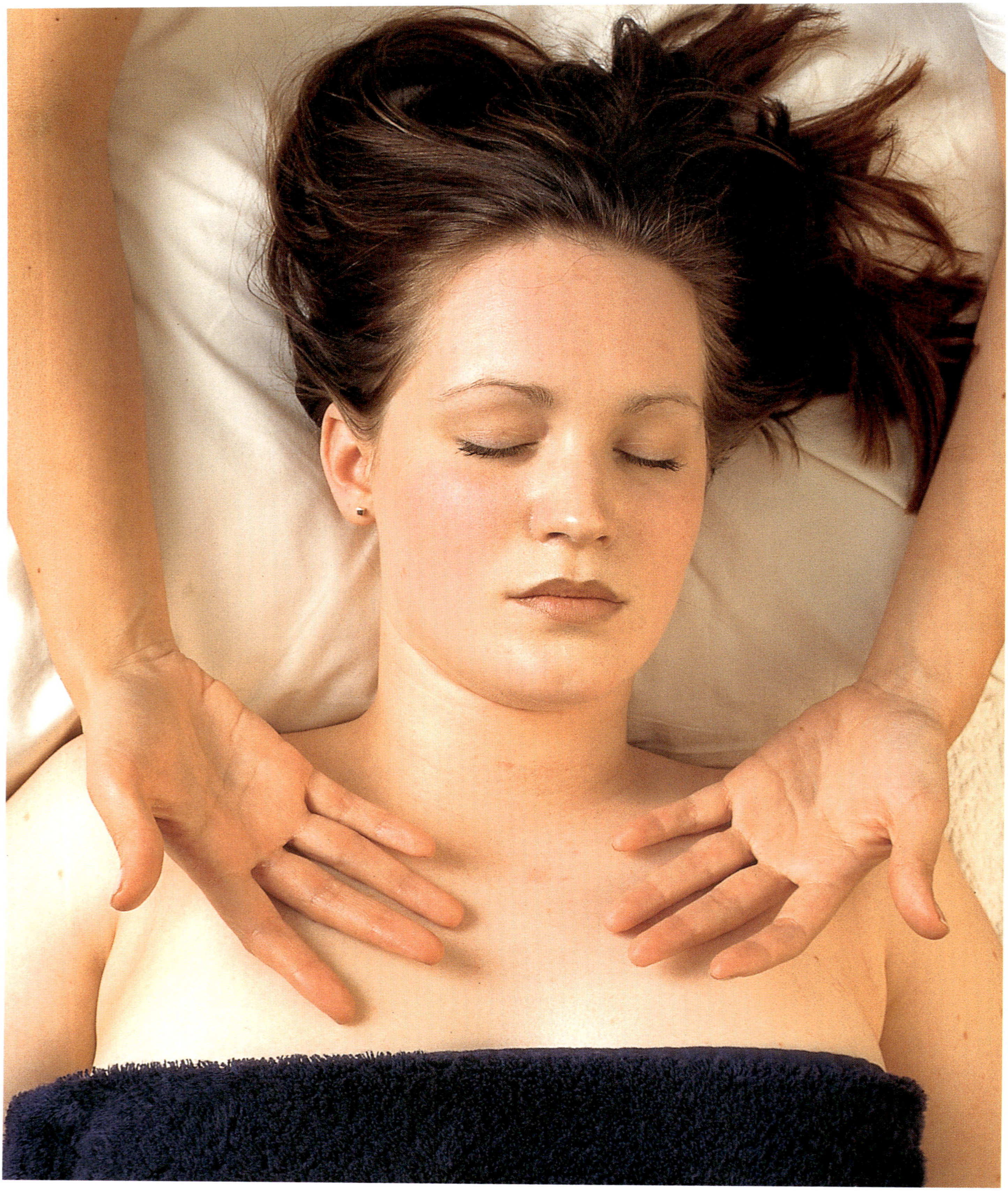

Denise Whichello Brown

klassische massage

Die bekanntesten Techniken für Gesundheit & Wohlbefinden

BELLAVISTA

Der Inhalt dieses Buches wurde von Verlag und Autor mit aller Sorgfalt zusammengestellt. Eine Garantie kann jedoch nicht übernommen werden. Der Autor, der Verlag und seine Beauftragten schließen eine Haftung für etwaige Personen-, Sach- und Vermögensschäden aus.

www.karl-mueller-verlag.de

Titel der Originalausgabe: Therapeutic Massage - A practical introduction
Übertragung aus dem Englischen: Susanne Kattenbeck

Druck und Bindung: Star Standard Industries (Pte) Ltd
Printed in Singapore

ISBN 3-89893-987-1

Inhalt

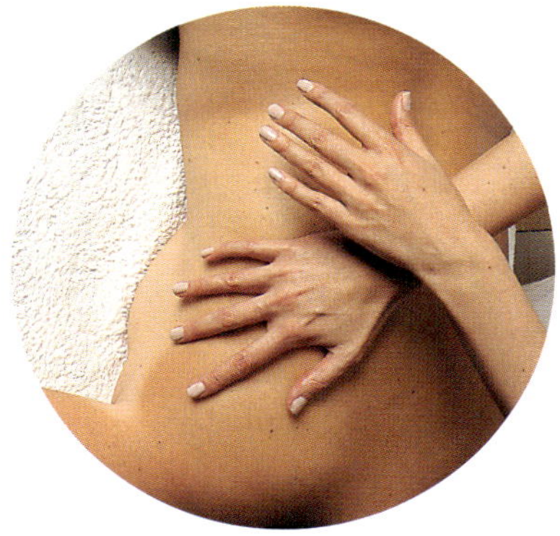

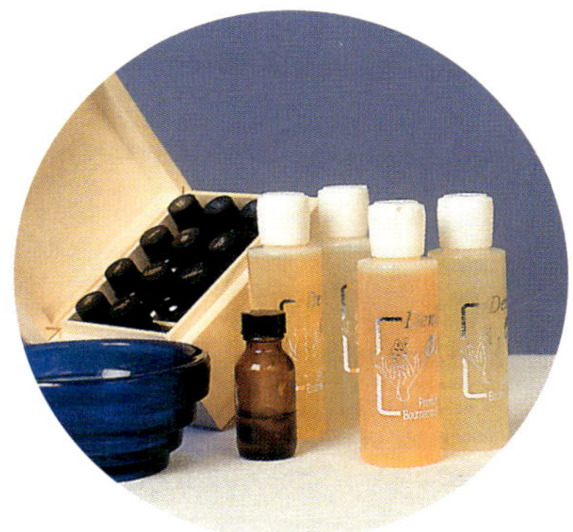

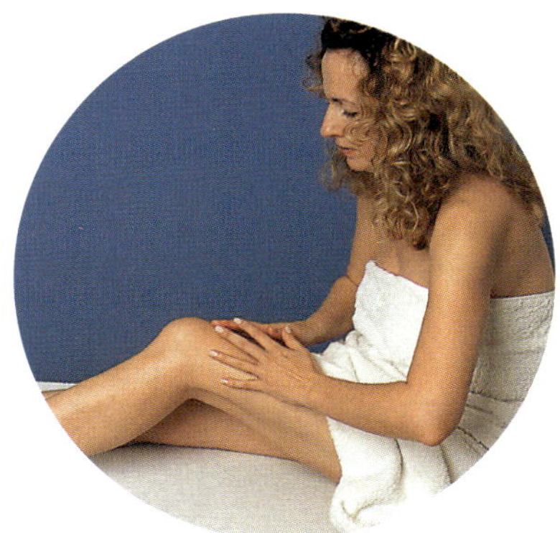

Einführung

Geschichtlicher Überblick

Massage zählt zu den ältesten Behandlungsformen der Medizin. In China wurden bereits 2700 v. Chr. unterschiedliche Formen der Massage beschrieben.
Historische Berichte belegen, dass die Massage auch bei Griechen und Römern beliebt war. Julius Caesar, der an Neuralgie und Kopfschmerzen litt, ließ sich zum Beispiel täglich massieren. Plinius, der berühmte römische Schriftsteller, wurde mit Massagen gegen sein Asthma behandelt. Galen, neben Hippokrates der bedeutendste Arzt der Antike und Leibarzt des römischen Kaisers Mark Aurel, berichtet, dass die Gladiatoren vor und nach dem Kampf zur Vorbereitung beziehungsweise, um ihre Verletzungen zu behandeln, massiert wurden.
Nach der Teilung des Römischen Reichs bis zum Mittelalter sind nur sehr wenige medizinische Berichte zum Thema Massage erhalten. Erst im 16. Jahrhundert wurde das Interesse an der Massage durch den französischen Arzt Ambrose Paré (1510–1590) neu belebt. Er konnte auch andere Mediziner von der Heilkraft der Massage überzeugen.
Die klassische manuelle Massage, die in diesem Buch beschrieben wird, geht auf die so genannte Schwedische Massage des Schweden Per Henrik Ling (1776–1839) zurück. Er gründete 1813 in Stockholm die erste Massageschule. Im Jahr 1877 wurde diese Form der Massage in den USA vorgestellt. Ab diesem Zeitpunkt gewann die Schwedische Massage immer mehr an Popularität.

„Reibung kann ein Gelenk, das zu locker ist, festigen und ein Gelenk, das zu steif ist, lockern.“
(Hippokrates, um 460–375 v. Chr.)

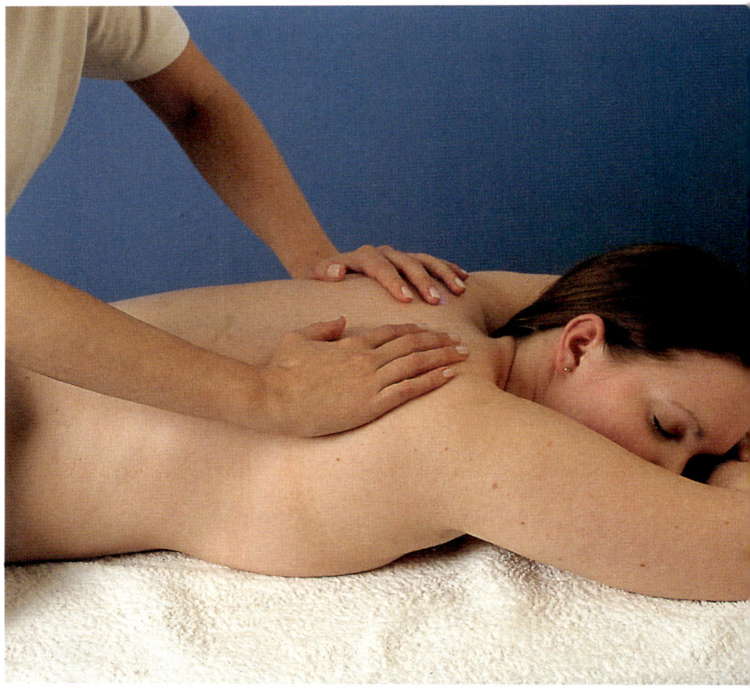

Die klassische manuelle Massage ist heute sehr gefragt.

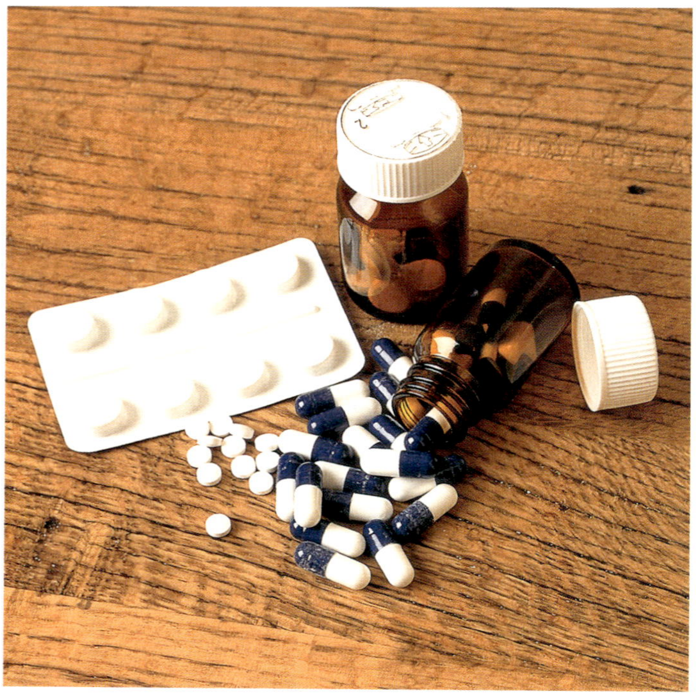

Die heilende Wirkung der Massage ergänzt schulmedizinische Behandlungen.

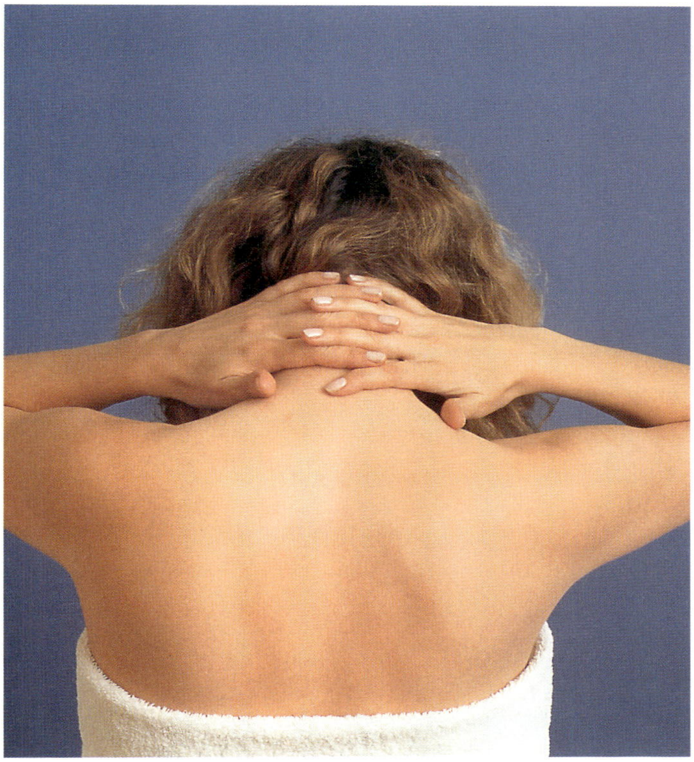

Eine Nackenmassage lindert Kopfschmerzen.

Heute ist die therapeutische Wirkung der klassischen Massage allgemein anerkannt. In Spezialkliniken, Gesundheitsfarmen und Krankenhäusern wird diese Massageform bevorzugt angewendet. Ärzte, Krankenschwestern, Hebammen, Osteopathen, Chiropraktiker und Physiotherapeuten haben die klassische Massage in ihr Behandlungsspektrum aufgenommen.
Man muss jedoch keine medizinische Ausbildung absolvieren, um massieren zu können. Jeder hat die Kraft in seinen Händen, anderen Menschen und sich selbst zu helfen. Mit den Techniken, die in diesem Buch beschrieben werden, können auch Sie erfolgreich massieren.

Die Wirkung der Massage

Die klassische manuelle Massage nimmt Einfluss auf den gesamten Körper.

Das Nervensystem

Massage kann eine äußerst beruhigende Wirkung haben. Sie baut Stress und Anspannungen ab, lindert Kopfschmerzen und hilft bei Schlaflosigkeit, Ärger, Ungeduld und Reizbarkeit.

Die Muskeln

Muskelschmerzen, Verspannungen, Ermüdung und Verhärtungen der Muskeln können mit Massagen behandelt werden. Krämpfe werden gelöst und ein guter Spannungszustand der Muskeln (Tonus) wird erreicht.

Die Knochen

Erkrankungen der Knochen wie zum Beispiel Arthritis können mit Massagen erfolgreich behandelt werden. Steifheit in den Gelenken wird gelöst und Schmerzen können erheblich reduziert werden.

Der Kreislauf

Massagen regen die Herztätigkeit und den Kreislauf an. Nach mehreren Massagen ist der Kreislauf stabilisiert und Bluthochdruck reguliert.

Das Lymphgefässsystem

Schädliche Substanzen wie Flüssigkeiten, die sich im Körper angesammelt haben, werden durch die Massage entfernt. Schwellungen, die sich um Verletzungen gebildet haben, können abgebaut werden.

Die Atemwege

Schleim und bronchiale Sekrete können mit Massagen gelöst und beseitigt werden. Hierbei wird eine Klopfmassage über den oberen Rückenbereich angewendet und der Brustraum wird gelockert.

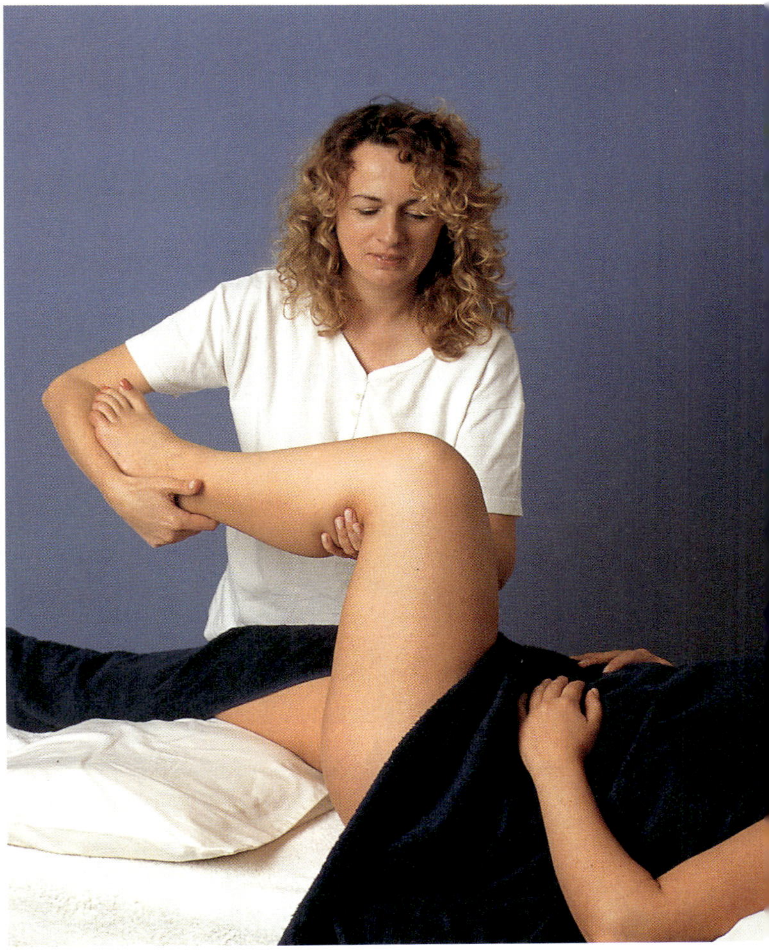

Massage lindert Gelenkschmerzen wie Arthritis.

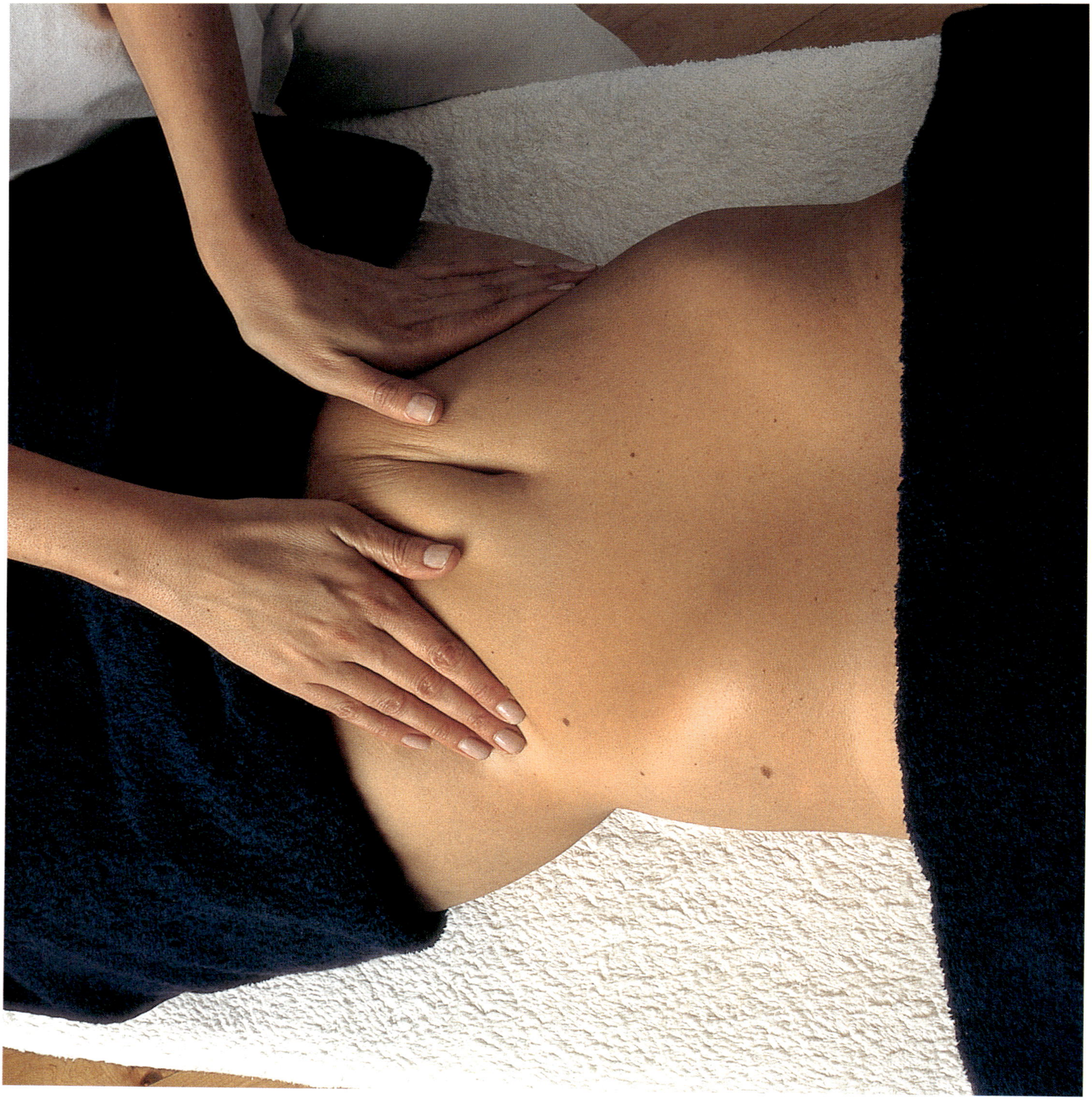

Bei Verdauungsproblemen kann eine sanfte Bauchmassage helfen.

DAS VERDAUUNGSSYSTEM

Massagen fördern die Beseitigung schädlicher Stoffe im Darm. Verstopfung kann behoben werden und die Verdauung wird angeregt.

DIE GESCHLECHTSORGANE

Menstruationsprobleme wie PMS (prämenstruelles Syndrom), unregelmäßige Menstruation und Menopause können mit regelmäßigen Massagen erfolgreich behandelt werden.

Vorbereitungen

Die Grundausstattung für eine Massage besteht aus einer stabilen Unterlage, Handtüchern, Decken, Massageölen und natürlich einem Paar Hände.
Wenn Sie es verstehen die richtige Atmosphäre zu schaffen, kann Ihr Massagepartner den größtmöglichen Nutzen aus der Behandlung ziehen.

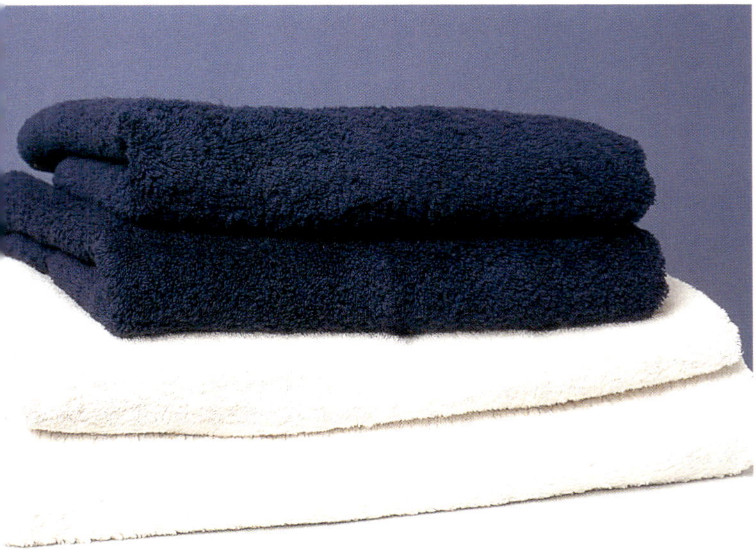

Mit Handtüchern können Sie Ihren Massagepartner zudecken.

Eine angenehme Atmosphäre schaffen

Der Massageraum sollte gut beheizt sein und einladend wirken, damit sich Ihr Massagepartner vollkommen entspannen kann. Während der Behandlung geht ein gewisses Maß an Körperwärme verloren, deshalb sollten Sie Handtücher und Decken bereitlegen. Körperteile, die Sie gerade nicht behandeln, sollten Sie stets zudecken.
Dämpfen Sie das Licht und zünden Sie Kerzen an. Der Duft frischer Blumen und ätherischer Öle unterstützt eine angenehme Atmosphäre.
Während der Massage sollten Sie nicht gestört werden. Nehmen Sie den Telefonhörer ab und lassen Sie Ihre Familie wissen, dass Sie gerade eine Behandlung durchführen.

Ob während der Massage im Hintergrund entspannende Musik läuft oder Stille herrscht, können Sie individuell entscheiden.

Persönliche Vorbereitung

Bevor Sie mit der Massage beginnen, sollten Sie auch sich selbst auf die Behandlung vorbereiten.
Tragen Sie bequeme leichte Kleidung, damit Sie sich uneingeschränkt bewegen können. Am besten eignet sich ein kurzärmliges Oberteil, da es Ihnen während der Behandlung sehr warm wird.
Legen Sie Ihren Schmuck ab, denn Sie könnten Ihren Massagepartner mit Ringen, Armbändern oder einer Uhr verletzen.
Schneiden Sie Ihre Fingernägel so kurz wie möglich, damit Sie Ihren Massagepartner nicht kratzen. Waschen Sie Ihre Hände vor der Behandlung stets gründlich und prüfen Sie, ob Ihre Fingernägel sauber sind.
Entspannen Sie vor der Behandlung, indem Sie zum Beispiel meditieren, und konzentrieren Sie sich auf sich selbst. Belastende Gefühle wie Ärger oder Niedergeschlagenheit wirken sich negativ auf die Massage aus. Machen Sie sich von allen Gedanken frei, damit die heilende Energie ungehindert durch Ihre Hände fließen kann.

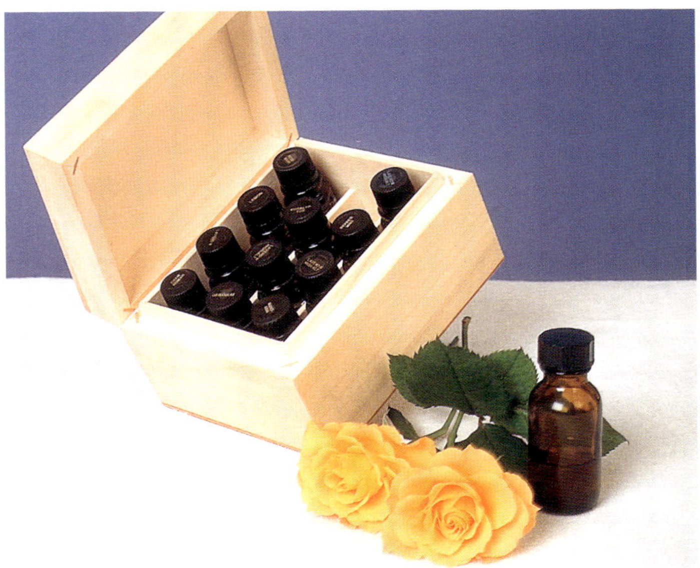

Verwenden Sie während der Massage Basisöle und ätherische Öle.

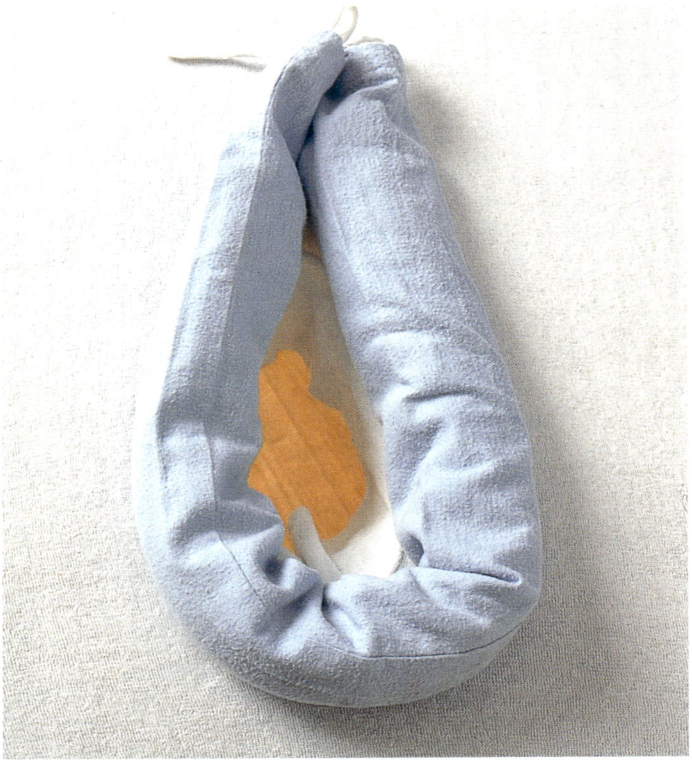

Wenn Ihr Massagepartner auf dem Bauch liegt, können Sie ihm mit einem Handtuchring zusätzlichen Komfort bieten.

DIE RICHTIGE UNTERLAGE

Sie benötigen eine stabile, gut gepolsterte Unterlage. Wenn Sie die Massage auf dem Fußboden durchführen, legen Sie ein dickes Federbett oder mehrere Decken auf den Boden. Knien Sie sich auf ein Kissen, damit Sie Ihre Knie nicht aufschürfen. Wenn Ihr Massagepartner auf dem Rücken liegt, lagern Sie seinen Kopf mit einem Kissen hoch und legen Sie zur Entspannung des Kreuzbeinbereichs ein Kissen unter seine Knie.

Das Bett ist als Unterlage in der Regel nicht geeignet, da sich die passende Höhe nicht einstellen lässt und Sie dadurch Ihren Rücken zu stark belasten.

Professionelle Masseure arbeiten mit einer Massagebank. Wenn Sie regelmäßig massieren, ist die Anschaffung einer solchen Bank sicher lohnenswert. Sie können allerdings auch eine einfache aufklappbare und höhenverstellbare Liege verwenden, die nicht allzu teuer ist, überall aufgestellt werden kann und nach der Behandlung zusammengeklappt wird, sodass sie nur wenig Platz beansprucht.

Verwenden Sie möglichst viele Kissen, um Ihrem Massagepartner eine bequeme Liegeposition zu verschaffen. Ein zusammengerolltes und zu einem Ring gelegtes Handtuch eignet sich hervorragend, um den Kopf zu stützen, wenn Ihr Massagepartner auf dem Bauch liegt.

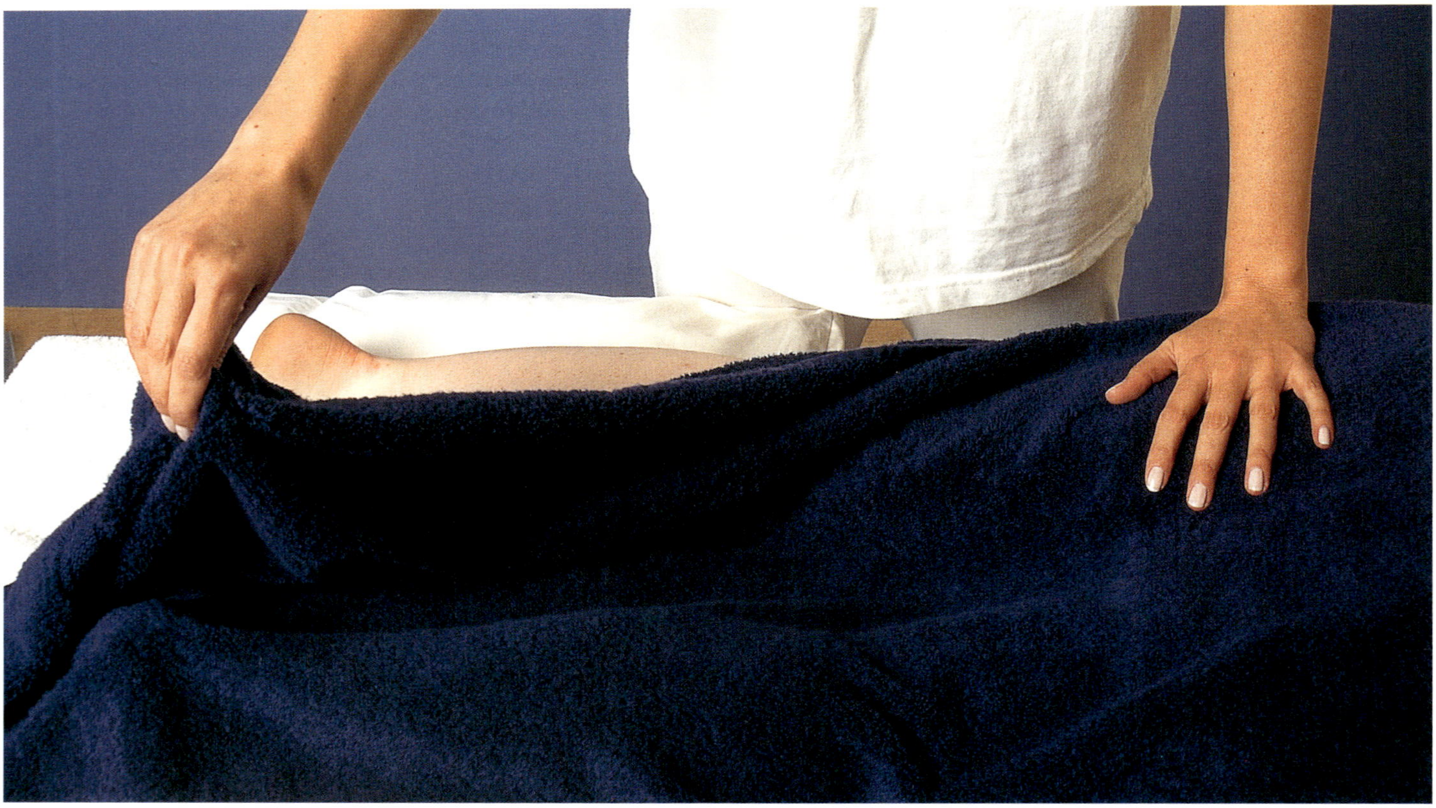

Achten Sie stets darauf, dass die Körperteile, die gerade nicht massiert werden, gut zugedeckt sind.

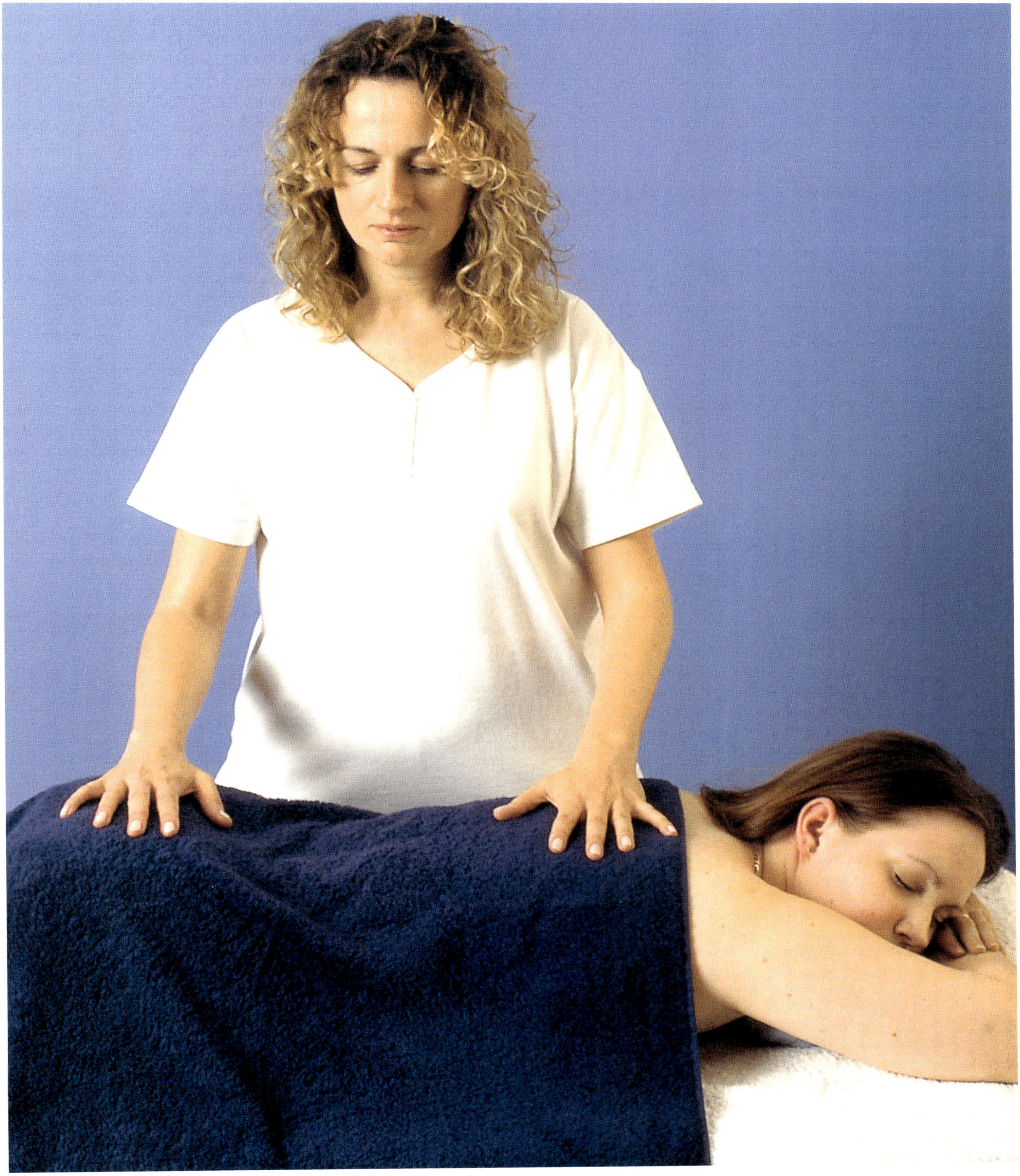

Eine höhenverstellbare Massagebank begünstigt ein entspanntes Arbeiten.

Situationen, die eine Massage ausschliessen oder nur bedingt zulassen

Obwohl eine Massage in der Regel eine äußerst angenehme und erfolgreiche Behandlungsmethode ist, gibt es einige Situationen, die eine Massage ausschließen beziehungsweise besondere Vorsicht erfordern.
Bitte berücksichtigen Sie vor der Behandlung stets die folgenden Punkte. Wenn Sie sich nicht sicher sind, ob Sie massieren dürfen, sollten Sie in jedem Fall einen Arzt zu Rate ziehen.

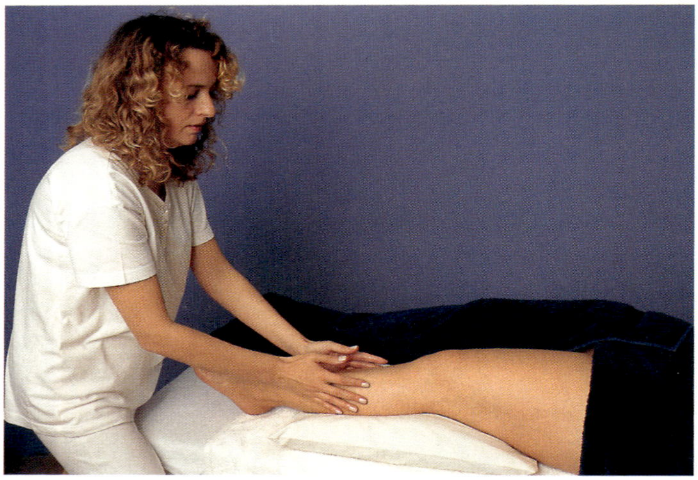

Venenentzündung

Bei einer Venenentzündung setzt sich ein Blutgerinnsel in der Vene fest und verursacht eine Entzündung, die starke Schmerzen, Rötungen, Hitze und Schwellungen hervorrufen kann. In diesem Fall dürfen Sie nicht massieren, denn das Blutgerinnsel kann durch die Massage in Bewegung gebracht werden und zu einem Schlaganfall oder Herzinfarkt führen.

Krampfadern

Massage ist zwar eine hervorragende Methode, um der Bildung von Krampfadern vorzubeugen, wenn jedoch bereits Krampfadern vorhanden sind, kann eine Massage der betroffenen Stellen starke Schmerzen hervorrufen oder die Venen weiter zerstören. Sie sollten deshalb nur um die Krampfadern massieren.

Infektionskrankheiten

Wenn Ihr Massagepartner an einer ansteckenden Krankheit wie Krätze, Scherpilzflechte, Windpocken oder Gürtelrose leidet, ist eine Massage nicht ratsam. Fieber ist ein Anzeichen dafür, dass der Körper bereits gegen Gifte ankämpft, deshalb sollten Sie in diesem Fall auf eine Massage verzichten, damit nicht noch mehr Toxine in den Körper gelangen.

Blutvergiftung

Massieren Sie niemals Bereiche einer Blutvergiftung, wenn gleichzeitig ein Eiterherd vorliegt zum Beispiel ein Furunkel.

Narben und Verletzungen

Massage ist hilfreich bei älteren Vernarbungen, da sie Verhärtungen löst und die Elastizität der Haut wiederherstellt. Im Gegensatz dazu kann eine Massage über frisch verheilte Narben oder Verletzungen bewirken, dass diese wieder aufbrechen oder sich infizieren. Behandeln Sie deshalb die betroffenen Stellen nur, wenn sie vollständig verheilt sind.

Entzündungen

Entzündete Bereiche sollten Sie niemals massieren, unabhängig davon, ob es sich um Gelenke, Muskeln, Haut oder Organe handelt. Dies gilt zum Beispiel bei Schleimbeutelentzündung (Bursitis), abakterieller Entzündung der Sehnen (Tendopathie) und infektiöser Lebensmittelvergiftung (Gastroenteritis).

Schwangerschaft

Eine Massage ist in der Schwangerschaft von unschätzbarem Wert. Sie verhilft zum Beispiel zu tiefer Entspannung, unterstützt den Schlaf und schützt vor Venenentzündungen. Wenn Sie den Bauch massieren, sollten Sie in den ersten drei Monaten der Schwangerschaft und wenn bereits Komplikationen aufgetreten sind, sehr vorsichtig massieren und gegebenenfalls einen Arzt zu Rate ziehen.

Knoten

Bevor Sie Knoten massieren, sollten diese von einem Arzt untersucht worden sein.

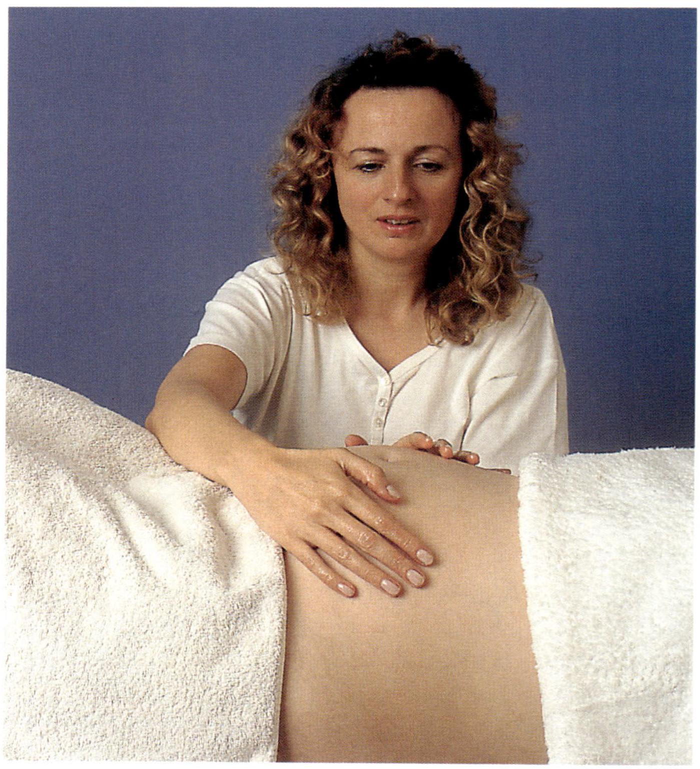

Massieren Sie den Bauchbereich in den ersten drei Monaten der Schwangerschaft mit besonderer Vorsicht.

Massageöle

Es ist wichtig, dass Sie bei der Massage ein Gleitmittel verwenden, damit die Hände sanft über die Haut streichen. Ohne ein solches Mittel ist die Massage unangenehm und verursacht Hautreizungen, vor allem wenn der Massagepartner stark behaart ist.

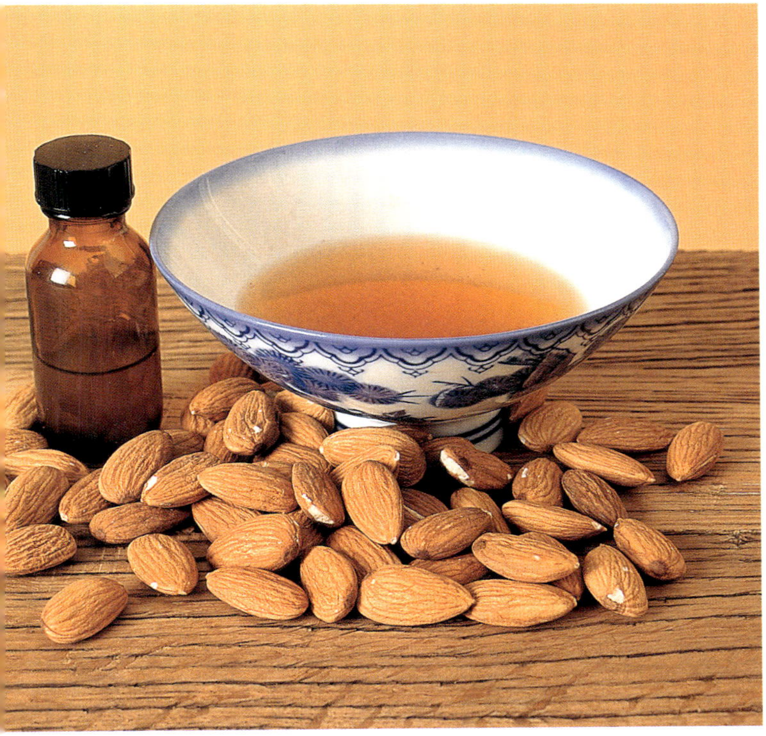

Meistens wird süßes Mandelöl als Basisöl verwendet.

Man unterscheidet so genannte Basis- oder Trägeröle von ätherischen Ölen. Als Basisöl ist ein qualitativ hochwertiges Nussoder Samenöl empfehlenswert. Es sollte kaltgepresst, naturbelassen und ohne chemische Zusätze sein. Solche Basisöle enthalten Vitamine, Mineralstoffe und Fettsäuren. Sie ziehen rasch ein und pflegen die Haut. Mineralöle wie Babyöl sollten Sie niemals verwenden, da sie schlecht einziehen, stark fetten, keine Nährstoffe enthalten und die Poren verstopfen. Es gibt eine Vielzahl an Basisölen und Sie sollten mehrere ausprobieren, um herauszufinden, welche Sie bevorzugen.
Leichte Öle wie süßes Mandel-, Traubenkern-, Sonnenblumenoder Sojaöl werden bevorzugt verwendet, da sie von der Haut rasch aufgenommen werden und weder zu dickflüssig noch klebrig sind. Außerdem verströmen sie keinen intensiven Duft und eignen sich für jeden Hauttyp. Sie tun trockener, sensibler und entzündeter Haut ebenso gut wie frühzeitig alternder Haut. Aprikosenkern- und Pfirsichkernöl sind ebenfalls für jeden Hauttyp geeignet, allerdings etwas teurer.
Wenn Sie möchten, können Sie ein dickeres reichhaltigeres Trägeröl wie Jojoba- oder Avocadoöl mit einem leichten Basisöl mischen, denn diese Öle sind in der Regel zu schwer und zu klebrig, um sie pur zu verwenden. In Verbindung mit leichten Basisölen verbessern sie jedoch die Aufnahmebereitschaft der Haut und pflegen diese gleichzeitig. Weizenkeimöl wird meist ebenfalls in kleinen Mengen zugegeben, um die Haltbarkeit einer Massageölmischung zu verlängern.
Auf Sesam- oder Walnussöl sollten Sie aufgrund des intensiven Geruchs verzichten.
Neben den Trägerölen gibt es eine Vielzahl an ätherischen Ölen. Professionelle Aromatherapeuten setzen bis zu 60 verschiedene ätherische Öle ein, doch in diesem Buch sollen nur acht der am häufigsten verwendeten Öle beschrieben werden.

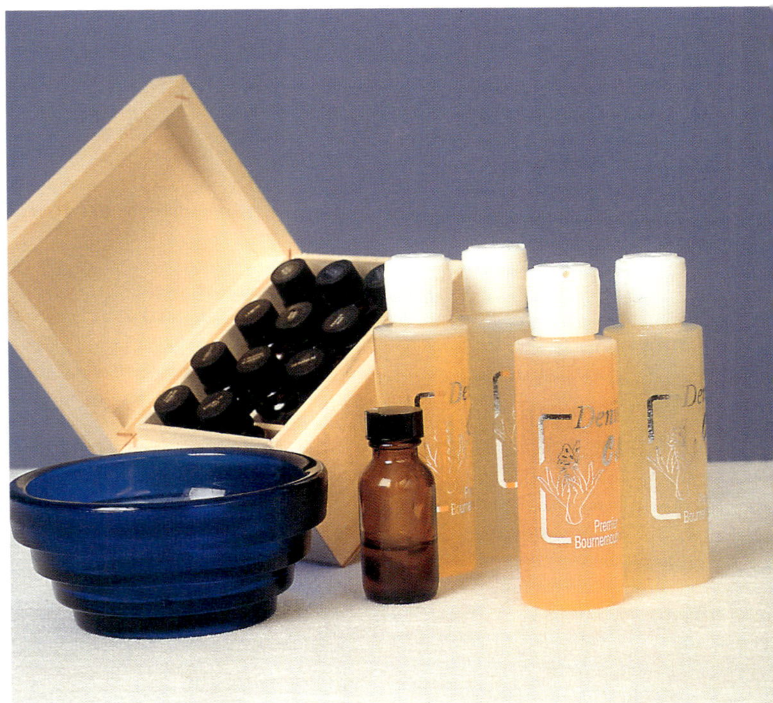

Öle erleichtern die Massage und vermitteln ein angenehmes Gefühl.

Römische Kamille (*Chamaemelum nobile*)

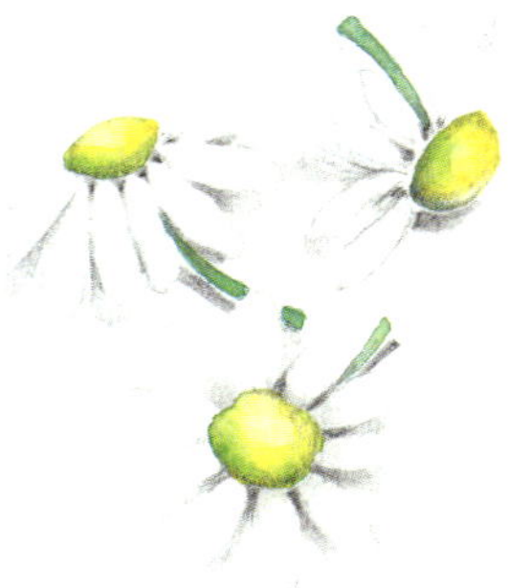

Wirkungsbereich:
- Ausgleich.
- Beruhigung.
- Schmerzlinderung.

Anwendung:
- Bei nervösen Störungen wie Beängstigung, Depressionen, Schlaflosigkeit und Reizbarkeit.
- Bei Frauenleiden wie PMS und Menopause.
- Bei Muskel- und Gelenkschmerzen und bei schmerzenden Organen zum Beispiel bei Rücken- und Kopfschmerzen, Arthritis und Magenschmerzen.
- Bei sensibler und allergisch reagierender Haut.
- Bei Verdauungsstörungen, vor allem bei Entzündungen wie Reizkolon.
- Auch für Babys und Kinder ist die römische Kamille hervorragend geeignet zum Beispiel bei Asthma, Koliken, Hautproblemen und Wutanfällen.

Gegenanzeigen:
Keine.

Geranium (*Pelargonium graveolens*)

Wirkungsbereich:
- Ausgleich.
- Heilung.
- Antrieb.

Anwendung:
- Bei nervösen Störungen wie Beängstigung und Depressionen.
- Bei Frauenleiden wie PMS und Menopause, zum Ausgleich des Hormonhaushalts.
- Bei Fieber.
- Bei Harnverhaltung.
- Bei Stimmungsschwankungen.
- Für alle Hauttypen geeignet.

Gegenanzeigen:
Keine.

Eukalyptus (*Eucalyptus globulus*)

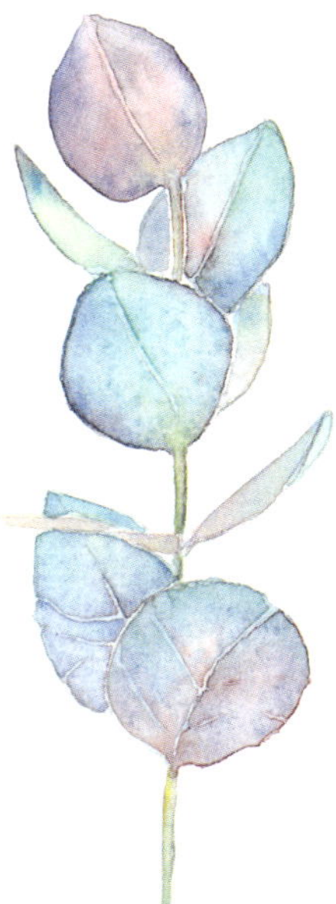

Wirkungbereich:
- Lindert Erkältungen.
- Schmerzlinderung.

Anwendung:
- Bei Erkrankungen der Atemwege: Einreiben von Brust und Hals; Inhalation bei Entzündungen der Nasennebenhöhlen (Sinusitis) und bei Schnupfen.
- Zur Schmerzlinderung bei Arthritis und Rheumatismus sowie bei allen Muskelschmerzen und allgemeinen Schmerzen.
- Zur Anregung der Gehirntätigkeit und zur Steigerung der Konzentration.
- Zur Vorbeugung von Infektionskrankheiten.

Gegenanzeigen:
Babys und Kleinkinder unter 2 Jahren dürfen nicht mit Eukalyptusöl behandelt werden (verwenden Sie Kamille- oder Lavendelöl).

Lavendel (*Lavendula officinalis*)

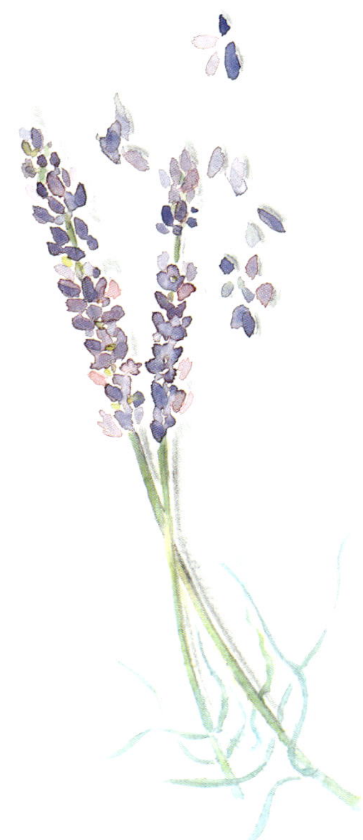

Wirkungsbereich:
- Entspannung.
- Harmonisierung.
- Schmerzlinderung

Anwendung:
- Bei nervösen Störungen wie Beängstigung, Depressionen, Schlaflosigkeit, Reizbarkeit und Panikattacken.
- Bei Bluthochdruck.
- Bei Kopfschmerzen, Migräne, Muskelschmerzen und allgemeinen Schmerzen.
- Bei Entzündungen.
- Zur Pflege der Haut. Lavendelöl heilt Verbrennungen, Sonnenbrand, Akne, Ekzeme, Schnitte und Prellungen.
- Für Babys und Kleinkinder hervorragend geeignet.

Gegenanzeigen:
Keine.

ZITRONE (*CITRUS LIMON*)

Wirkungsbereich:
- Antiseptikum.
- Entgiftung.
- Anregung.

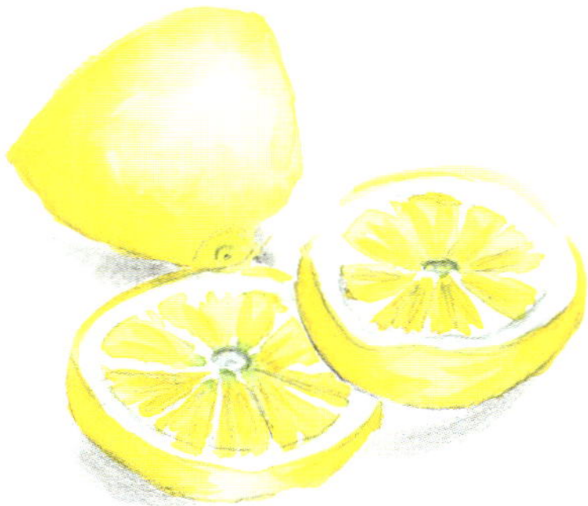

Anwendung:
- Zur Anregung des Verdauungssystems, vor allem bei Verdauungsstörungen und Übersäuerung.
- Zur Stärkung des Immunsystems und zur Beschleunigung der Genesung.
- Bei Verletzungen wie Schnitten, bei Warzen und bei fettiger Haut.
- Bei Venenentzündungen.

Gegenanzeigen:
Vermeiden Sie unmittelbar nach der Anwendung intensives Sonnenlicht.

BITTERORANGE (*CITRUS AURANTIUM*)

Wirkungsbereich:
- Erfrischung.
- Vitalisierung.
- Tonikum.

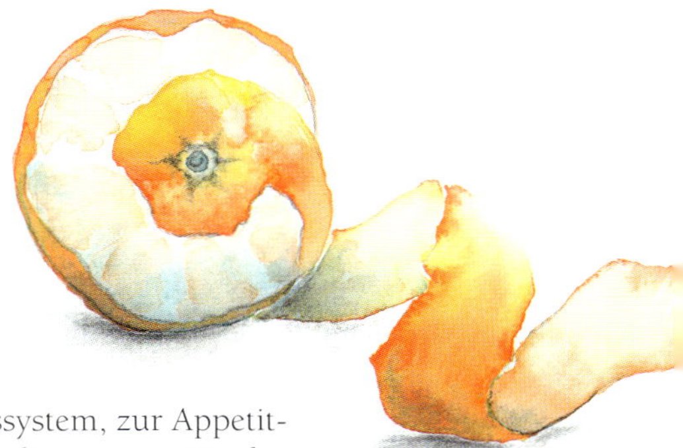

Anwendung:
- Bei Beängstigung zur Verbesserung der Stimmung, fördert Glücksgefühle und stimmt optimistisch.
- Für das Verdauungssystem, zur Appetitanregung und zur Regulierung von Verdauungsstörungen.
- In der Schwangerschaft, um Schwangerschaftsstreifen vorzubeugen.

Gegenanzeigen:
Vermeiden Sie unmittelbar nach der Anwendung intensives Sonnenlicht.

PFEFFERMINZE (*MENTHA PIPERITA*)

Wirkungsbereich:
- Kühlung.
- Schmerzlinderung.
- Anregung.

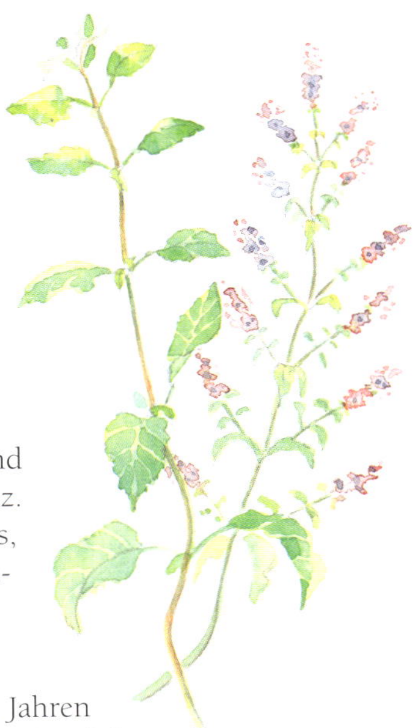

Anwendung:
- Bei Verdauungsstörungen, vor allem bei Brechreiz und bei Entzündungen wie Reizkolon.
- Bei Kopfschmerzen und Migräne.
- Zur Kühlung bei Sonnenbrand und zur Linderung von Juckreiz.
- Zur Behandlung von Arthritis, Rheumatismus und Sportverletzungen.

Gegenanzeigen:
Babys und Kleinkinder unter 2 Jahren dürfen nicht mit Pfefferminzöl behandelt werden.

Tipp: Lagern Sie Pfefferminzöl nicht mit homöopathischen Mitteln.

ROSMARIN (*ROSMARINUS OFFICINALIS*)

Wirkungsbereich:
- Entgiftung.
- Stärkung.
- Anregung.

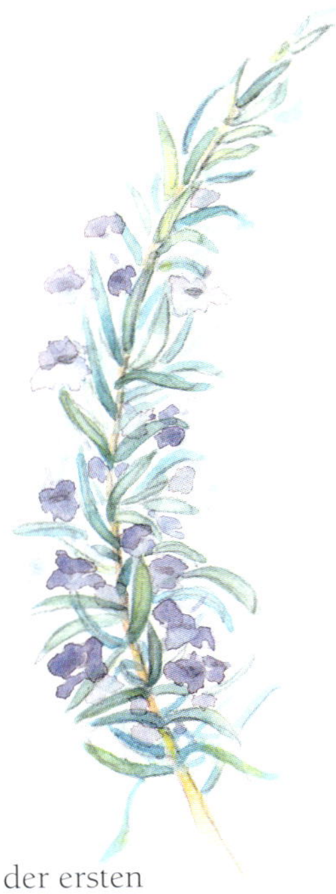

Anwendung:
- Zur Lösung geistiger Blockaden, zur Beseitigung geistiger Erschöpfung und zur Konzentrationssteigerung.
- Zur Linderung von Muskel- und Gelenkschmerzen.
- Zur Förderung des Haarwuchses.
- Bei Husten, Erkältungen, Problemen mit den Nasennebenhöhlen und Schnupfen.
- Für das Verdauungssystem, vor allem zur Entgiftung zum Beispiel bei Verstopfung, Lebensmittelvergiftung und bei Fettleibigkeit.

Gegenanzeigen:
Verwenden Sie Rosmarinöl nicht in der ersten Zeit der Schwangerschaft oder bei Epileptikern.

Ölmischungen

Folgende Standardmischung reicht für etwa zehn Massagen:

70 ml süßes Mandelöl
10 ml (2 Teelöffel) Ringelblumenöl
10 ml (2 Teelöffel) Jojobaöl
10 ml (2 Teelöffel) Weizenkeimöl.

Wenn Sie ein Massageöl, das heilende Zusätze enthält, selbst herstellen möchten, benötigen Sie ein Trägeröl wie Mandel- oder Avocadoöl, dem Sie reine ätherische Öle zufügen. Verwenden Sie diese Öle sparsam, denn sie sind hoch konzentriert, dürfen niemals direkt auf die Haut aufgetragen werden und sollten in folgendem Verhältnis mit einem Basisöl gemischt werden: Drei Tropfen des ätherischen Öls zu 10 ml (2 Teelöffel) des Trägeröls oder sechs Tropfen des ätherischen Öls zu 20 ml (4 Teelöffel) des Trägeröls.
Ölmischungen halten etwa sechs Monate und sollten in einer kleinen luftdichten Tropfflasche an einem kühlen dunklen Ort aufbewahrt werden.
Sie erhalten die verschiedenen Öle in Apotheken, Bioläden und Reformhäusern.

Das Öl auftragen

Wärmen Sie stets Ihre Hände, bevor Sie mit der Massage beginnen. Träufeln Sie das Öl niemals direkt auf die Haut. Geben Sie einige Tropfen auf eine Handfläche und verreiben Sie das Öl in den Händen, um es zu wärmen. Tragen Sie das Öl anschließend mit sanften Streichbewegungen auf die Haut Ihres Massagepartners auf. Wenn Sie mehr Öl benötigen, versuchen Sie mit einer Hand den Kontakt zu Ihrem Massagepartner zu halten. Achten Sie deshalb darauf, dass das Öl während der Massage stets in greifbarer Nähe steht, denn wenn Sie den Kontakt zu Ihrem Massagepartner verlieren, wird die Kontinuität der Behandlung unterbrochen.
Man neigt bei den ersten Massagen oft dazu, zu viel Gleitmittel zu verwenden. Dadurch wird der direkte Kontakt zum Massagepartner verhindert, was dazu führen kann, dass Sie kleinere Muskelverhärtungen nicht spüren. Außerdem besteht die Gefahr, dass Sie beim Massieren abrutschen und Ihren Massagepartner verletzen. Wenn Sie feststellen, dass Sie zu viel Öl aufgetragen haben, legen Sie weiche Papiertücher auf die Haut, die das überschüssige Öl aufsaugen.

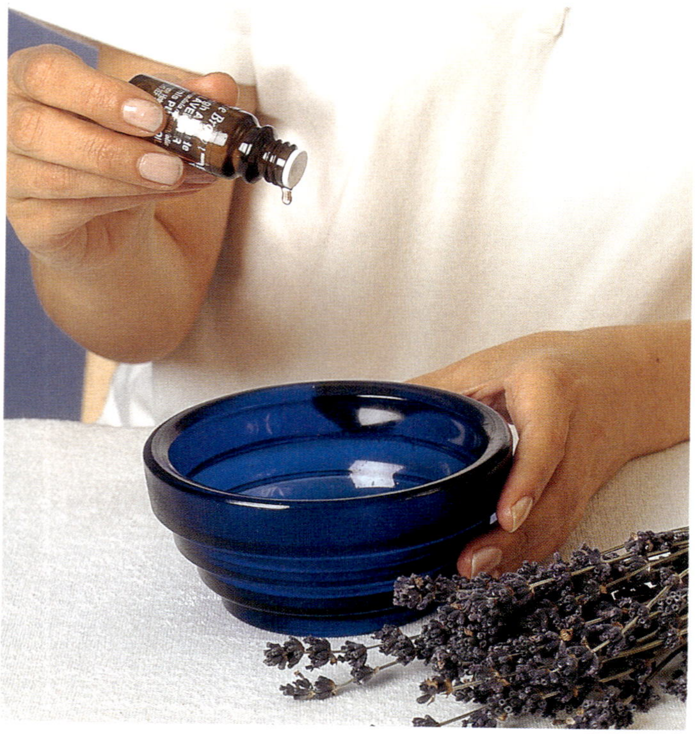

Mischen Sie ätherische Öle mit Basisölen.

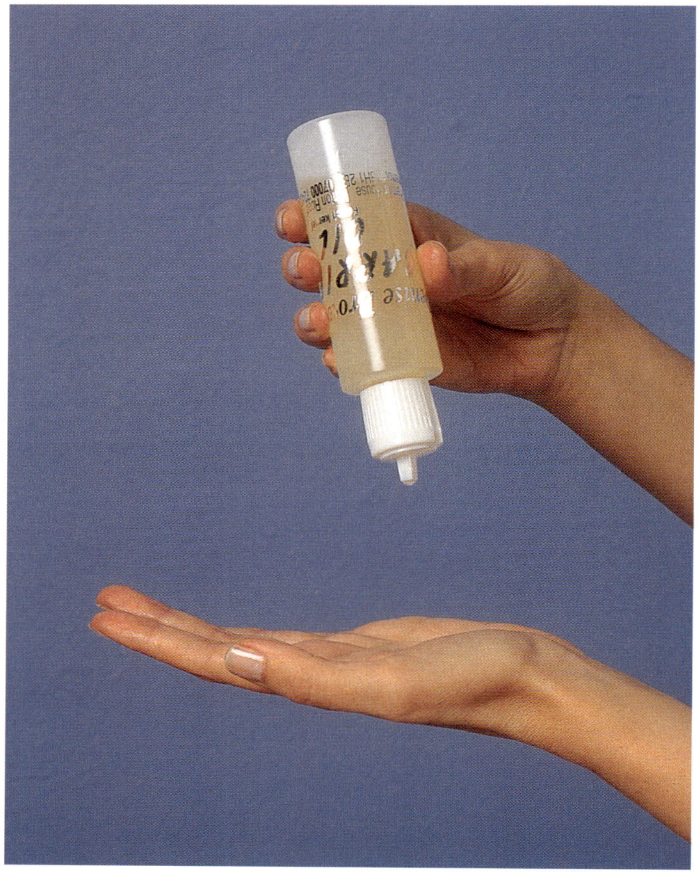

Träufeln Sie das Öl in Ihre Hände und verreiben Sie es, um es zu wärmen, bevor Sie Ihren Massagepartner damit einreiben.

Grundtechniken

Die klassische manuelle Massage ist so einfach strukturiert, dass jeder sie erlernen kann. Es gibt vier Grundtechniken, die bei dieser Behandlungsmethode zum Einsatz kommen: Streichung (Effleurage), Knetung (Pétrissage), Reibung (Friktion) und Klopfung (Tapotement). Sobald Sie diese Grundtechniken, beherrschen können Sie Ihren persönlichen Stil entwickeln. Bringen Sie sich nicht selbst durcheinander, indem Sie krampfhaft versuchen, *die* Technik anzuwenden. Vergegenwärtigen Sie sich vielmehr, dass es in erster Linie darum geht, dass die Massage Ihrem Partner gut tut.

Ihre Bewegungen sollen fließend und rhythmisch sein und Sie dürfen den Kontakt zu Ihrem Massagepartner nicht verlieren, während Sie von einer Bewegung in die nächste übergehen.

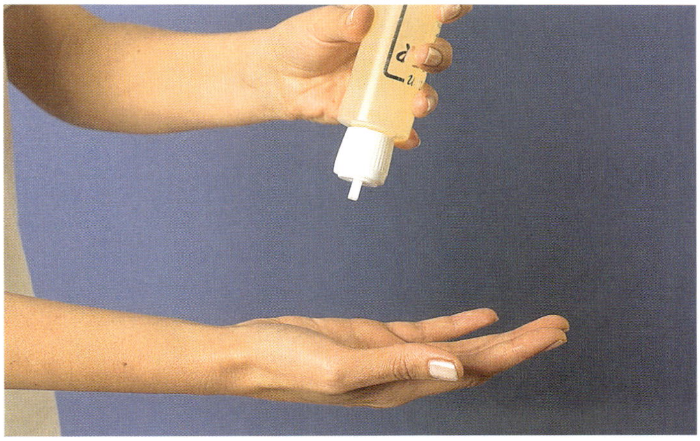

Träufeln Sie das Massageöl vor der Streichung in Ihre Hände.

Streichung (Effleurage)

Effleurage ist eine Streichtechnik, die stets zu Beginn und am Ende einer Massage angewendet wird. Mit dieser Technik machen Sie Ihren Massagepartner mit Ihren Händen vertraut, stimmen ihn auf die Massage ein und verteilen das Massageöl gleichmäßig auf den Körperteilen, die Sie behandeln möchten.

Die Streichung kann am gesamten Körper angewendet werden. Man beginnt in der Regel unterhalb des Herzens, um den Blutfluss zu unterstützen. Streichen Sie mit einer oder mit beiden Handflächen langsam über den Körper, wobei Sie Ihre Hände den Konturen des Körpers anpassen. Ihr Massagepartner sollte dabei das Gefühl haben, dass eine kontinuierliche Streichbewegung ausgeführt wird. Dies erreichen Sie, indem Sie festen Druck bei den nach oben führenden Streichungen ausüben und keinen Druck, wenn Sie zum Ausgangspunkt zurückkehren.

Versuchen Sie einen gleichmäßigen Rhythmus beizubehalten und vermeiden Sie ruckartige Bewegungen, die Ihren Massagepartner nervös machen könnten. Experimentieren Sie mit unterschiedlicher Druckintensität. Die Bewegungen können langsam und sanft sein oder schnell und kräftig, in Abhängigkeit davon, ob Sie oberflächliche oder tiefer liegende Bereiche des Körpers massieren möchten.

Langsame, sanfte Streichungen wirken beruhigend und entspannend, während schnelle, kräftige Streichungen eine belebende Wirkung haben.

Schließen Sie die Augen, um Ihre Sensibilität und Intuition zu erhöhen, während Sie Ihren Massagepartner mit der Streichtechnik verwöhnen. Vor allem der Rücken eignet sich hervorragend für Streichungen.

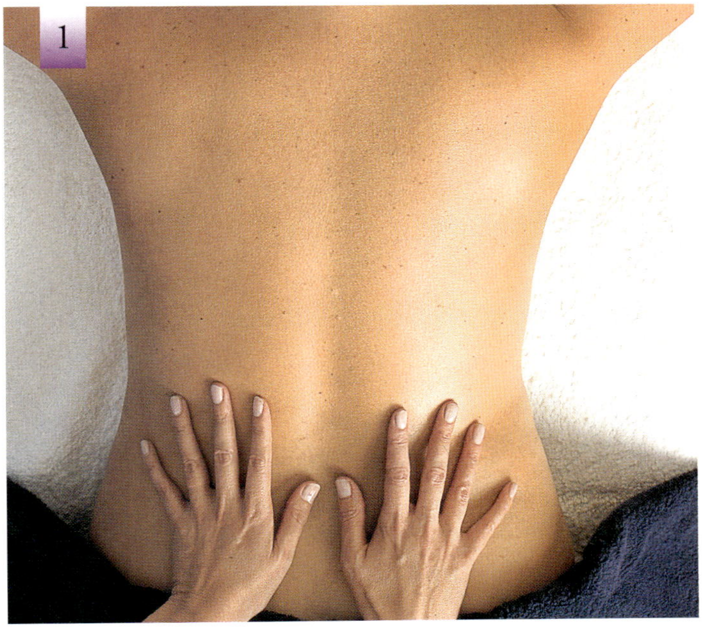

Schritt 1 Stellen Sie sich neben Ihren Massagepartner und legen Sie die Hände entspannt rechts und links neben die Wirbelsäule, unmittelbar oberhalb des Gesäßes. Die Finger zeigen in Richtung Kopf (Abbildung 1).

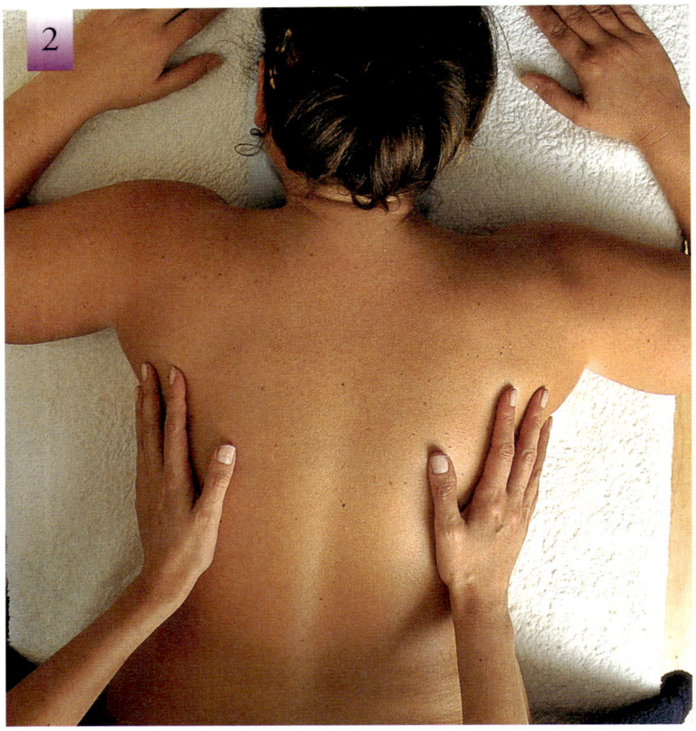

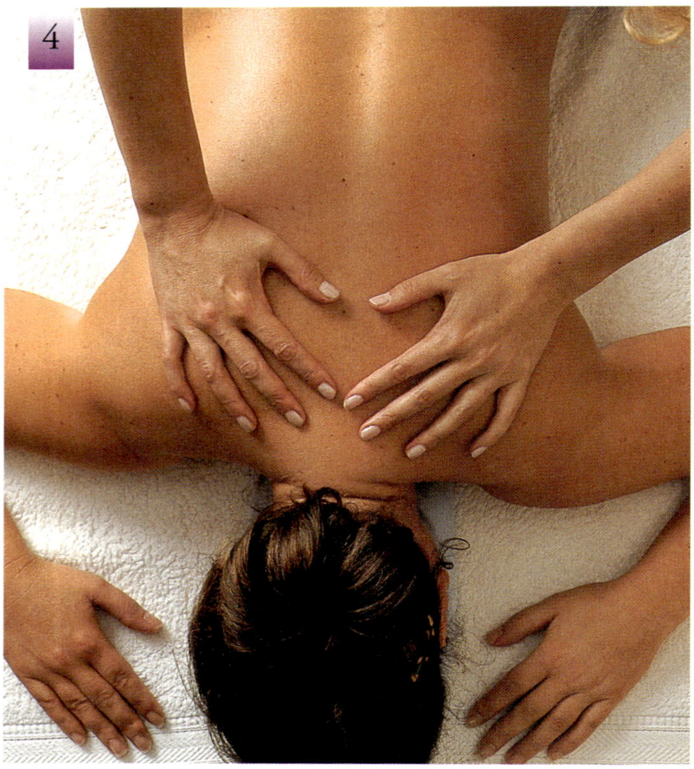

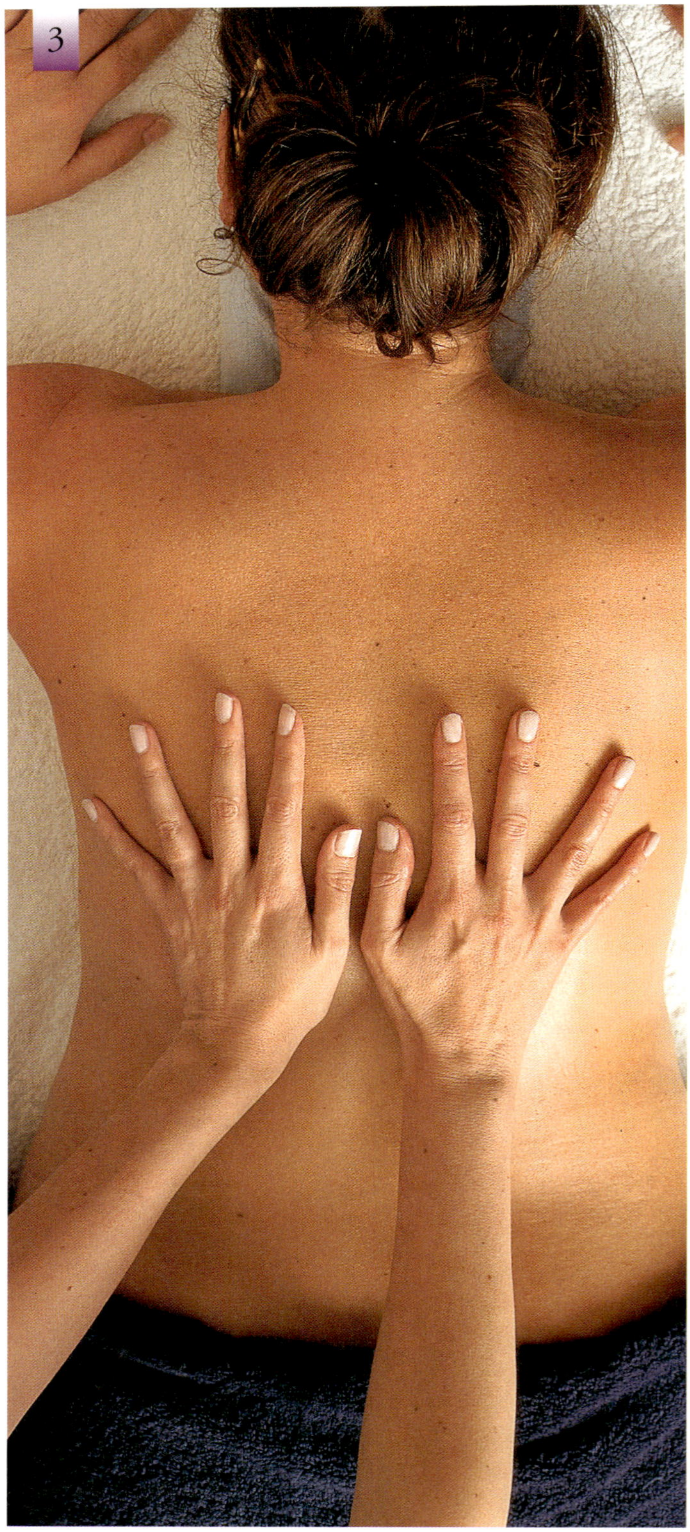

Schritt 2 Streichen Sie mit beiden Händen kräftig nach oben (Abbildung 2).

Schritt 3 Wenn Sie an den Schulterblättern angelangt sind, streichen Sie über die Schultern nach außen (Abbildung 4).

Schritt 4 Gleiten Sie in die Ausgangsposition zurück, ohne Druck auszuüben. Wiederholen Sie die Streichungen mehrmals, um Ihren Massagepartner mit Ihren Händen vertraut zu machen. Variieren Sie Druck und Rhythmus und fragen Sie Ihren Partner, welche Techniken er bevorzugt (Abbildung 3).

1

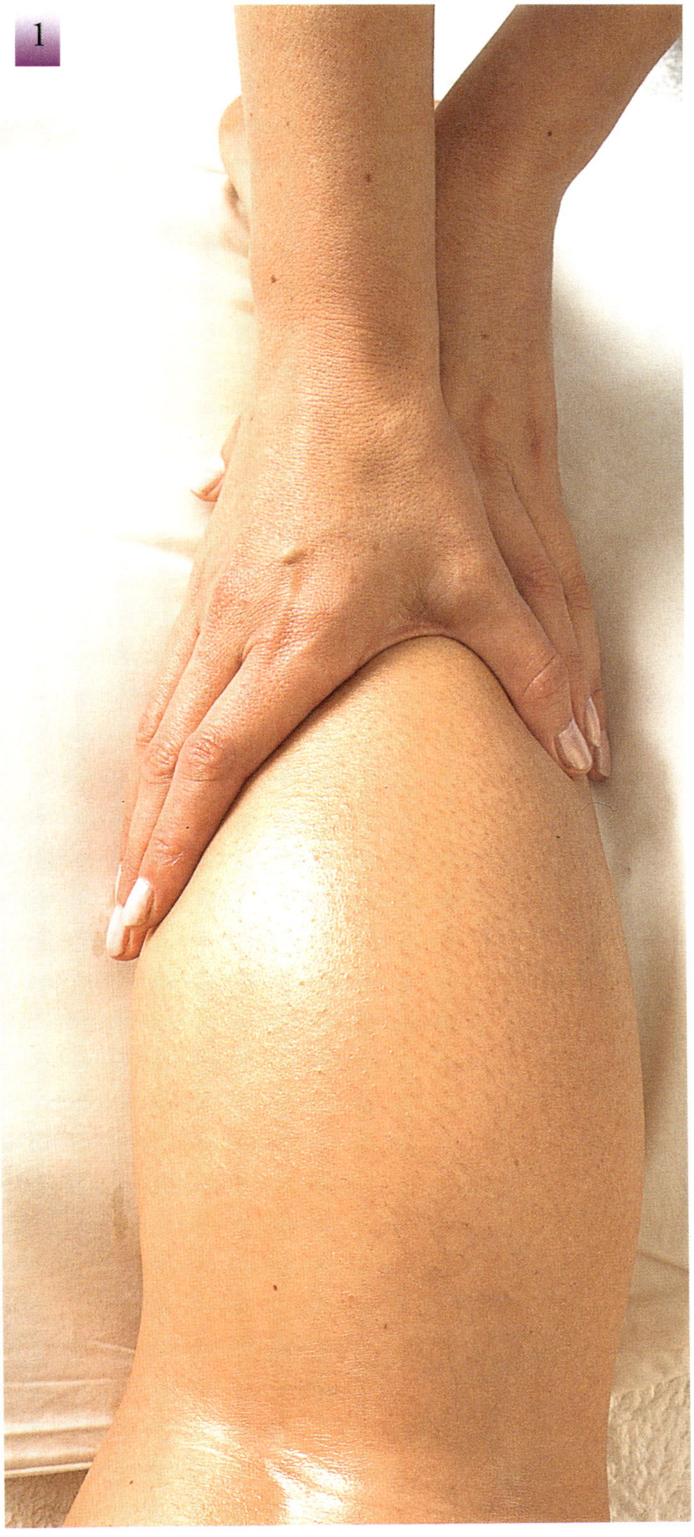

2

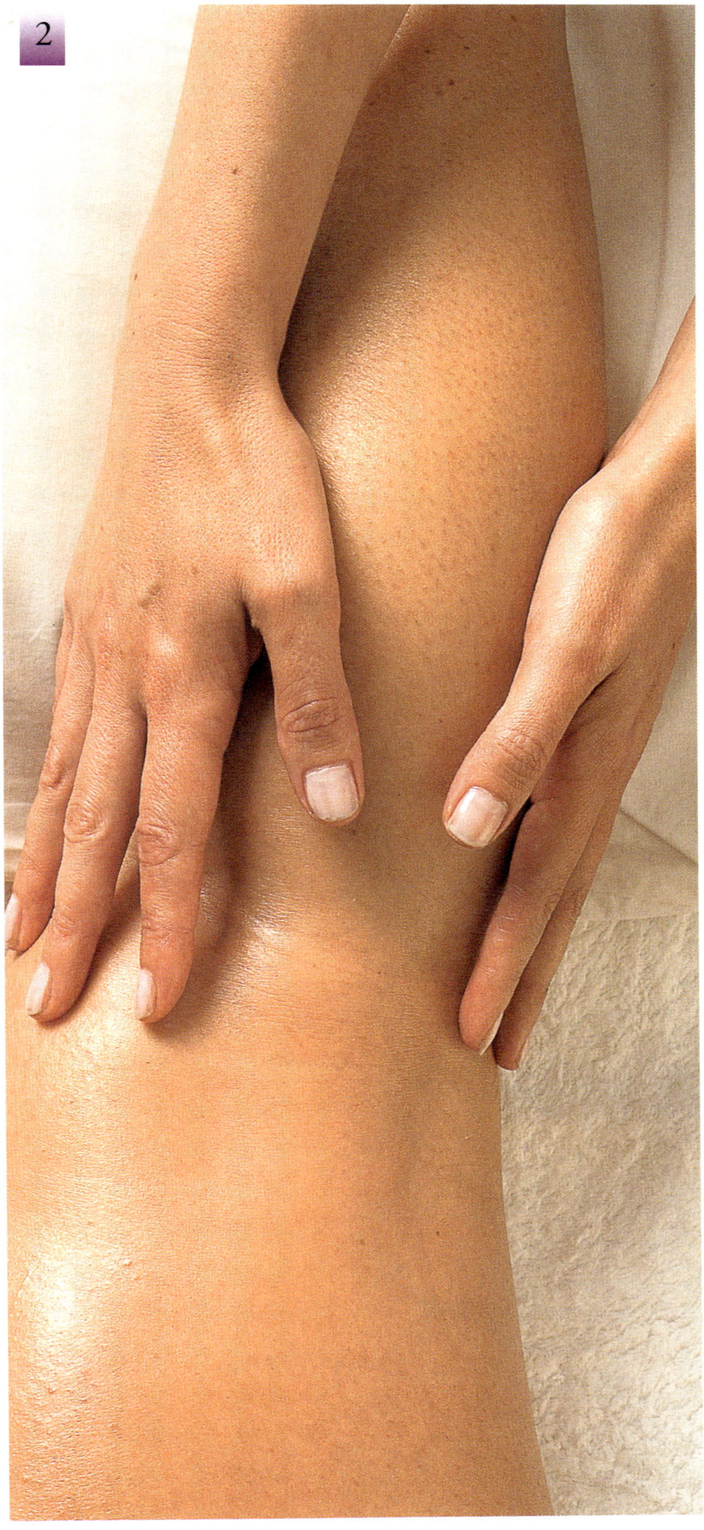

Schritt 1 Streichen Sie nun über die Rückseite der Beine. Legen Sie beide Hände unmittelbar über den Fußknöcheln v-förmig hintereinander. Streichen Sie kräftig am Bein entlang, wobei Sie jedoch auf die empfindliche Kniekehle keinen Druck ausüben (Abbildung 1).

Schritt 2 Wenn Sie den Oberschenkelansatz erreicht haben, nehmen Sie die Hände auseinander und gleiten in die Ausgangsposition zurück, ohne Druck auszuüben (Abbildung 2).

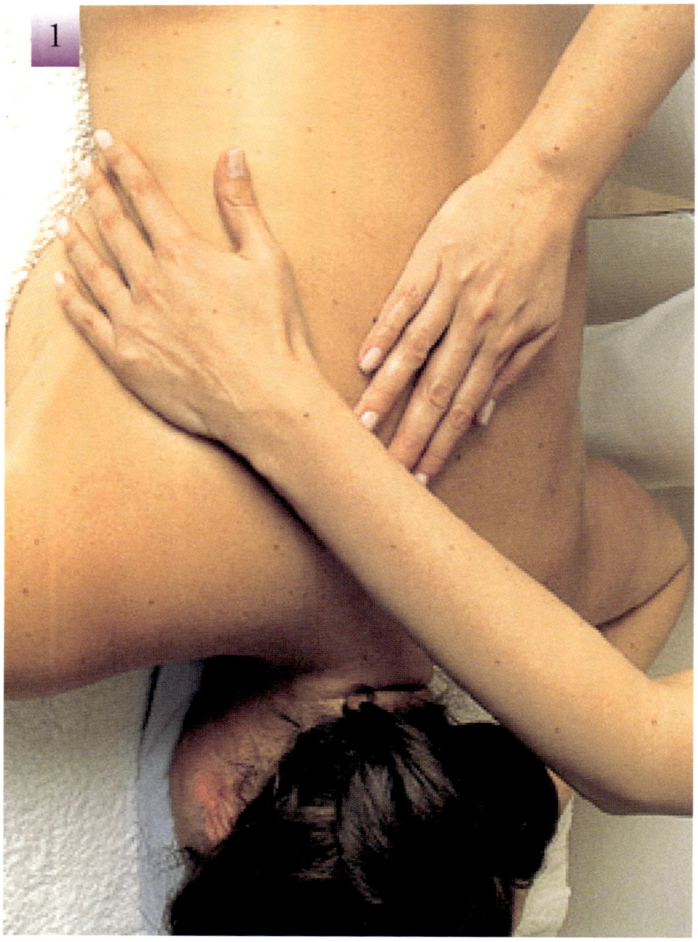

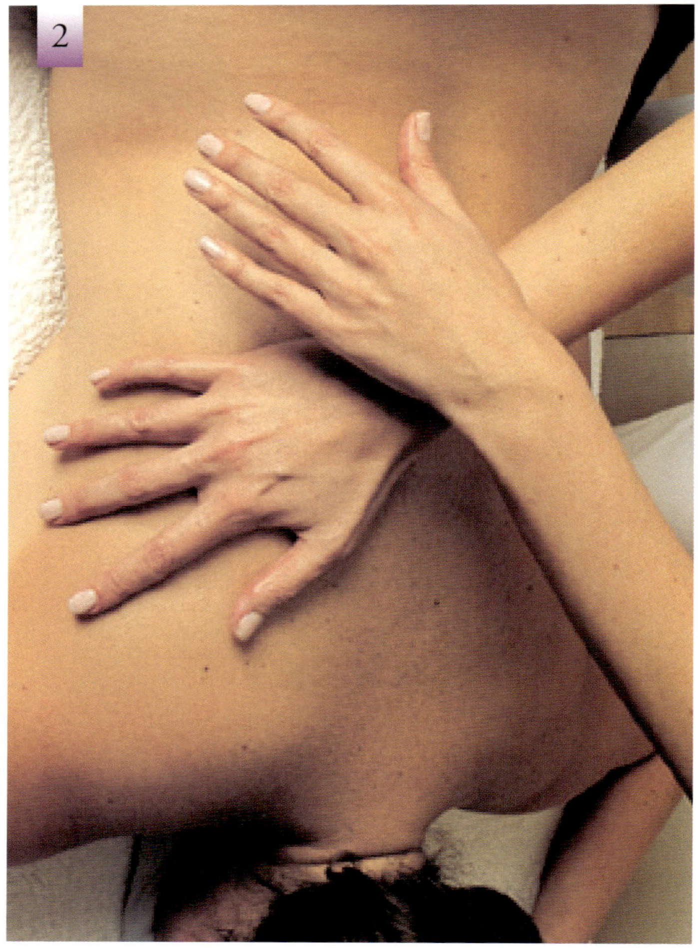

Schritt 1 Sie können die Streichung auch mit kreisenden Bewegungen durchführen. Stellen Sie sich neben Ihren Massagepartner und legen Sie beide Hände in entgegengesetzter Richtung zueinander auf die Schulterblätter (Abbildung 1).

Schritt 2 und 3 Führen Sie mit den Handballen kräftige, kreisende Bewegungen durch. Streichen Sie bis zum Gesäß, wobei eine Hand der anderen folgt. Anschließend kehren Sie zu den Schultern zurück, ohne Druck auszuüben. Bei dieser Technik überkreuzen Sie die Hände, während Sie die Kreisbewegungen ausführen. Achten Sie darauf, dass Sie stets in Kontakt mit Ihrem Massagepartner bleiben, wenn Sie die eine Hand über die andere hinweg auf den Rücken legen (Abbildung 2 und 3).

Sie können die Kreisbewegungen im oder gegen den Uhrzeigersinn ausführen.

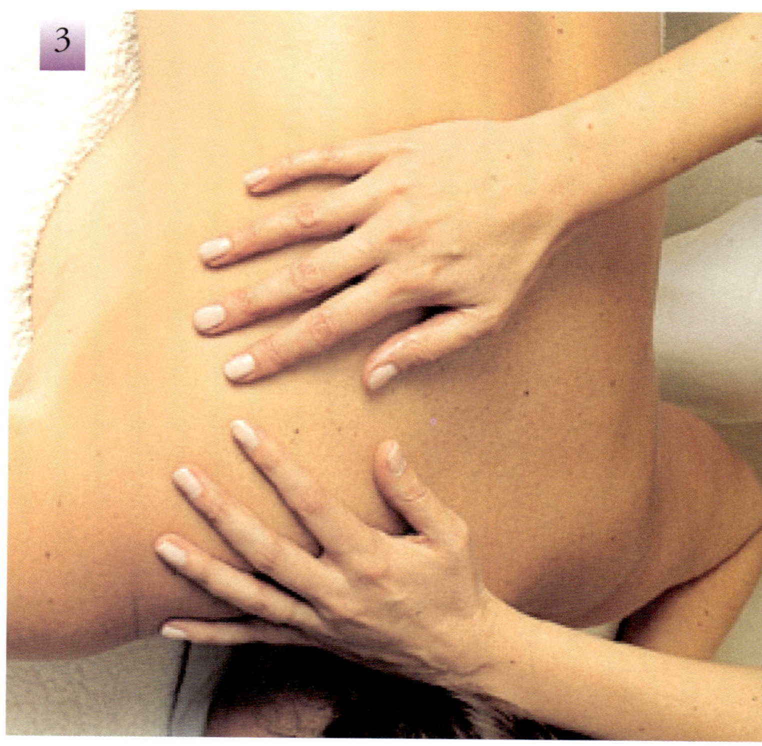

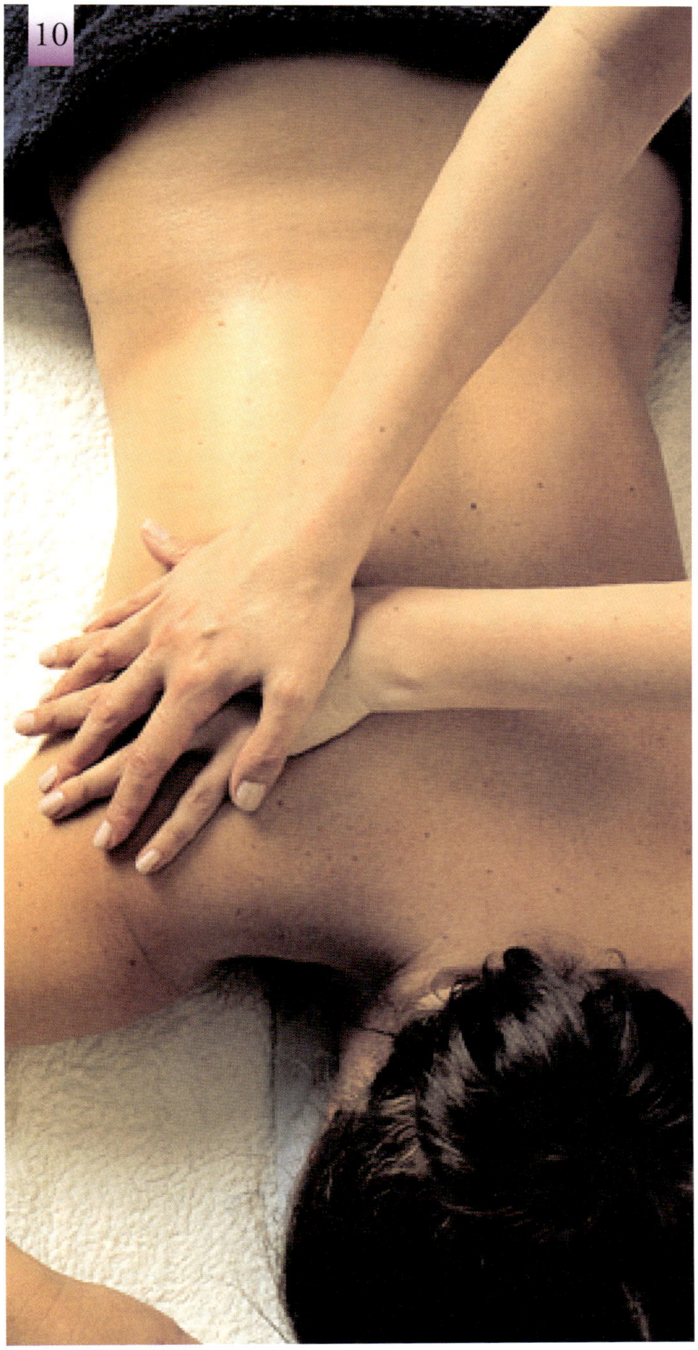

Wenden Sie kreisende Streichungen mit einer Hand an, wenn ein Bereich des Körpers zum Beispiel die Schulterblätter intensiv gewärmt werden muss. Dies kann notwendig sein, um den entsprechenden Körperteil auf eine tiefer gehende Massagetechnik vorzubereiten oder um starken Druck darauf ausüben zu können. Legen Sie eine Hand auf ein Schulterblatt und die andere Hand zur Verstärkung auf die Massagehand. Führen Sie nun mit dem Handballen kreisende Bewegungen auf dem Schulterblatt und um das Schulterblatt aus.

Die Wirkung der Streichung

• Mithilfe der Streichung wird eine Vertrauensbasis zwischen Ihnen und Ihrem Massagepartner geschaffen.

• Ihr Massagepartner entspannt sich vollkommen.

• Langsame, sanfte Streichungen beruhigen die Nerven. Sie sollten diese Technik vor allem bei gereizten und ängstlichen Massagepartnern anwenden, um Stress abzubauen, Kopfschmerzen und Migräne zu lindern, den Blutdruck zu senken und Schlaflosigkeit zu beheben.

• Langsame, kräftige Streichungen wirken ausgezeichnet nach sportlichen Betätigungen, um schädliche Stoffe wie Milchsäure und andere Ablagerungen aus dem Körper zu beseitigen. Die Zeit, die der Körper benötigt, um sich zu erholen, wird durch die Massage deutlich verkürzt.

• Schnelle, kräftige Streichungen stimulieren den Körper. Sie verbessern die Blutzirkulation und den Fluss der Lymphe, wodurch schädliche Substanzen beseitigt werden. Die kraftvolle Streichung ist besonders vor sportlichen Betätigungen effektiv. Kombiniert mit anderen Massagetechniken wirkt sie leistungssteigernd, fördert die Beweglichkeit und beugt Muskelzerrungen vor.

WICHTIG:

Bleiben Sie stets in Kontakt mit Ihrem Massagepartner.

Massieren Sie um das Herz, über die Kniekehle und beim Zurückkehren in die Ausgangsposition stets ohne Druck.

Achten Sie darauf, dass Ihre Hände entspannt sind und arbeiten Sie sowohl mit den Fingern als auch mit dem Handballen.

Vermeiden Sie ruckartige Bewegungen.

Wenn Ihr Massagepartner stark behaart ist, verwenden Sie mehr Öl, um Hautreizungen zu vermeiden.

KNETUNG (PÉTRISSAGE)

Die Bezeichnung Pétrissage leitet sich von dem französischen Wort „pétrir" (kneten) ab. Es gibt verschiedene Arten des Knetens. In diesem Buch werden folgende Techniken unterschieden: Kneten, Rollen und Wringen.
Mit der Knetung können Sie Muskeln lockern und fleischige Körperteile wie die Waden (Abbildungen unten), die Oberschenkel und den Schulterbereich effektiv behandeln. Mit Ausnahme des Gesichts findet die Knetung bei allen Körperteilen Anwendung.

KNETEN

Schritt 1 Legen Sie die Hände auf die Stelle, die Sie behandeln möchten. Umfassen Sie den Muskel (nicht nur die Haut) mit beiden Händen, ziehen Sie ihn vorsichtig so weit wie möglich hoch und halten Sie diese Position einige Sekunden. Gehen Sie dann in die Ausgangsposition zurück, ohne den Kontakt zu Ihrem Massagepartner zu verlieren. Üben Sie diese Technik an der Rückseite der Wade.

Schritt 2 Ziehen Sie den Muskel wie oben beschrieben hoch und kneten Sie ihn weich zwischen Ihren Händen. Durch diese Technik werden Toxine, die sich in tiefer liegendem Gewebe angesammelt haben, gelöst und aus den Muskeln gepresst (Abbildung 1).

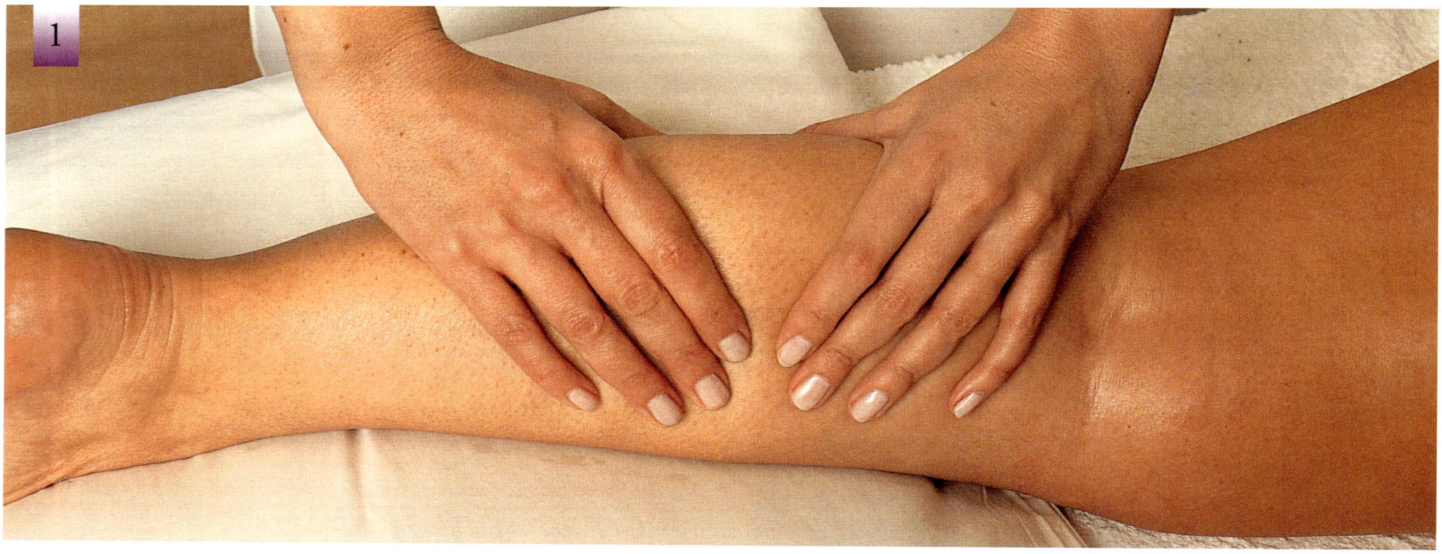

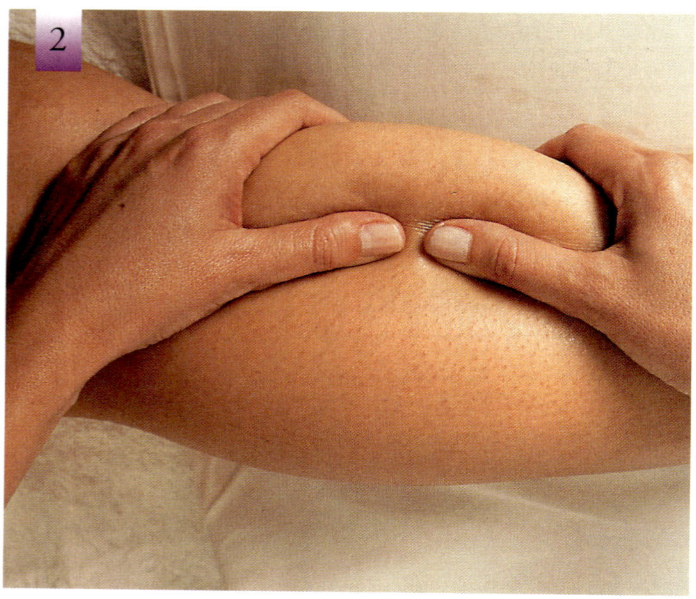

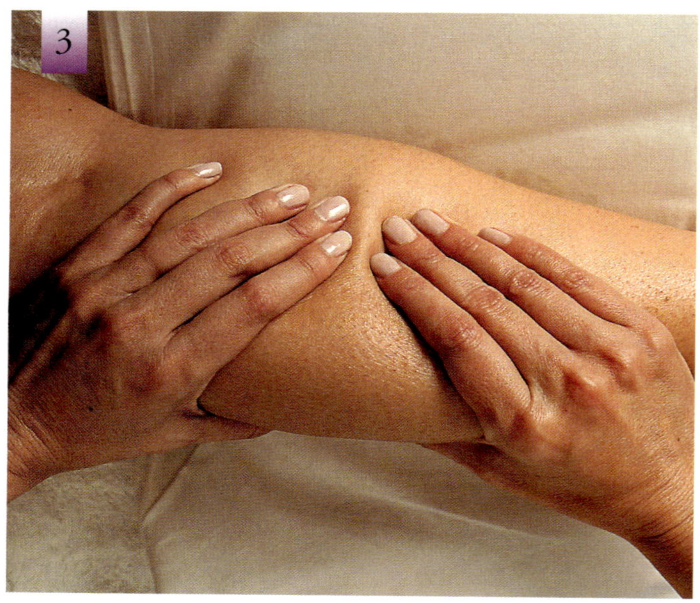

ROLLEN

Schritt 3 Legen Sie beide Hände flach auf das Gebiet, das Sie behandeln möchten, ziehen den Muskel vorsichtig hoch und rollen Sie ihn mit Daumen und Fingern vor und zurück (Abbildung 2 und 3).

WRINGEN

Schritt 4 Wenn Sie einen tief gehenden Effekt erzielen möchten, versuchen Sie das Wringen. Ziehen Sie den Muskel mit beiden Händen vorsichtig hoch und drücken Sie das Gewebe mit der einen Hand gegen die andere, sodass Sie den Muskel wringen, wie man ein nasses Handtuch auswringt.
Wenn Sie diese Technik im Schulterbereich anwenden, wringen Sie langsam und nur mit leichtem Druck.

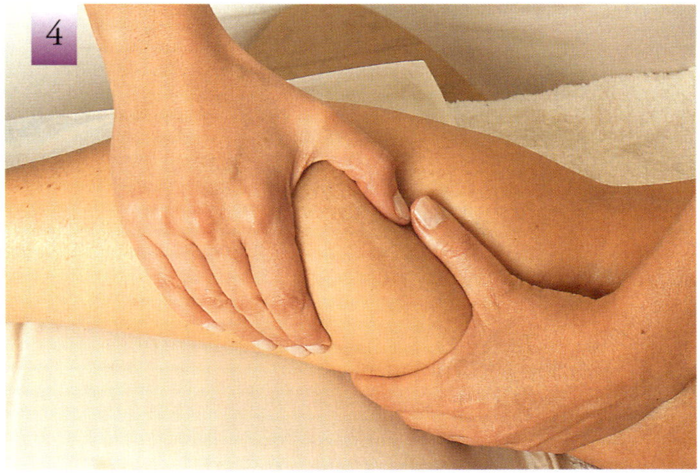

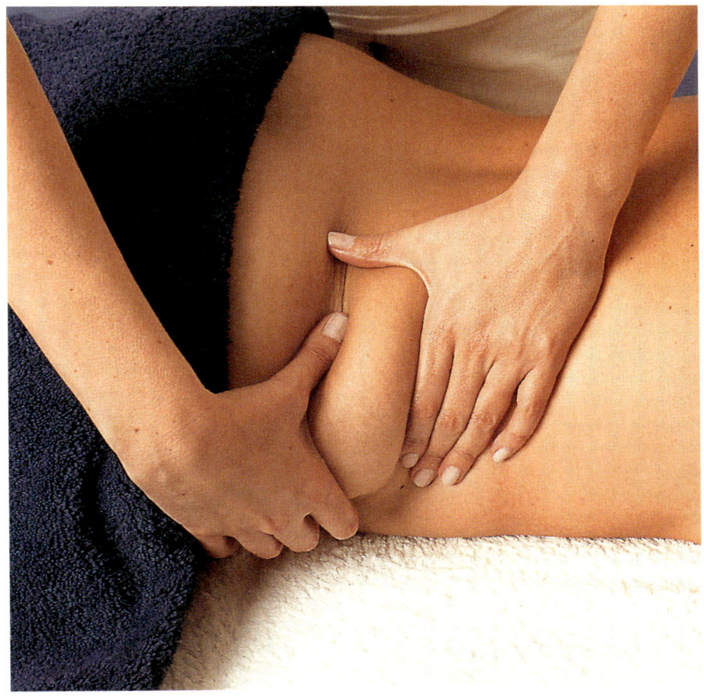

DIE WIRKUNG DER KNETUNG

- Die Durchblutung im Bereich des behandelten Gebiets wird angeregt und die Zellen werden mit frischem Sauerstoff und mit Nährstoffen versorgt.
- Tiefer liegendes Gewebe wird von Toxinen befreit.
- Fettablagerungen werden reduziert.
- Der Muskeltonus wird verbessert.

WICHTIG:

Ziehen Sie stets den gesamten Muskel hoch, nicht nur die Haut.

Setzen Sie Ihre ganze Hand ein, nicht nur Finger und Daumen, damit Sie Ihren Massagepartner nicht kneifen und ihm dadurch Unbehagen bereiten.

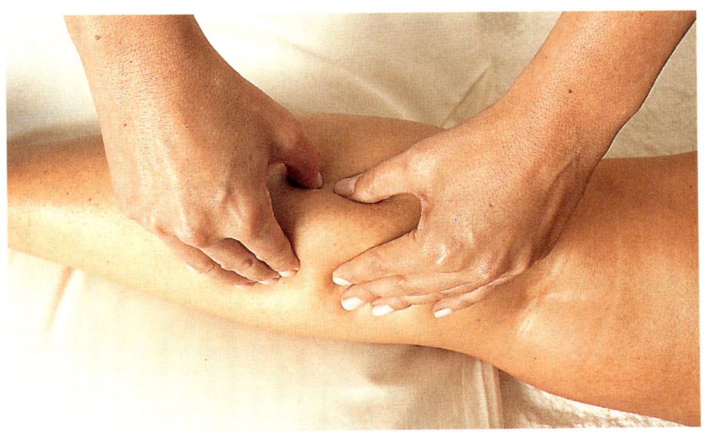

Kneifen Sie Ihren Massagepartner bei der Knetung nicht.

Reibung (Friktion)

Bei der Reibung wird vor allem das erste Daumenglied beansprucht, aber auch die Fingerspitzen und -knöchel sowie die Ellbogen kommen zum Einsatz. Mit dieser Technik können Sie Knoten finden und auflösen, vor allem Knötchen, die sich häufig um die Schulterblätter oder zu beiden Seiten der Wirbelsäule bilden.

Schritt 1 Legen Sie die Daumen in die Grübchen an der Basis der Wirbelsäule. Halten Sie die Arme gerade und lehnen Sie sich langsam nach vorne, sodass Sie mit Unterstützung Ihres Körpergewichts mehr Druck ausüben und dadurch tiefer liegendes Gewebe erreichen können. Üben Sie einige Sekunden hohen Druck auf das Gebiet aus, wobei die Daumen kreisende Bewegungen (Zirkelungen) ausführen. Vermindern Sie den Druck dann langsam und wandern Sie mit den Daumen etwas nach oben. Wiederholen Sie diesen Vorgang, bis Sie den Nackenansatz erreicht haben (Abbildung 1).

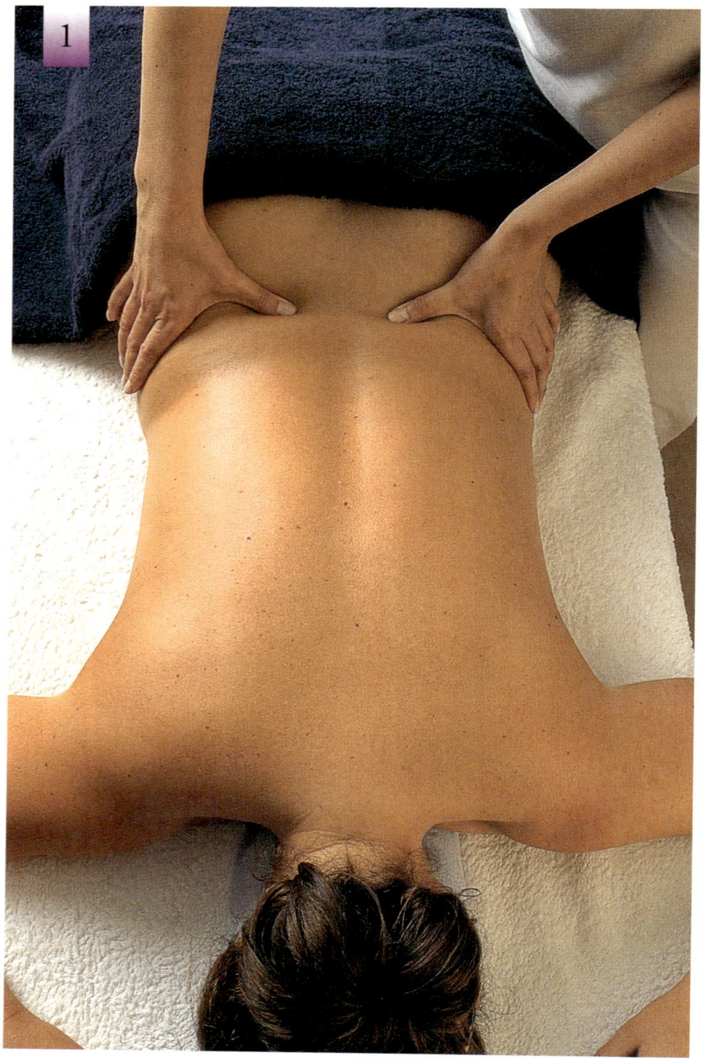

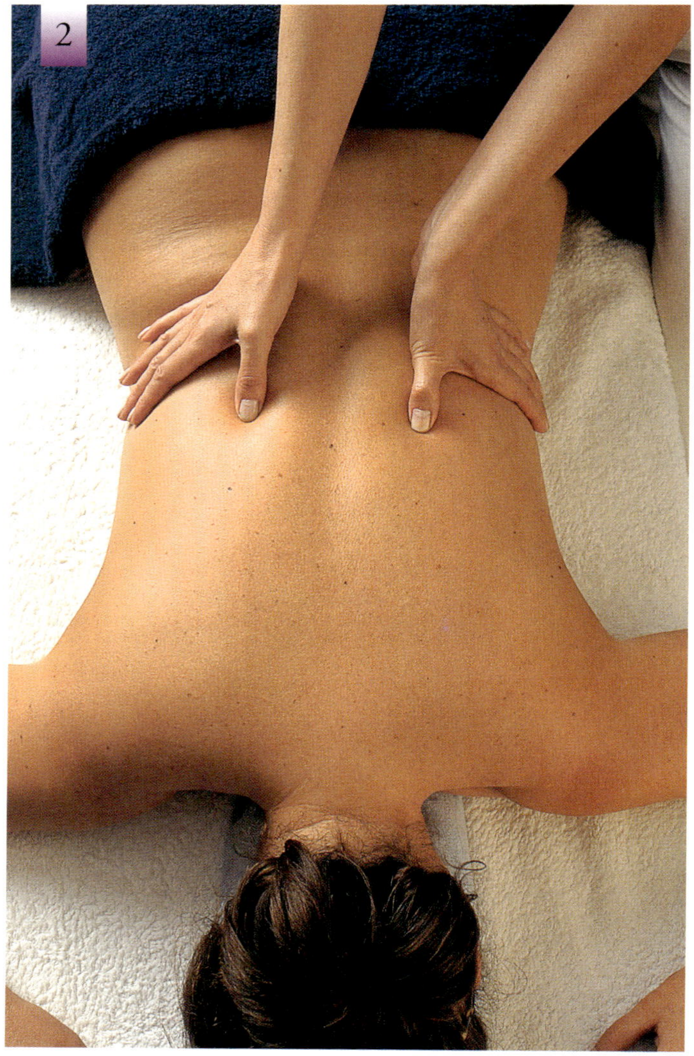

Schritt 2 Nehmen Sie die gleiche Haltung wie bei Schritt 1 ein, um mit der Reibung fortzufahren. Machen Sie mit dem Daumen kleine tiefe, nach außen gerichtete Kreisbewegungen. Schieben Sie dabei gleichzeitig die Muskeln von der Wirbelsäule weg. Wenn Sie den Nackenansatz erreicht haben, sollten Ihre Daumen schmerzen. Falls Sie Knoten entdecken, legen Sie einen Daumen auf den anderen und führen Sie einige Zirkelungen über der Stellen aus (Abbildung 2).

Schritt 3 Sie können auch die Fingerknöchel einsetzen, um Knoten und Knötchen zu lösen. Ballen Sie die Hand zu einer lockeren Faust und gehen Sie mit den Fingerknöcheln in kreisenden Bewegungen entlang der Wirbelsäule bis zum Nackenansatz (Abbildung 3).

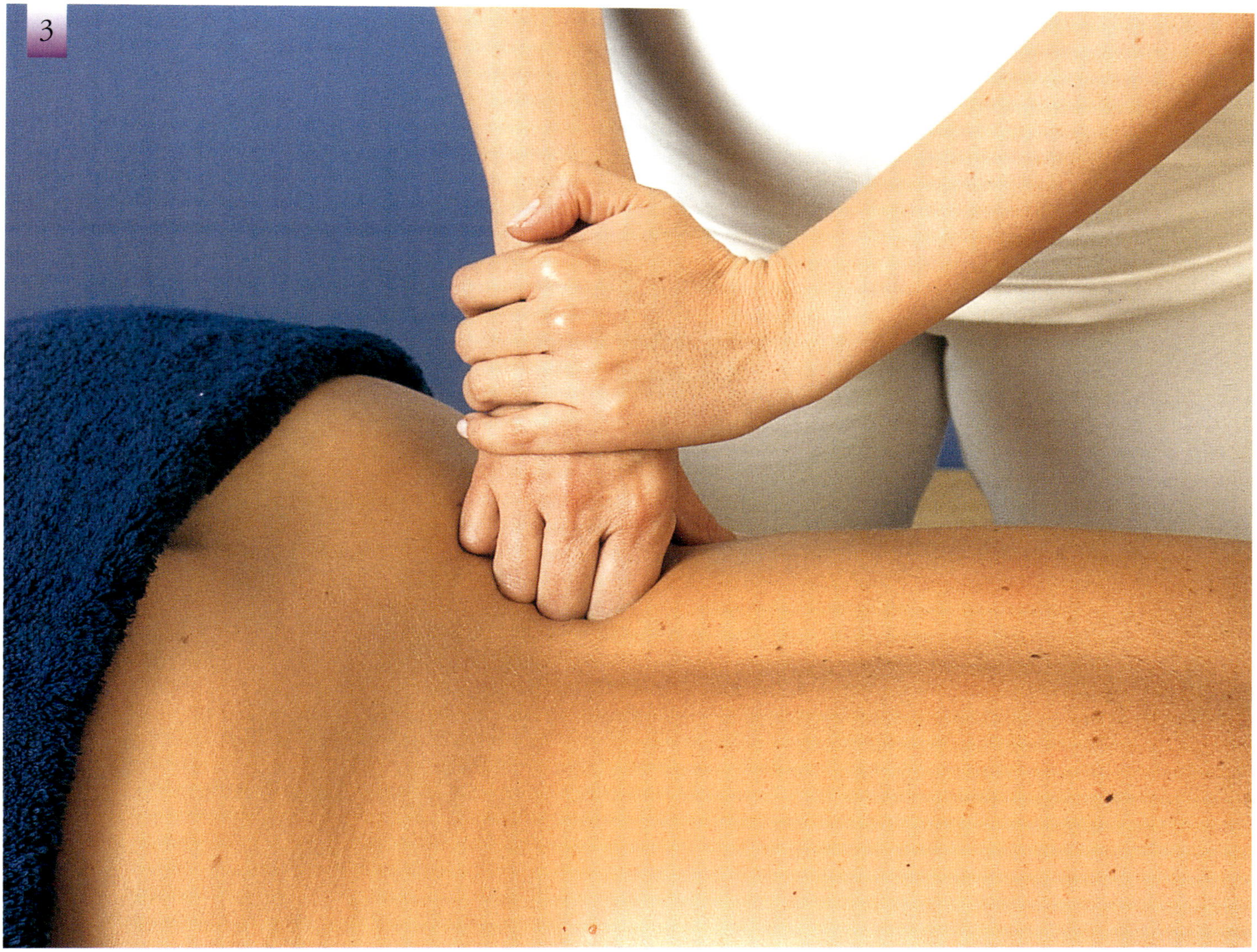

DIE WIRKUNG DER REIBUNG

- Durch die Reibung werden Knoten und Knötchen gelöst.
- Schädliche Stoffe werden entfernt.
- Fettablagerungen werden reduziert.
- Schmerzen werden gelindert.
- Gelenke werden gelockert.

WICHTIG:

Achten Sie darauf, die Muskeln zu bearbeiten, nicht nur die Haut.

Stoßen und stechen Sie Ihren Massagepartner nicht. Drücken Sie langsam in das Gewebe, arbeiten Sie sich Schritt für Schritt tiefer.

Setzen Sie Ihr erstes Daumenglied ein, nicht die Kuppe, damit Sie Ihre Nägel nicht in die Haut Ihres Massagepartners graben.

KLOPFUNG (TAPOTEMENT)

Die Klopfung besteht aus verschiedenen Bewegungen, durch die die Muskeln stimuliert werden. Es kommen die Handkanten, die Handflächen und die Fäuste zum Einsatz. Diese Technik wird nur auf fleischigen, muskulösen Bereichen angewendet, niemals über knochigen Zonen.

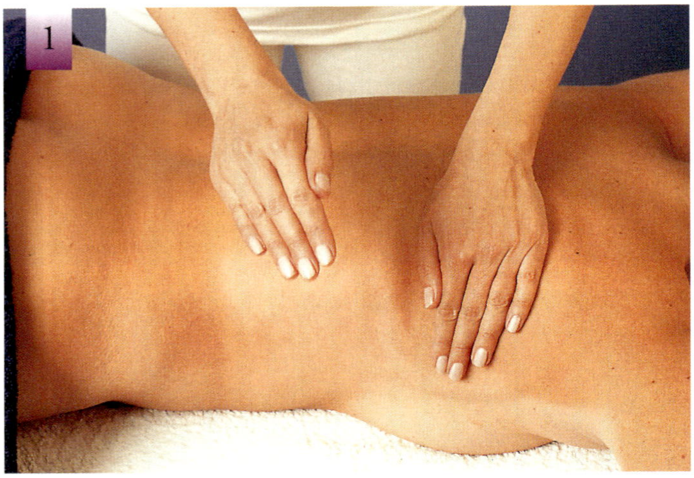

KLOPFEN

Klopfen Sie mit hohlen Händen abwechselnd und in schneller Folge auf den Körper. Sie sollten ein hohles Geräusch (kein klatschendes) hören, da Ihre Hände ein Vakuum bilden. (Abbildung 1).

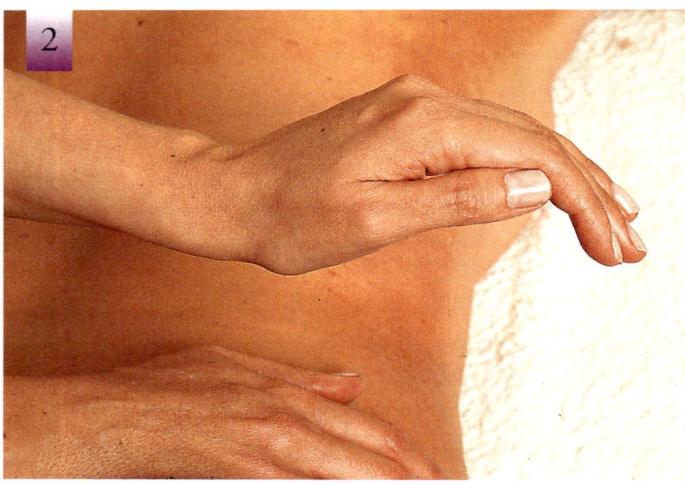

Beim Klopfen wird Luft auf die Haut gedrückt und dann wieder freigesetzt. Wenn Sie diese Technik korrekt anwenden, bereitet das Klopfen Ihrem Massagepartner keine Schmerzen (Abbildung 2).

DIE WIRKUNG DER KLOPFUNG

- Die Blutzirkulation wird angeregt.
- Der Muskeltonus wird verbessert.
- Fettablagerungen werden reduziert.
- Durch das Klopfen wird zähflüssiger Schleim in den Bronchien gelöst.
- Die Klopfung wirkt stimulierend und ist besonders wohltuend vor sportlichen Betätigungen.

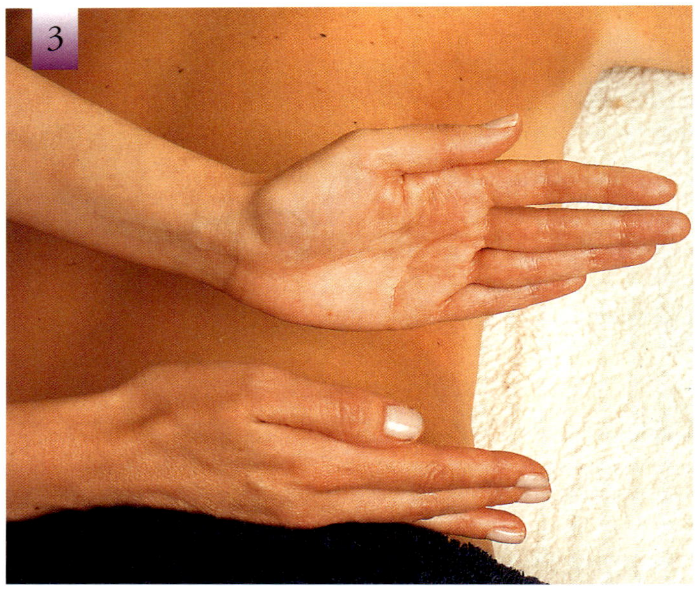

HACKEN

Diese Technik wird mit den Handkanten ausgeführt. Die Handgelenke bleiben vollkommen locker. Halten Sie die Hände über den Körper, die Daumen befinden sich in einer Linie mit den Handflächen, die einander zugewandt sind. Schlagen Sie nun mit den Handkanten abwechselnd schnell und rhythmisch auf den Körper. Ihre Bewegungen sollten leicht und federnd sein, nicht hart wie bei einem Karateschlag (Abbildung 3).

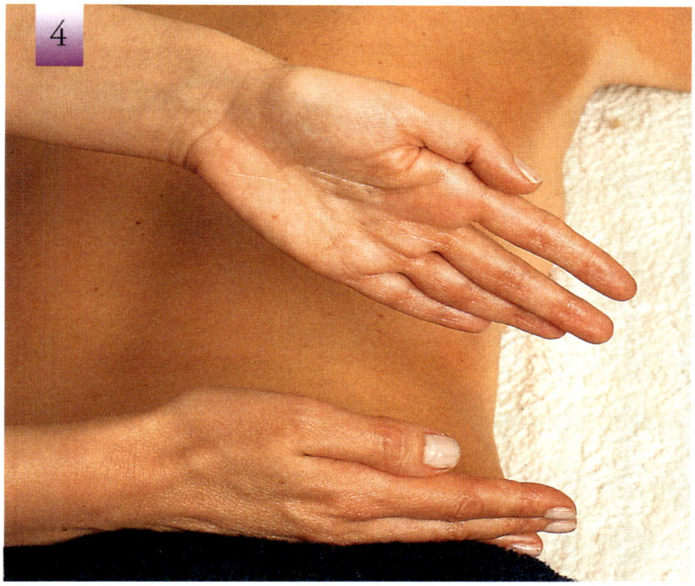

Schlagen

Im Unterschied zur Hacktechnik kommen beim Schlagen nur die Kanten der kleinen Finger, nicht der ganzen Hand, zum Einsatz. Das Schlagen wirkt dadurch wesentlich weicher (Abbildung 4).

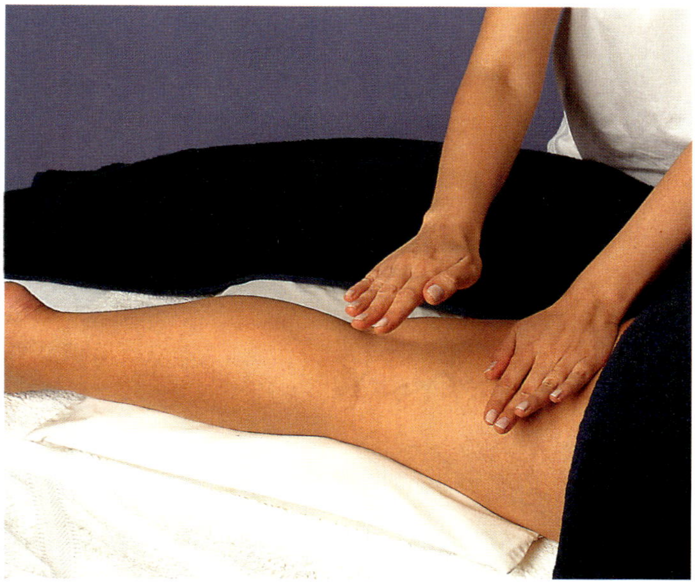

Klopfen Sie mit hohlen Händen, um klatschende Geräusche zu vermeiden.

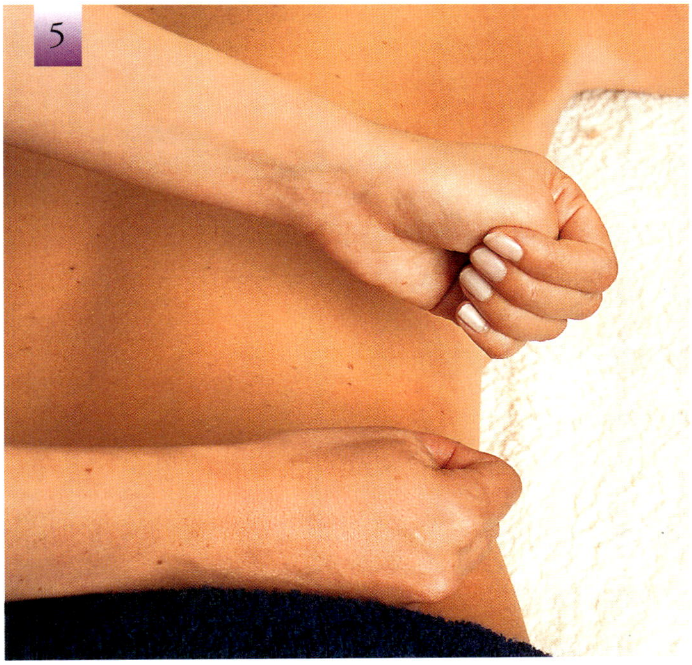

Trommeln

Ballen Sie die Hände zu lockeren Fäusten und trommeln Sie abwechselnd mit beiden Fäusten leicht, aber schnell, auf den Körper (Abbildung 5).

WICHTIG:

Führen Sie die Klopfung niemals über knochigen Bereichen wie das Schienbein aus.

Wenden Sie die Klopfung niemals über sensiblen Bereichen wie Kniekehlen und Nacken, über Verletzungen wie Prellungen oder über entzündeten Venen an.

Achten Sie beim Klopfen darauf, dass Ihre Hände hohl sind und nicht flach auf den Körper treffen, um klatschende Geräusche zu vermeiden.

Halten Sie die Handgelenke locker, führen Sie leichte, federnde Bewegungen aus, damit Sie Ihrem Massagepartner keine Schmerzen bereiten.

Übungen für die Hände

Die folgenden Übungen fördern die Beweglichkeit der Hände, kräftigen die Hände und steigern ihre Sensibilität.

Halten Sie einen Gummiball in einer Hand. Drücken Sie ihn zusammen und lockern Sie anschließend den Griff. Wiederholen Sie diesen Vorgang mehrmals mit beiden Händen. Mit dieser Übung kräftigen Sie die Hände (Abbildung 1).

Drehen Sie die Hände im und gegen den Uhrzeigersinn, damit die Handgelenke beweglich bleiben (Abbildung 2).

Entspannen Sie die Hände und krümmen Sie jedes Fingergelenk langsam, sodass sich die Hände schließen und eine Faust bilden. Beachten Sie dabei, dass der Daumen auf den Fingern liegt (Abbildung 3).

Öffnen Sie nun die Hände und spreizen Sie die Finger so weit wie möglich (Abbildung 4).

Üben Sie die einzelnen Klopftechniken – Schröpfen, Hacken, Schlagen und Trommeln – an einem Kissen, um die Schnelligkeit der Hände zu steigern und die einzelnen Techniken zu trainieren.

Wenn Sie die Sensibilität Ihrer Hände prüfen möchten, führen Sie folgendes Experiment durch: Legen Sie ein Geldstück unter eine Zeitschrift, schließen Sie die Augen und versuchen Sie zu ertasten, wo das Geldstück liegt. Wenn dies zu schwierig ist, legen Sie die Münze unter einige Blatt Papier und versuchen Sie sie zu ertasten. Wenn Sie das Geldstück gefunden haben, legen Sie weitere Blätter auf und führen das Experiment erneut durch.
Noch schwieriger wird es, wenn Sie einen Faden unter ein Blatt Papier legen. Auch hier können Sie, nachdem Sie den Faden ertastet haben, weitere Blätter auflegen und das Experiment erneut durchführen.

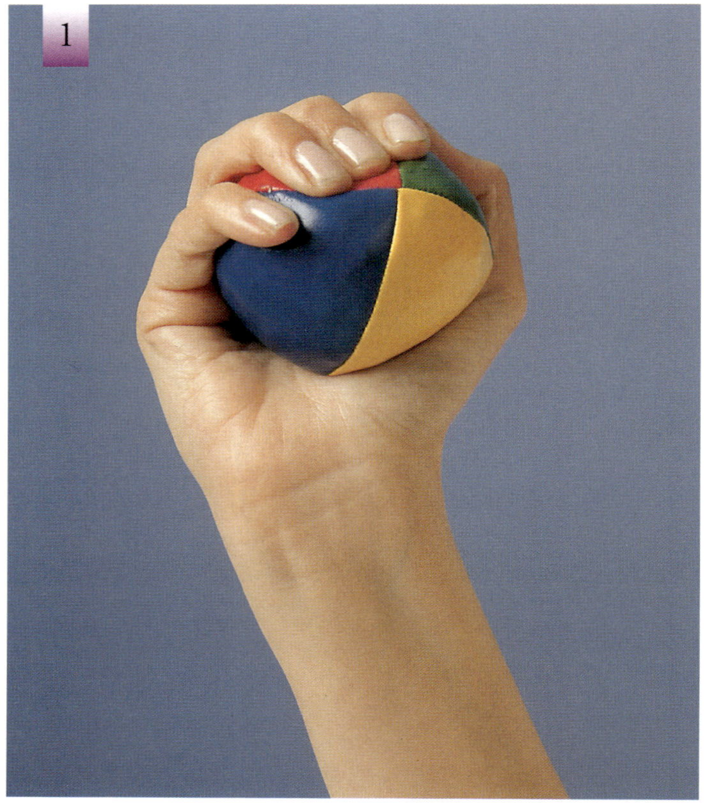

1

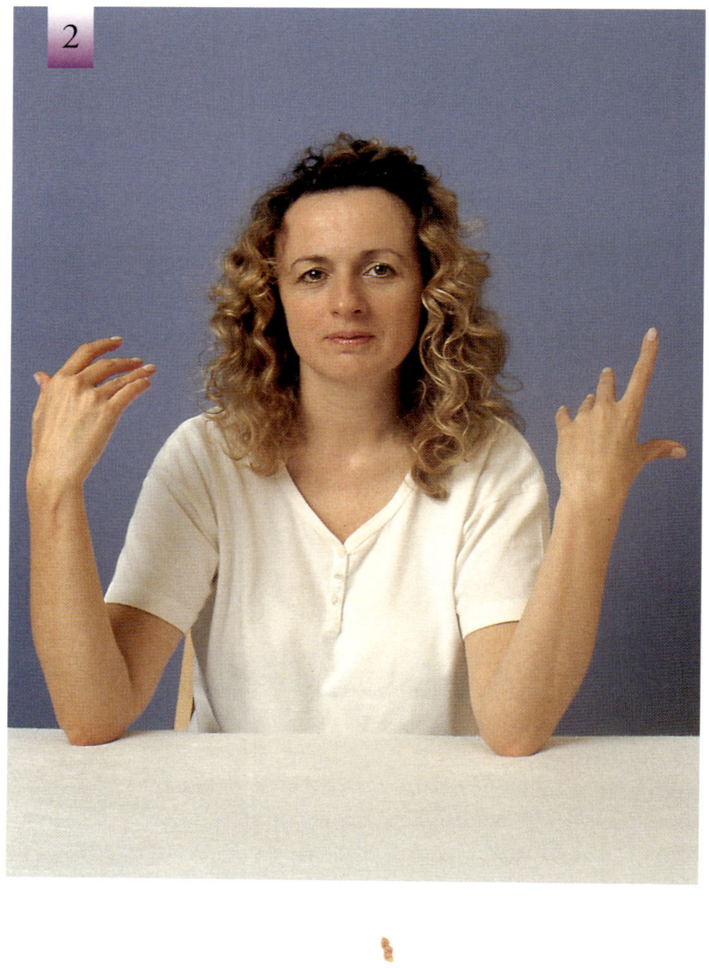

2

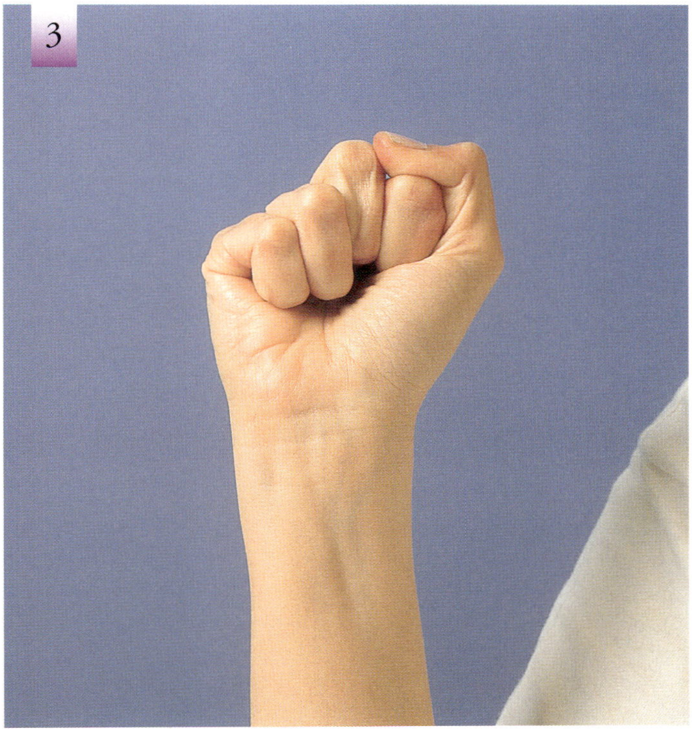

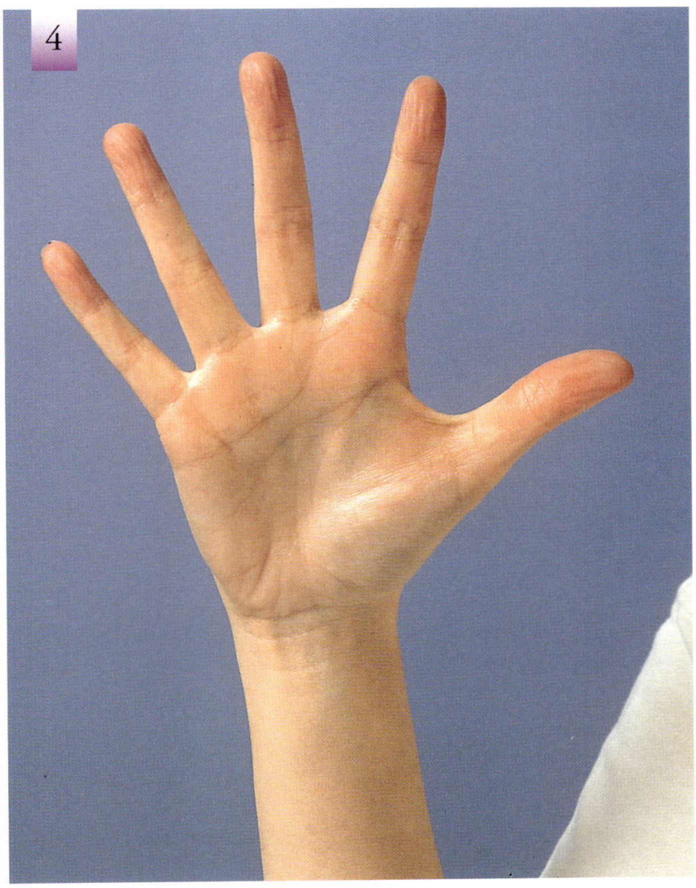

Schließen und öffnen Sie die Hände mit gespreizten Fingern, um die Hände beweglicher zu machen und zu kräftigen.

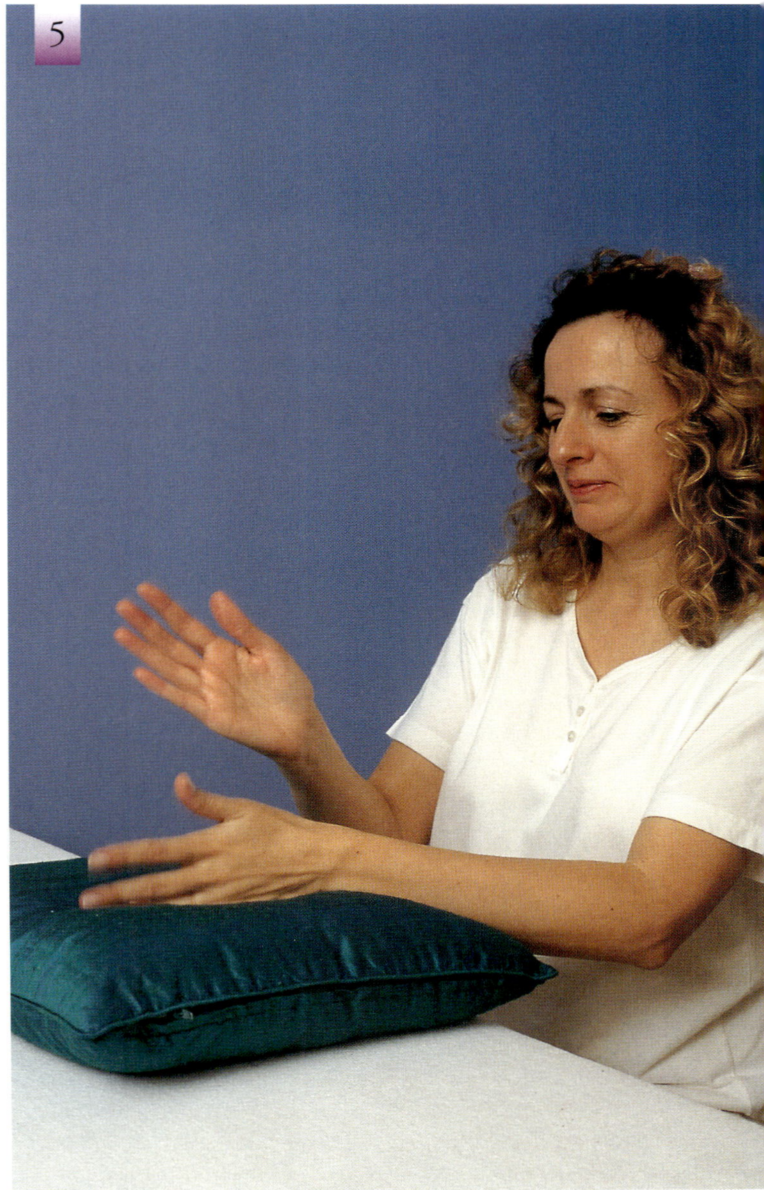

Üben Sie die Klopfung an einem Kissen, um die Schnelligkeit der Hände zu steigern und die verschiedenen Techniken zu trainieren.

Massageschritte

Nachdem Sie sich nun mit den Grundtechniken der Massage vertraut gemacht haben, können Sie mithilfe der folgenden Schritt-für-Schritt-Anleitungen Ganzkörpermassagen bei Ihrer Familie oder bei Freunden durchführen. Eine komplette Behandlung dauerte etwa 1 bis 1,5 Stunden. Wenn Sie nicht so viel Zeit zur Verfügung haben, beschränken Sie die Massage auf die Körperteile, die unbedingt behandelt werden sollten.
Schaffen Sie eine angenehme Atmosphäre, bevor Sie mit der Massage beginnen und stellen Sie sicher, dass Ihr Partner an keiner Krankheit leidet, die eine Massage ausschließt (siehe Seite 12 „Situationen, die eine Massage ausschließen oder nur bedingt zulassen"). Wenn Sie sich nicht sicher sind, ob eine Massage angewendet werden darf, ziehen Sie einen Arzt oder einen professionellen Masseur zu Rate.
Ihr Partner liegt zunächst auf dem Bauch. Legen Sie ein Handtuch unter seine Füße, seinen Kopf und seine Schultern. Sie können den Kopf auch auf einen Handtuchring betten. Manche Menschen empfinden ein Handtuch unter der Brust ebenfalls als angenehm. Die Arme Ihres Massagepartners sollten seitlich am Körper liegen. Breiten Sie Handtücher oder Decken über Ihren Partner, damit er während der Massage nicht friert und sich geborgen fühlt.

Die Wirkung der Beinmassage

- Die Blutzirkulation wird angeregt.
- Krampfadern kann vorgebeugt werden.
- Schwellungen und Prellungen an den Beinen und Fußknöcheln werden reduziert.
- Steifheit und Krämpfe werden gelöst.
- Zellulitis und Fettablagerungen können reduziert werden.
- Die Beinmassage ist besonders wohltuend zur Einstimmung auf sportliche Aktivitäten und nach dem Sport. Schädliche Stoffe wie Milchsäure, die sich im Körper ansammeln, werden entfernt.
- Der Muskeltonus wird verbessert.
- Ermüdungen der Muskeln werden abgebaut.
- Die Gelenke werden gelockert, sodass Schmerzen, die aufgrund von Gelenkentzündungen wie Arthritis entstehen, gelindert werden können.
- Verspannungen im Lendenwirbelsäulenbereich können gelöst werden.

Die Rückseite des Körpers

Beinmassage

Schritt 1 Einstimmung
Legen Sie Ihre Hände locker auf das Bein, das massiert werden soll. Atmen Sie einige Male tief durch, um völlig zu entspannen.

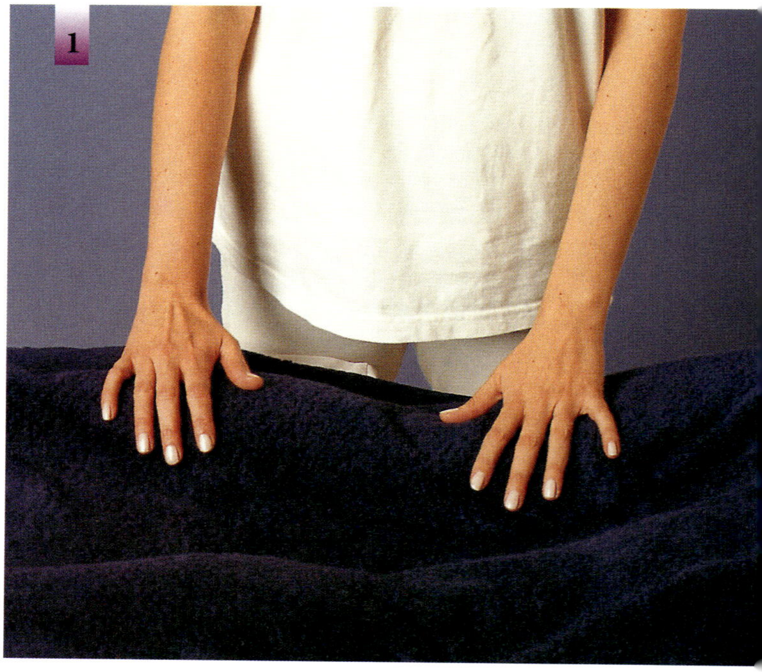

Situationen, die besondere Vorsicht erfordern

• Massieren Sie nicht, wenn Ihr Partner an einer Venenentzündung leidet. Das Blutgerinnsel könnte in Bewegung gebracht werden und zum Tod führen.
• Massieren Sie nicht, wenn Ihr Partner an einer ansteckenden Krankheit wie Krätze oder Windpocken leidet.
• Massieren Sie entzündete oder geschwollene Bereiche zum Beispiel eine Brandwunde oder eine Verstauchung nicht direkt, behandeln Sie lediglich um diese Bereiche.
• Massieren Sie frisch verheilte Narben und Verletzungen nicht.
• Führen Sie um Krampfadern nur leichte Streichungen durch.

Die Massagetechniken werden an beiden Beinen in gleicher Weise angewendet.

Schritt 1 Streichung der Wade
Legen Sie die Hände oberhalb der Fußknöchel hintereinander auf die Wade. Führen Sie die Streichung bis zur Kniekehle durch. Gleiten Sie dann mit beiden Händen langsam an den Seiten der Wade zurück, ohne Druck auszuüben (Abbildung 1).

Schritt 2 Streichung des gesamten Beins
Reiben Sie das Bein mit Öl ein. Legen Sie die Hände v-förmig hintereinander und beginnen Sie oberhalb der Ferse mit der Streichung.
Streichen Sie mit starkem Druck über das gesamte Bein mit Ausnahme der Kniekehle, da dieser Bereich äußerst sensibel ist. Wenn Sie den Oberschenkelansatz erreicht haben, nehmen Sie eine Hand weg und gleiten mit der anderen zum Ausgangspunkt zurück, ohne Druck auszuüben. Wiederholen Sie diesen Vorgang so lange, bis sich das Bein warm anfühlt und die Muskeln gelockert sind (Abbildung 2).

Alternativ können Sie auch beide Hände oberhalb der Fußknöchel positionieren und nur mit einer Hand bis zur Kniekehle streichen.
Wenn Sie die Streichung mit dieser Hand beendet haben, beginnen Sie mit der anderen Hand. Wiederholen Sie diesen Vorgang mehrmals, wobei die eine Hand der anderen unmittelbar folgt. Streichen Sie langsam und sanft, um einen entspannenden Effekt zu erzielen oder schnell und kraftvoll, um die Muskeln zu stimulieren (Abbildung 3).

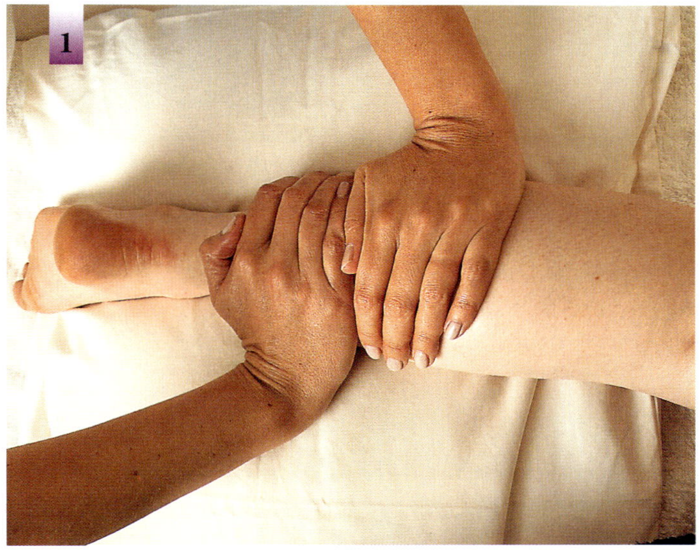

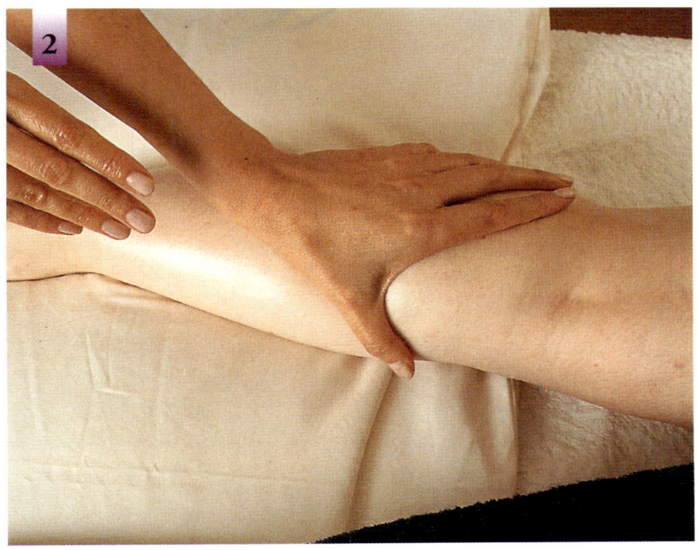

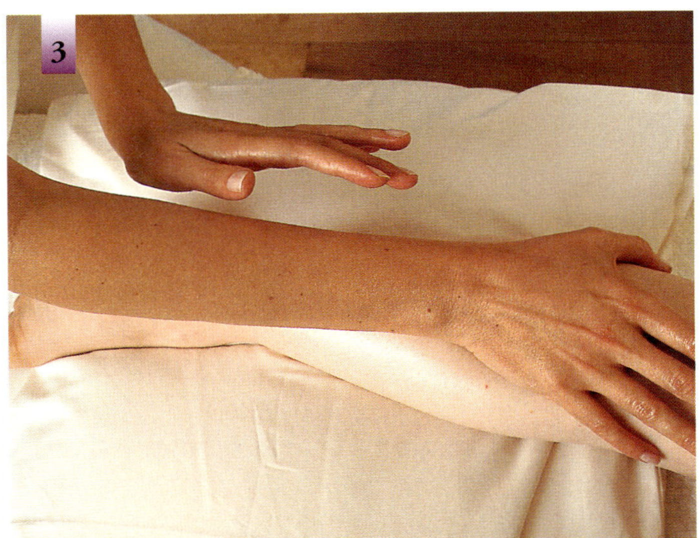

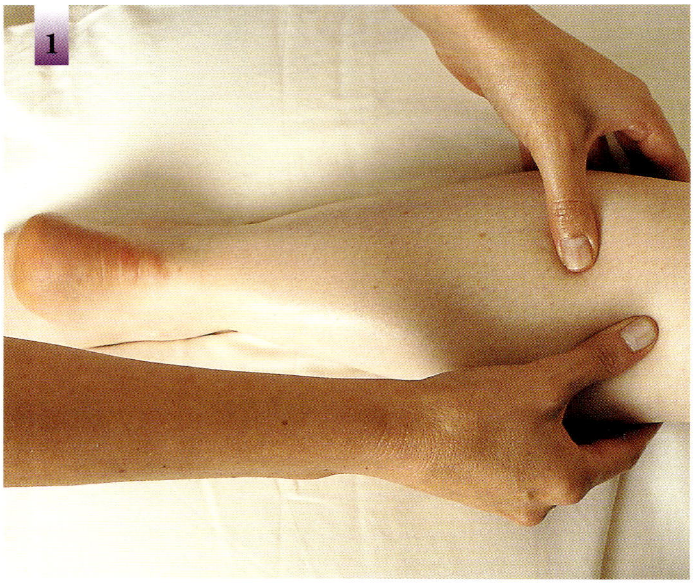

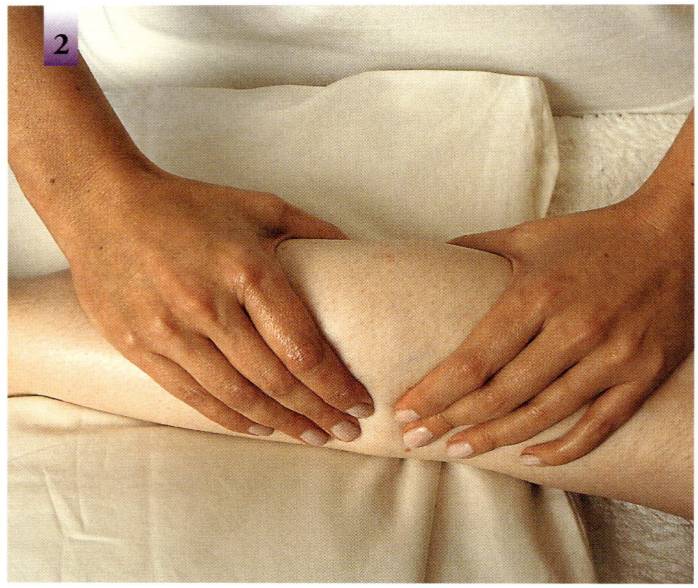

Schritt 4 Reibung der Wade
Legen Sie beide Daumen über die Ferse und gehen Sie in kleinen, nach außen führenden Zirkelungen nach oben. Kreisen Sie abwechselnd mit dem Daumen der einen und der anderen Hand. Diese Technik baut Blockaden in der Wade ab und bereitet sie auf eine tiefer gehende Behandlung vor (Abbildung 1).

Schritt 5 Kneten der Wade
Stellen Sie sich neben Ihren Massagepartner, legen Sie beide Hände flach um die Wade, ziehen Sie den Muskel vorsichtig hoch und kneten Sie ihn. Arbeiten Sie mit der ganzen Hand, damit Sie Ihren Partner nicht kneifen. Mit dieser Technik kneten Sie Toxine aus tiefer liegendem Gewebe (Abbildung 2).

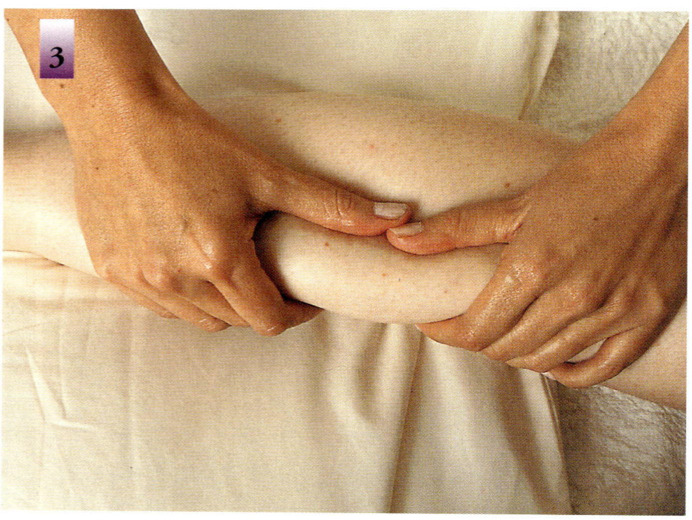

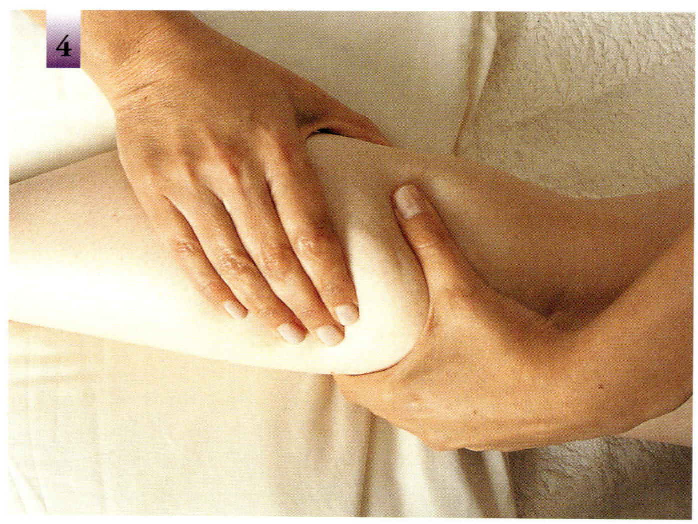

Schritt 6 Rollen der Wade
Umfassen Sie die Wade mit beiden Händen, ziehen Sie den Muskel vorsichtig hoch und rollen Sie ihn mit dem Daumen zu den Fingern. Anschließend rollen Sie den Muskel von den Fingern zum Daumen. Diese Bewegung unterstützt die Versorgung mit Blut und bringt frische Nährstoffe in die Zellen (Abbildung 3).

Schritt 7 Wringen der Wade
Umfassen Sie die Wade mit beiden Händen und wringen Sie sie so, als ob Sie ein nasses Handtuch auswringen würden, um die entgiftende Wirkung der Massage zu verstärken (Abbildung 4).

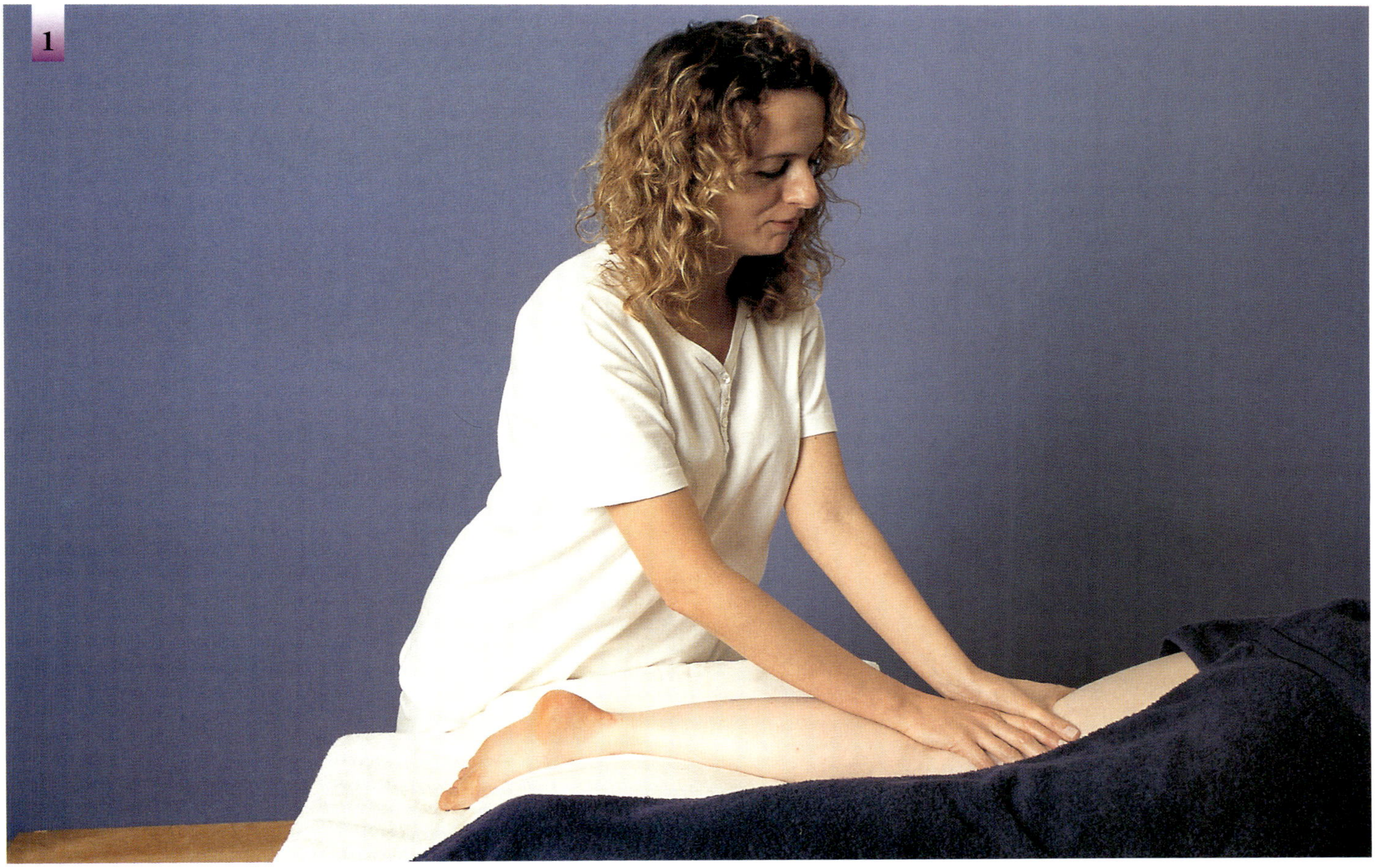
1

Schritt 8 Streichung des Unterschenkels
Streichen Sie über den Unterschenkel, um schädliche Ablagerungen, die bei der Massage freigesetzt wurden, in Bewegung zu bringen und zu entfernen (Abbildung 1).

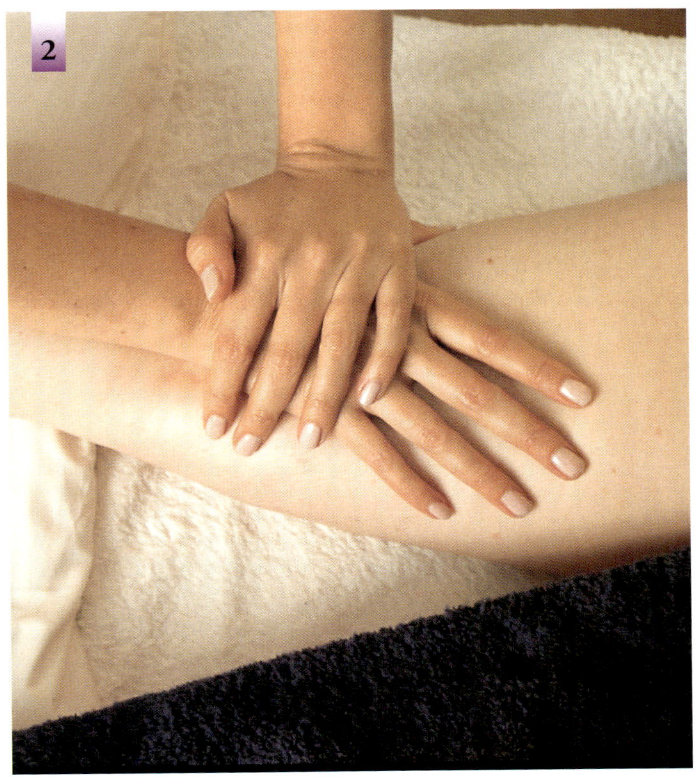
2

Schritt 9 Streichung des Oberschenkels
Streichen Sie mit übereinander gelegten Händen von der Kniekehle mit kräftigem Druck bis zum Oberschenkelansatz und gleiten Sie anschließend, ohne Druck auszuüben, in die Ausgangsposition zurück. Diese Bewegungen bereiten den Oberschenkel für tiefer gehende Techniken vor (Abbildung 2).

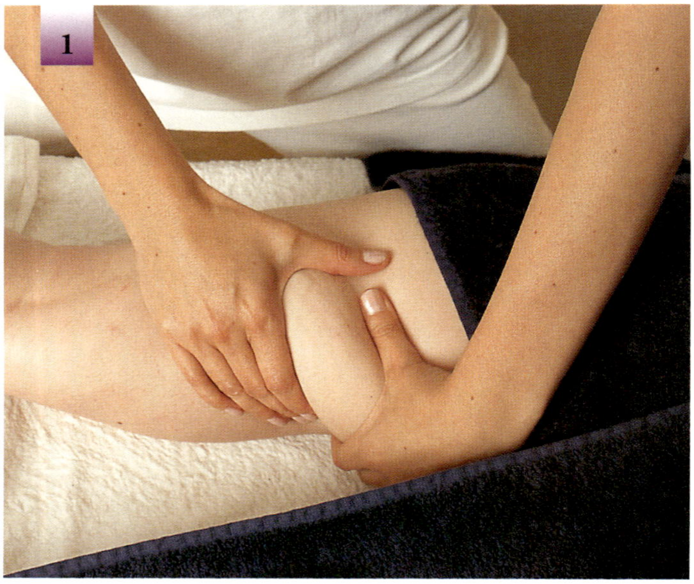

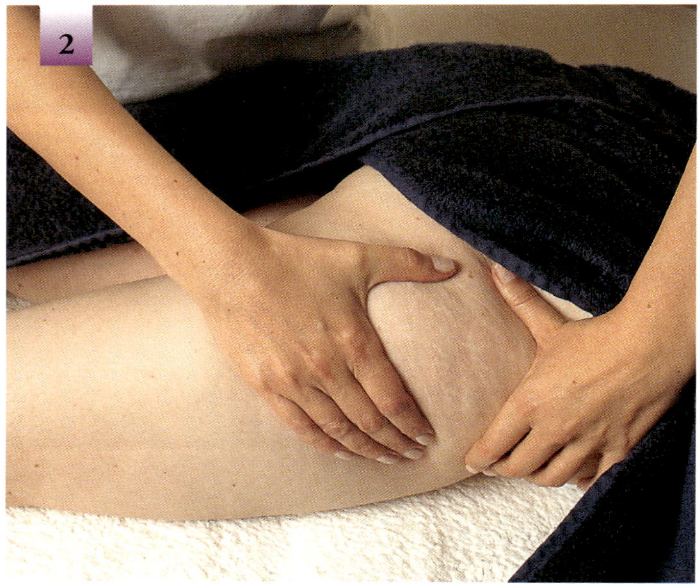

Schritt 10 Wringen des Oberschenkels
Wringen Sie die Innenseite des Oberschenkels nur mit leichtem Druck, denn dieser Bereich ist äußerst sensibel (Abbildung 1).

Wringen Sie die Außenseite des Oberschenkels mit kräftigerem Druck. Widmen Sie Fettablagerungen und Zellulitis in diesem Bereich besondere Aufmerksamkeit (Abbildung 2).

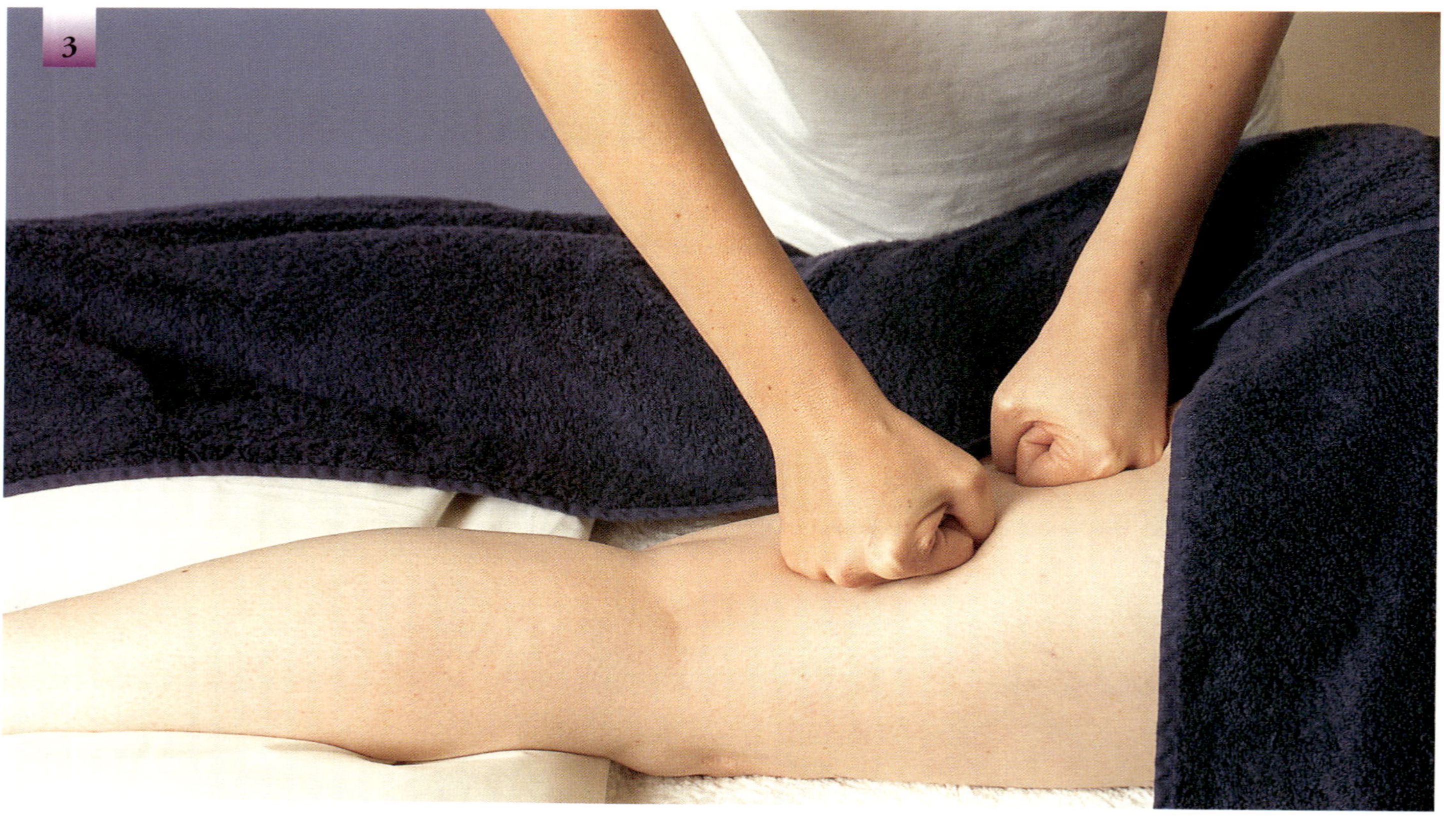

Schritt 11 Reibung des Oberschenkels
Ballen Sie die Hände zu lockeren Fäusten und kreisen Sie mit den Fingerknöcheln über den Oberschenkel, um weitere Fettablagerungen abzubauen (Abbildung 3).

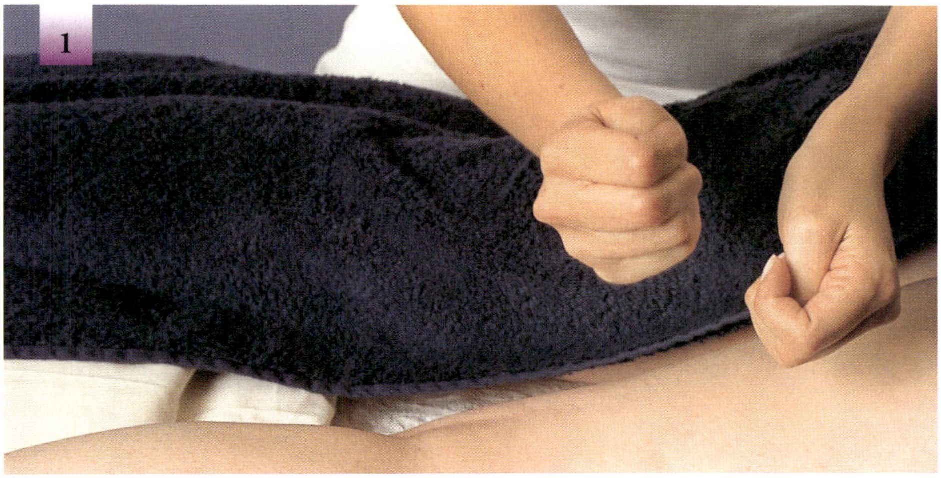

Schritt 12 Klopfung des Oberschenkels
Ballen Sie die Hände zu lockeren Fäusten und trommeln Sie abwechselnd mit beiden Fäusten leicht, aber schnell, auf den Oberschenkel (Abbildung 1).

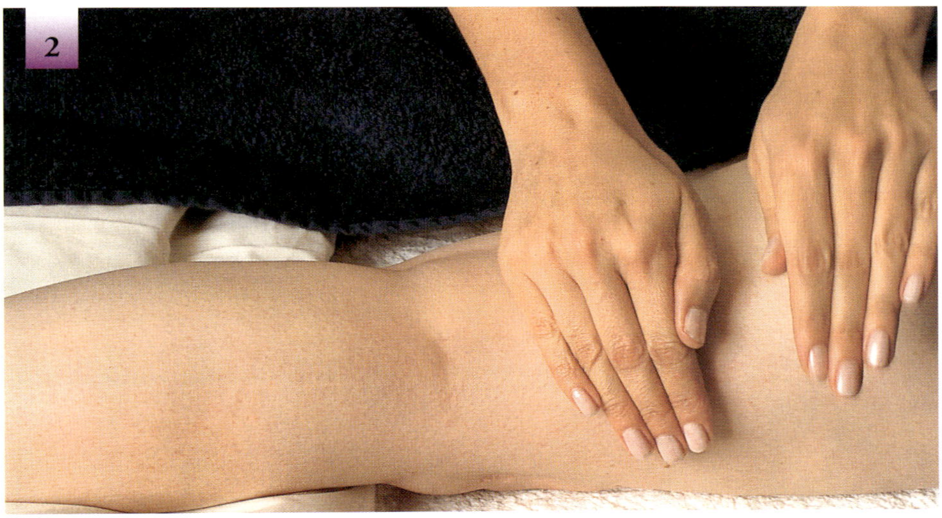

Schritt 13 Klopfen des Beins
Klopfen Sie mit hohlen Händen leicht, aber schnell auf das Bein. Sie dürfen bei dieser Bewegung kein klatschendes Geräusch hören. Wenden Sie diese Technik nicht über der Kniekehle an, denn dieser Bereich ist äußerst empfindlich (Abbildung 2).

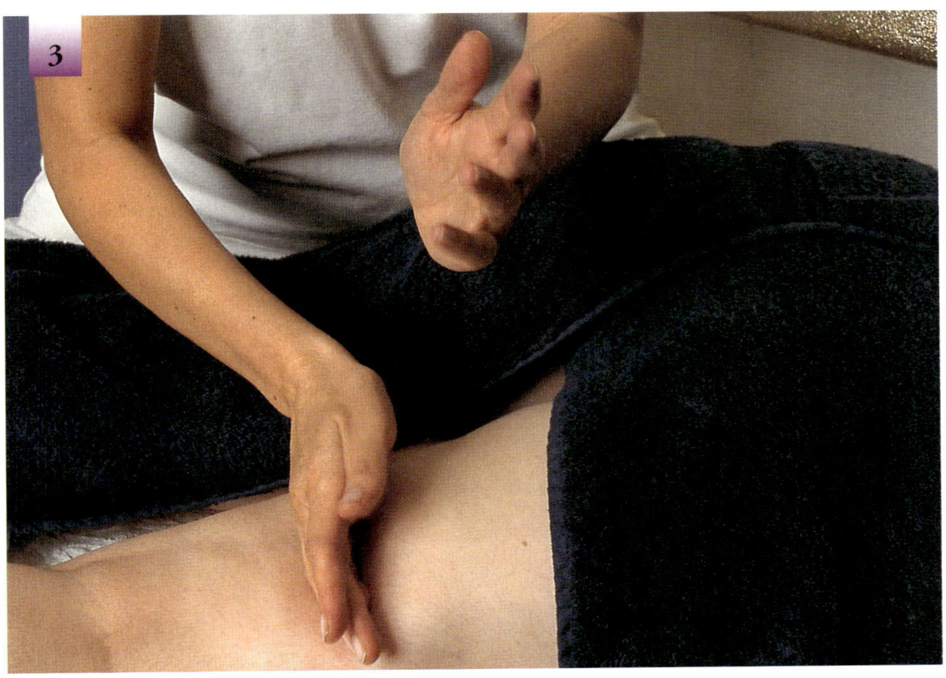

Schritt 14 Hacken des Beins
Hacken Sie abwechselnd mit den Handkanten rhythmisch und schnell über das Bein. Denken Sie daran, die Handgelenke stets locker zu halten. Die Bewegungen sollten leicht und federnd sein (Abbildung 3).

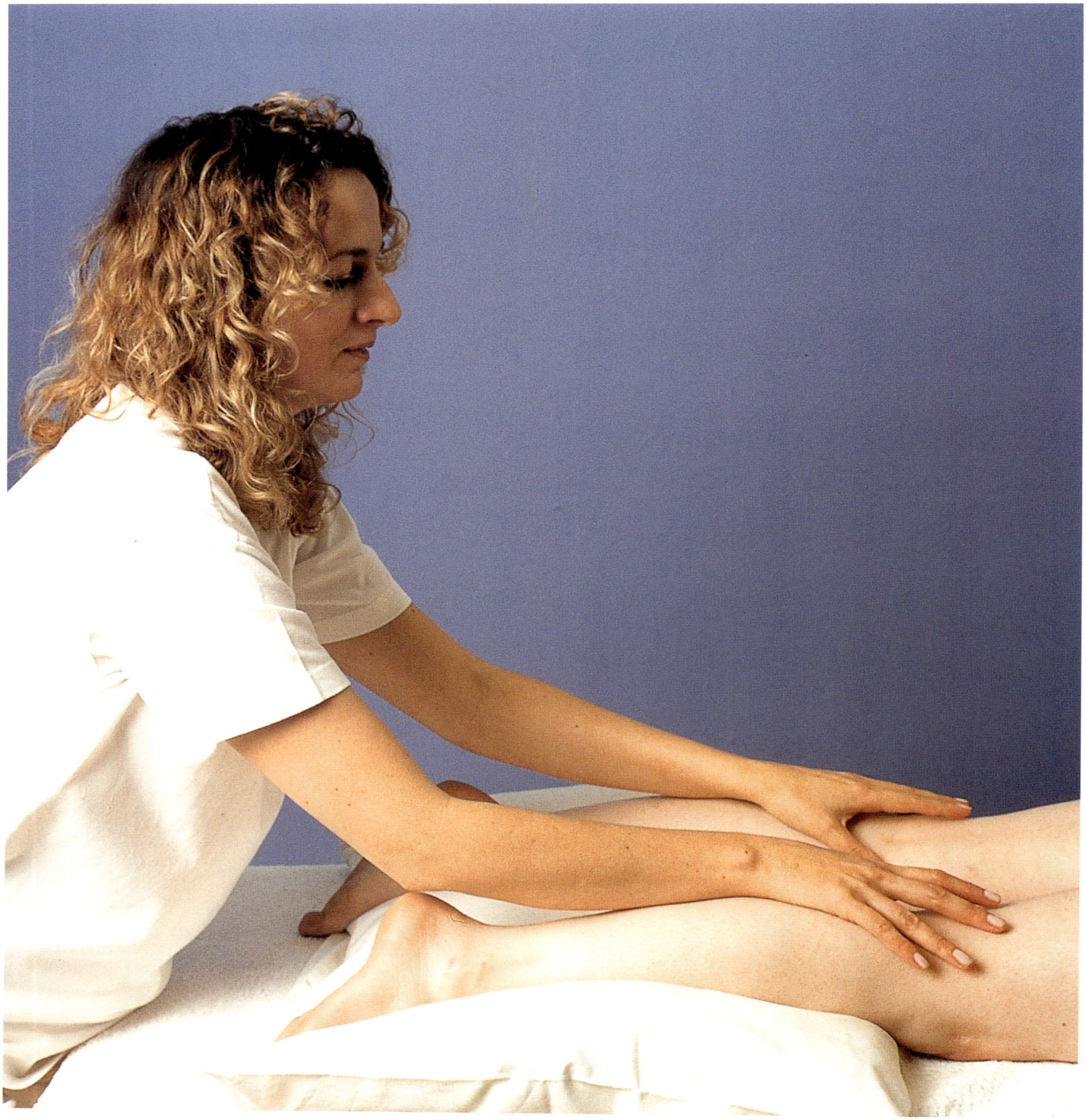

Schritt 15 Abschluss – Streichung mit den Fingerspitzen
Streichen Sie an beiden Beinen leicht mit den Fingerspitzen vom Oberschenkelansatz hinunter zu den Fußknöcheln, um die Beine vollkommen zu entspannen. Lassen Sie die Hände kurz auf den Fersen ruhen, nehmen Sie sie dann behutsam vom Körper.

RÜCKEN- UND SCHULTERMASSAGE

DIE WIRKUNG DER RÜCKEN- UND SCHULTERMASSAGE

- Das Nervensystem profitiert enorm von der Rückenmassage. Stress wird abgebaut und eine tiefe Entspannung wird erreicht.
- Rückenmassage hilft bei Schlaflosigkeit.
- Muskelverspannungen werden gelöst, wodurch Rückenschmerzen gelindert und Schulterverspannungen abgebaut werden.
- Beschwerden mit den Bronchien wie Asthma werden durch die Massage des oberen Rückenbereichs gelindert.
- Fettablagerungen werden reduziert.
- Der Muskeltonus wird verbessert.
- Die Blutzirkulation wird angeregt, das Herz gestärkt und der Blutdruck reguliert.
- Schädliche Stoffe werden aus dem Körper entfernt.

SITUATIONEN, DIE BESONDERE VORSICHT ERFORDERN

- Massieren Sie nicht, wenn Ihr Partner an einer ansteckenden Hautkrankheit wie der Grindflechte (Impetigo) leidet.
- Massieren Sie frisch verheilte Narben und Verletzungen nicht.
- Wenn Ihr Massagepartner eine Geschwulst hat, sollte er vor der Massage einen Arzt konsultieren.
- Behandeln Sie entzündete oder geschwollene Bereiche nicht direkt, massieren Sie lediglich um diese Bereiche.
- Wenn Ihr Massagepartner an starken Rückenschmerzen leidet, sollte er vor der Massage einen Arzt oder Osteopathen konsultieren.

Schritt 1 Einstimmung
Legen Sie die Hände locker auf den Rücken Ihres Massagepartners. Atmen Sie einige Male tief durch, um völlig zu entspannen (Abbildung 1).

Schritt 2 Streichung
Stellen Sie sich neben Ihren Massagepartner, schlagen Sie das Handtuch zurück und reiben Sie den Rücken in Streichbewegungen mit Öl ein (Abbildung 2).

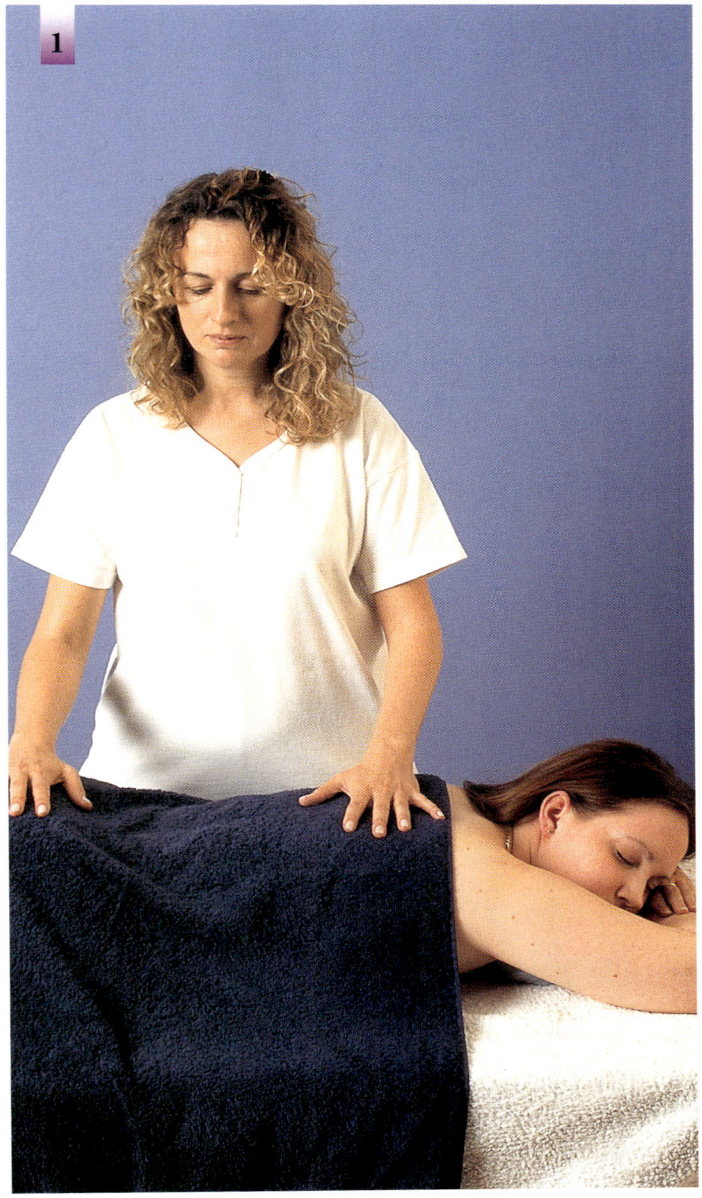

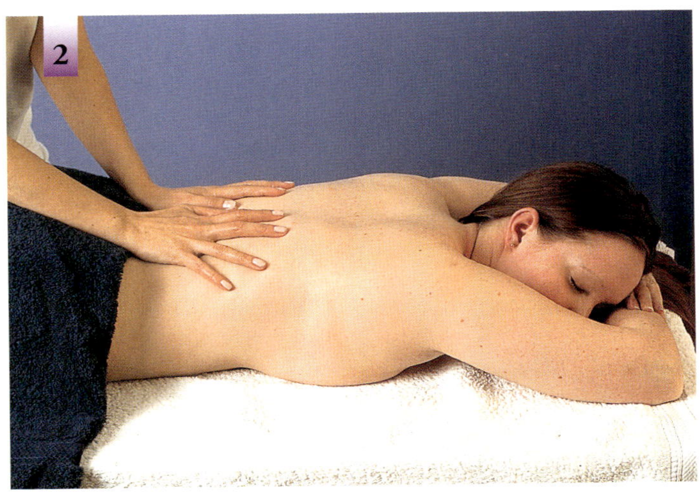

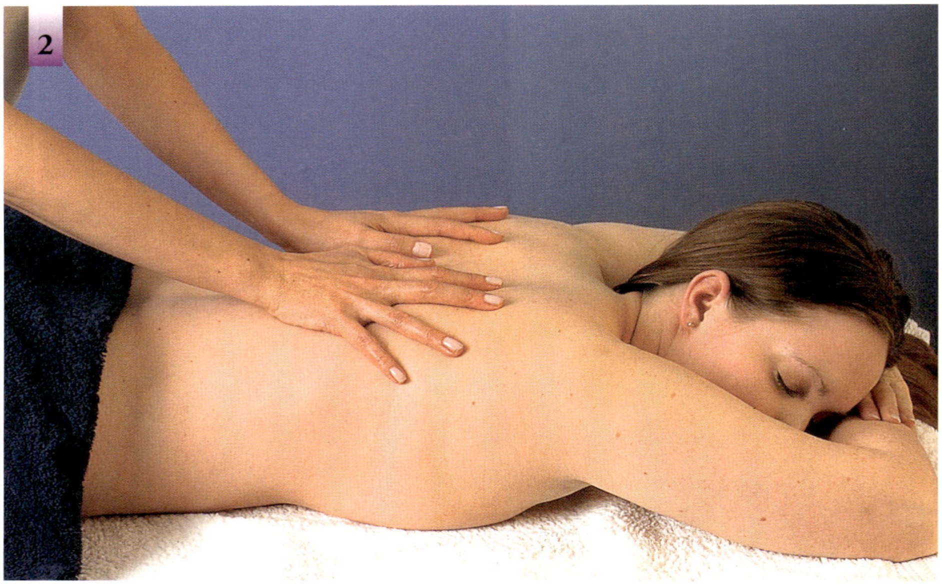

Streichen Sie kräftig von unten nach oben über den Rücken. Wenn Sie die Schultern erreicht haben, spreizen Sie die Finger nach außen und streichen über die Schultern (Abbildung 2).

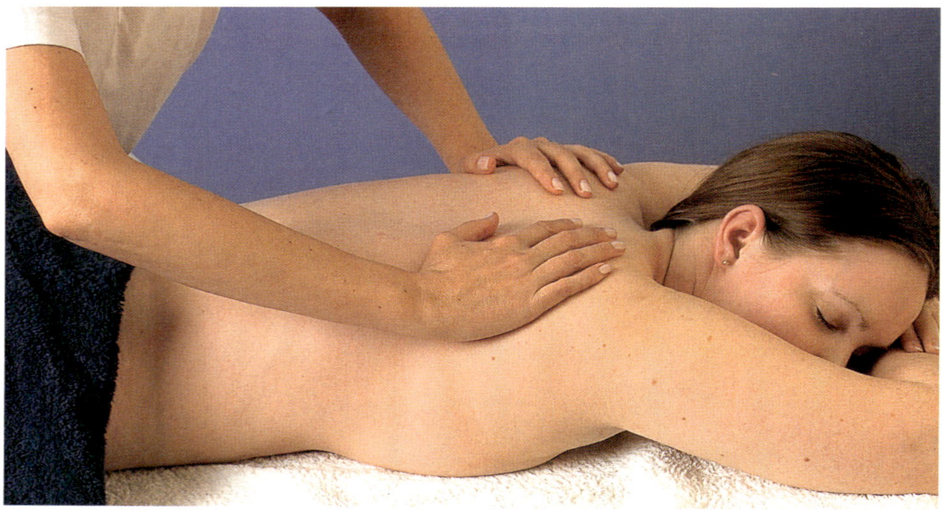

Gleiten Sie dann zurück in die Ausgangsposition, ohne Druck auszuüben. Wenn Ihr Massagepartner einen stärkeren Druck bevorzugt, beugen Sie sich vor. Auf diese Weise unterstützen Sie die Hände mit Ihrem Körpergewicht.

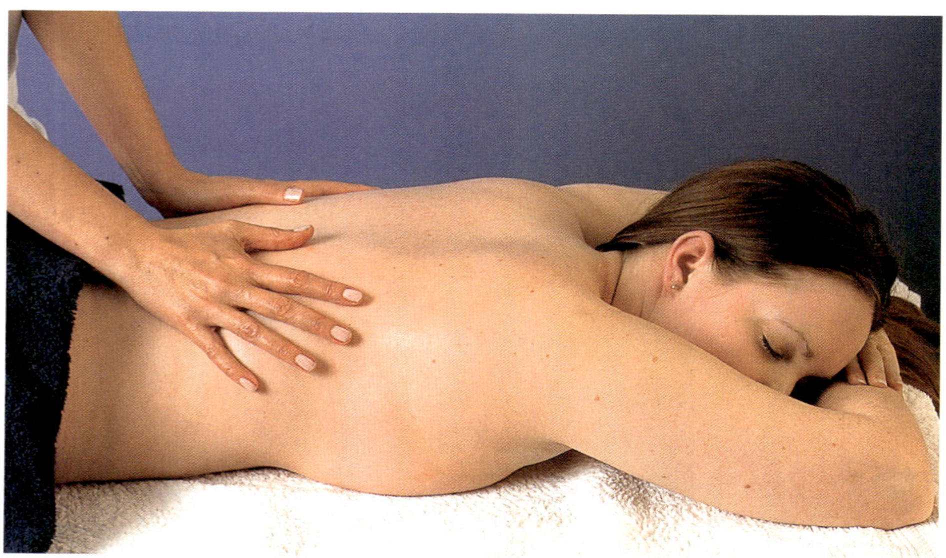

Wiederholen Sie die Streichung mehrmals, damit Ihr Massagepartner vollkommen entspannen kann.

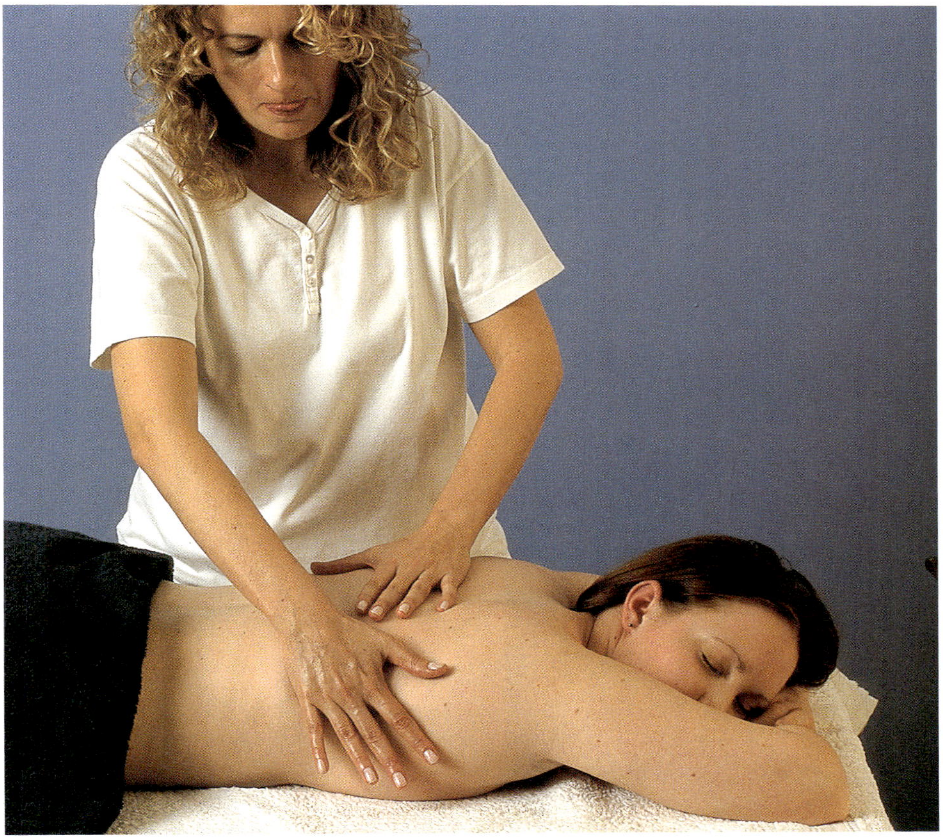

Schritt 3 Kreisende Streichung
Stellen Sie sich neben Ihren Massagepartner und legen Sie beide Hände auf die Ihnen gegenüberliegende Seite des Rückens. Achten Sie darauf, dass eine Hand etwas weiter oben liegt als die andere.

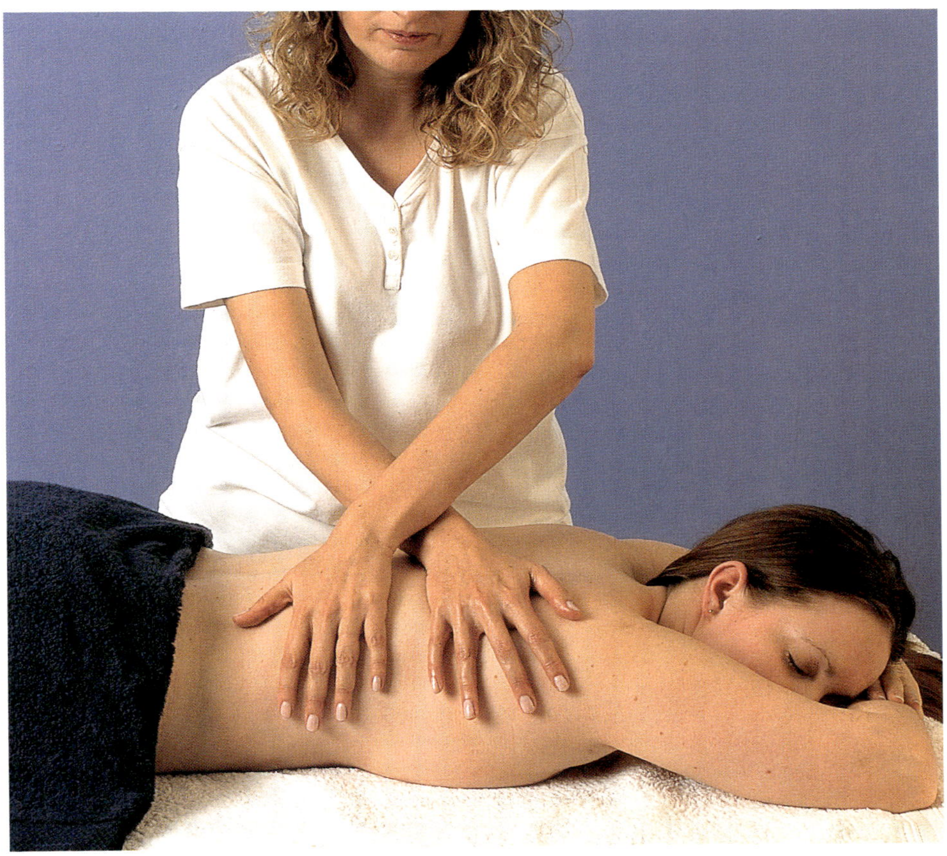

Führen Sie zunächst großflächige Kreisbewegungen auf dieser Seite des Rückens aus, indem Sie mit den Handballen über den Rücken kreisen, wobei eine Hand der anderen folgt. Wiederholen Sie die Streichungen dann an der anderen Seite des Rückens.

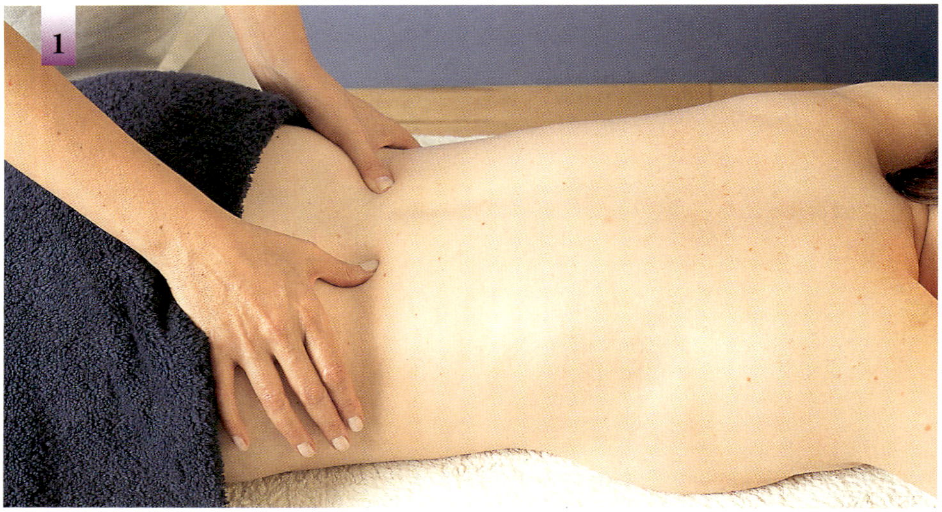

Schritt 4 Reibung der Muskeln entlang der Wirbelsäule
Legen Sie die Daumen auf die Grübchen, die zu beiden Seiten der Wirbelsäule sichtbar sind (Abbildung 1).

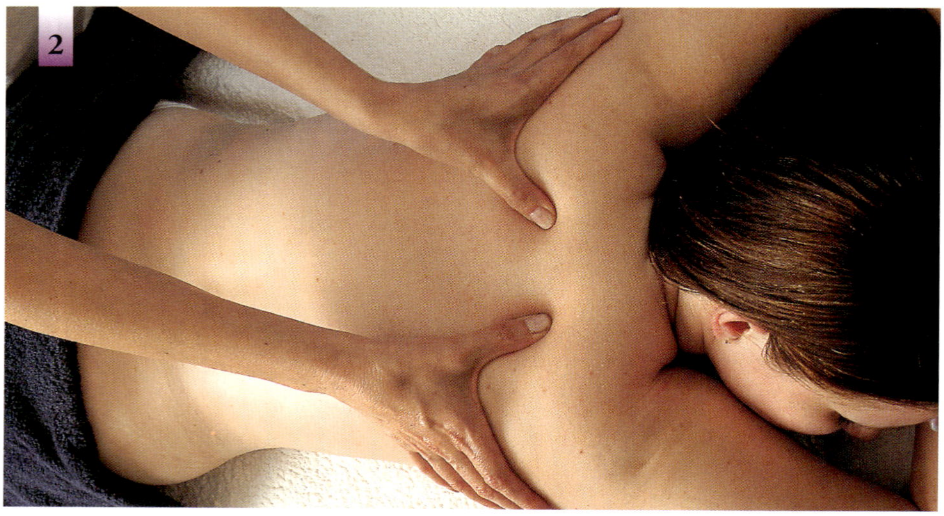

Wandern Sie mit kleinen tiefen Kreisbewegungen in Richtung Nacken, wobei die Drehung von innen nach außen erfolgt. Versuchen Sie dabei stets den gleichen Abstand zwischen den Daumen zu halten. Wenn Sie auf Knoten oder Verhärtungen stoßen, legen Sie einen Daumen auf den anderen und führen kreisende Bewegungen über diesem Bereich durch. Üben Sie dabei so viel Druck aus, wie Ihrem Massagepartner angenehm ist. Wenn Sie den Nackenansatz erreicht haben, gleiten Sie in die Ausgangsposition zurück, ohne Druck auszuüben (Abbildung 2).

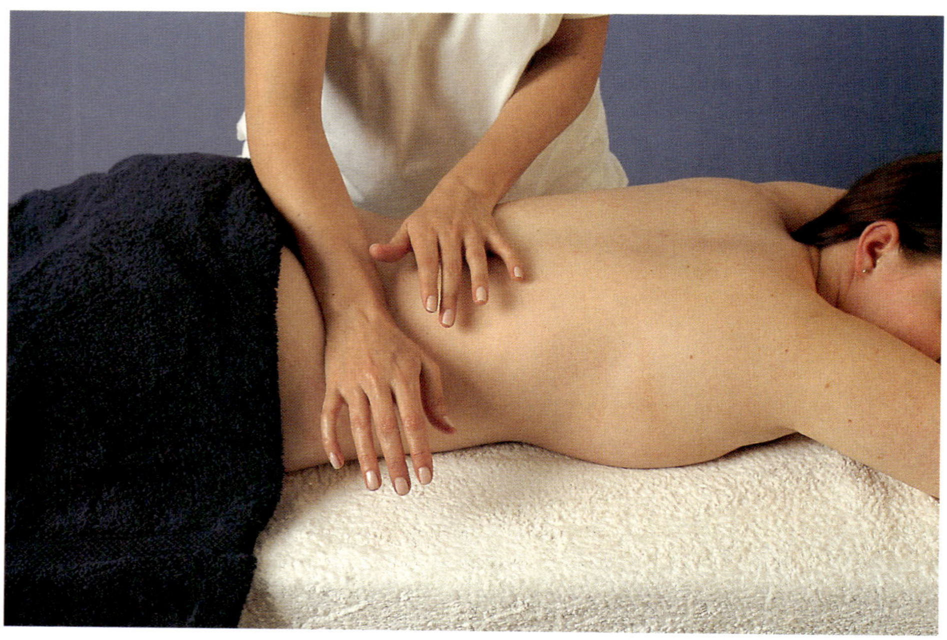

Schritt 5 Streichung an den Seiten des Rückens
Legen Sie die Hände oberhalb des Gesäßes neben die Wirbelsäule. Rollen Sie abwechseln mit den Händen die Ihnen gegenüberliegende Seite des Rückens vor und zurück, wobei Sie Druck auf die entsprechende Stelle ausüben. Beginnen Sie mit dem Handballen und rollen Sie bis zum Unterarm. Wiederholen Sie diese Bewegungen anschließend an der anderen Seite des Rückens. Mit dieser Streichtechnik können Sie die Muskeln weiter lockern und Toxine, die bei der Reibung freigesetzt wurden, beseitigen.

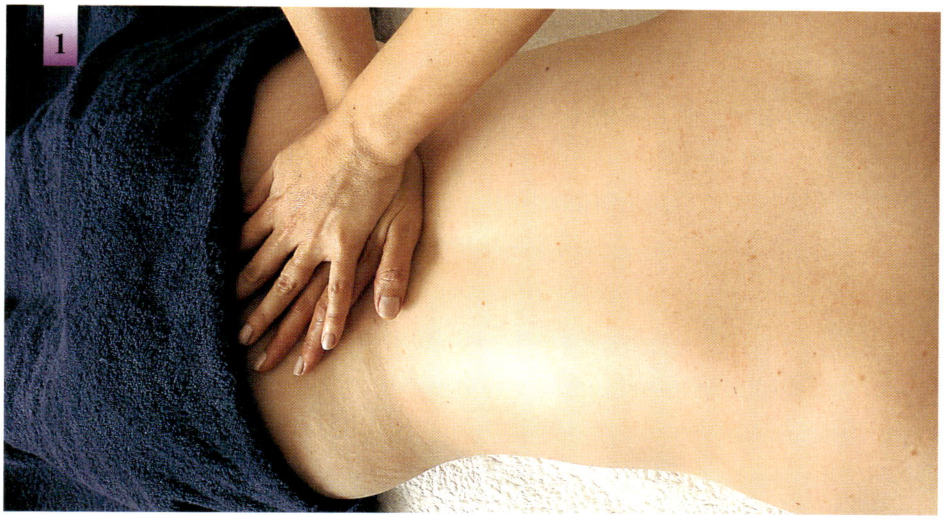

Schritt 6 Streichung des Lendenwirbelsäulenbereichs

Legen Sie eine Hand auf die Ihnen gegenüberliegende Seite des Rückens neben die Wirbelsäule oberhalb des Gesäßes und legen Sie die andere Hand flach darauf. Streichen Sie achtmal mit großen Kreisbewegungen über das Gebiet. Wiederholen Sie diese Technik anschließend auf der anderen Seite (Abbildung 1 und 2).

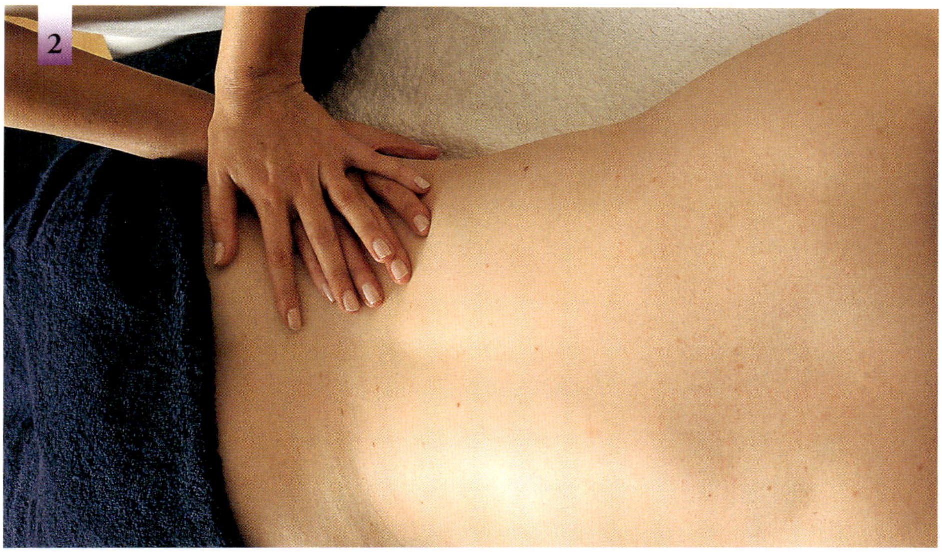

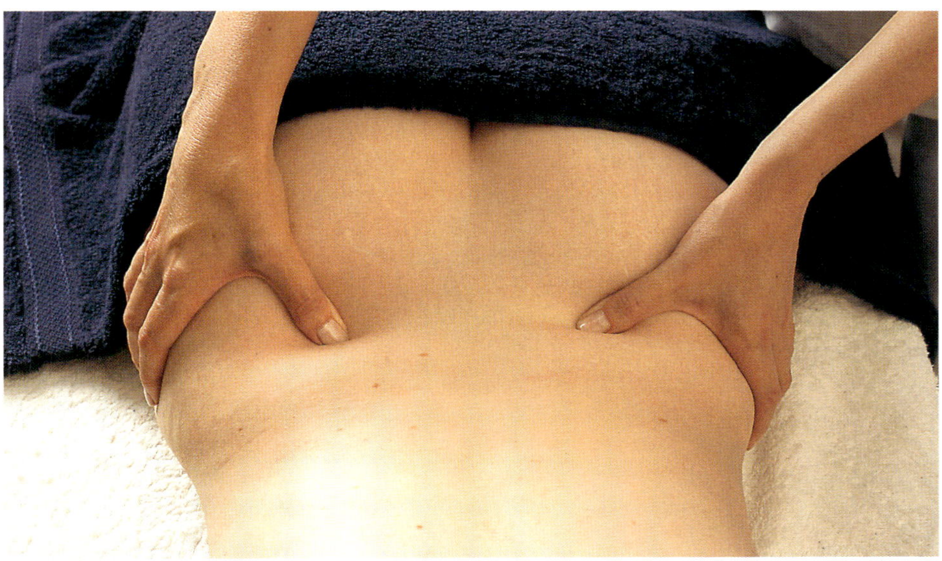

Schritt 7 Reibung des Lendenwirbelsäulenbereichs

Drücken Sie die Daumen auf die Grübchen, die zu beiden Seiten der Wirbelsäule sichtbar sind und führen Sie tiefe Zirkelungen über den gesamten Bereich aus.

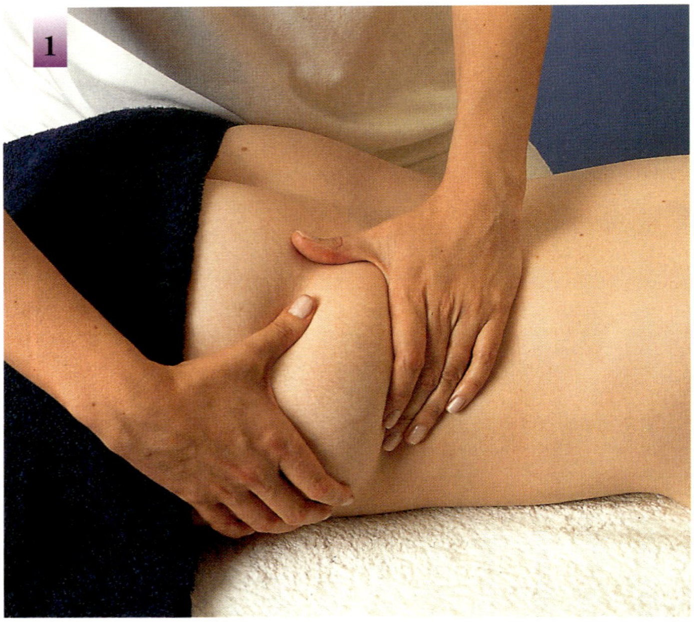

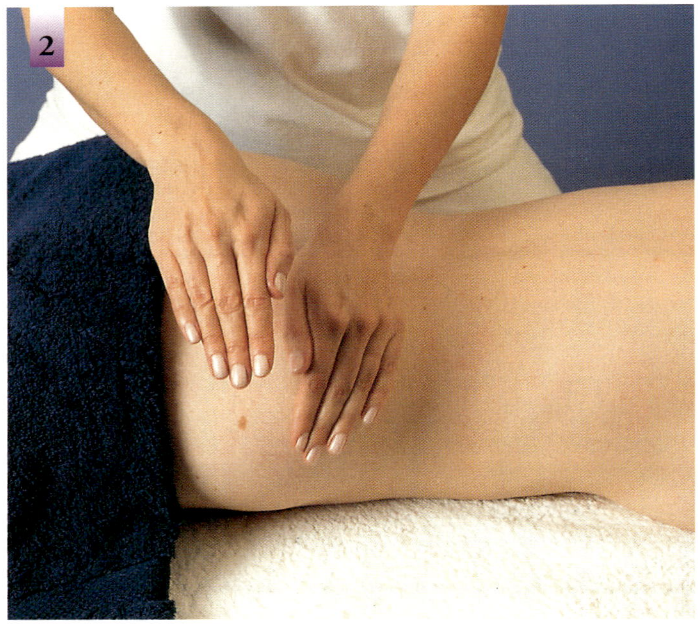

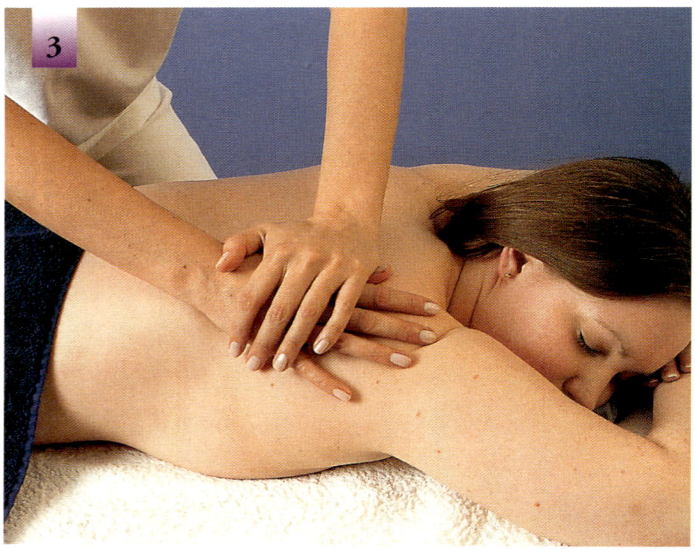

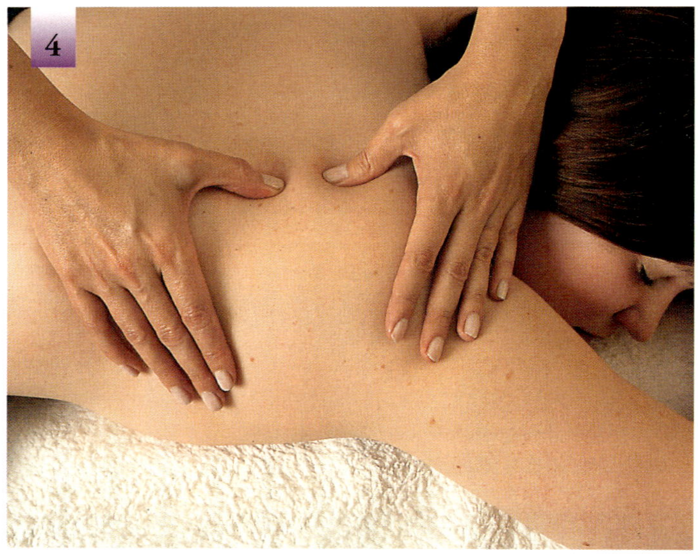

Schritt 8 Knetung des Lendenwirbelsäulenbereichs und der Taille

Wringen Sie den gesamten Lendenwirbelsäulenbereich sowie den Bereich der Taille. Bei diesen Gebieten handelt es sich in der Regel um fleischige Zonen (Abbildung 1).

Schritt 9 Klopfung des Lendenwirbelsäulenbereichs und der Taille

Klopfen Sie den Lendenwirbelsäulenbereich und den Bereich entlang der Taille intensiv. Ballen Sie dann die Hände zu lockeren Fäusten und wenden Sie die Trommeltechnik in diesem Gebiet an. Sie können hier auch die Hack- und die Schlagtechnik anwenden (Abbildung 2). Klopfende Bewegungen in diesem Bereich verbessern den Muskeltonus.

Schritt 10 Streichung der Schultern

Streichen Sie vom Lendenwirbelsäulenbereich in Richtung Schultern. Zum Wärmen und Lockern der Schultern legen Sie eine Hand auf die Ihnen gegenüberliegende Schulter und die andere flach darüber. Führen Sie nun sanfte Kreisbewegungen auf dem Schulterblatt und um das Schulterblatt durch (Abbildung 3). Wiederholen Sie diese Streichtechnik anschließend an der anderen Schulter.

Schritt 11 Reibung der Schulterblätter

Führen Sie mit den Daumen tief gehende Zirkelungen über das Ihnen gegenüberliegende Schulterblatt aus (Abbildung 4). Vermutlich werden Sie viele Knoten in diesem Gebiet finden, die Sie mithilfe der Massage auflösen können. Wenden Sie diese Technik auch am anderen Schulterblatt an.

1

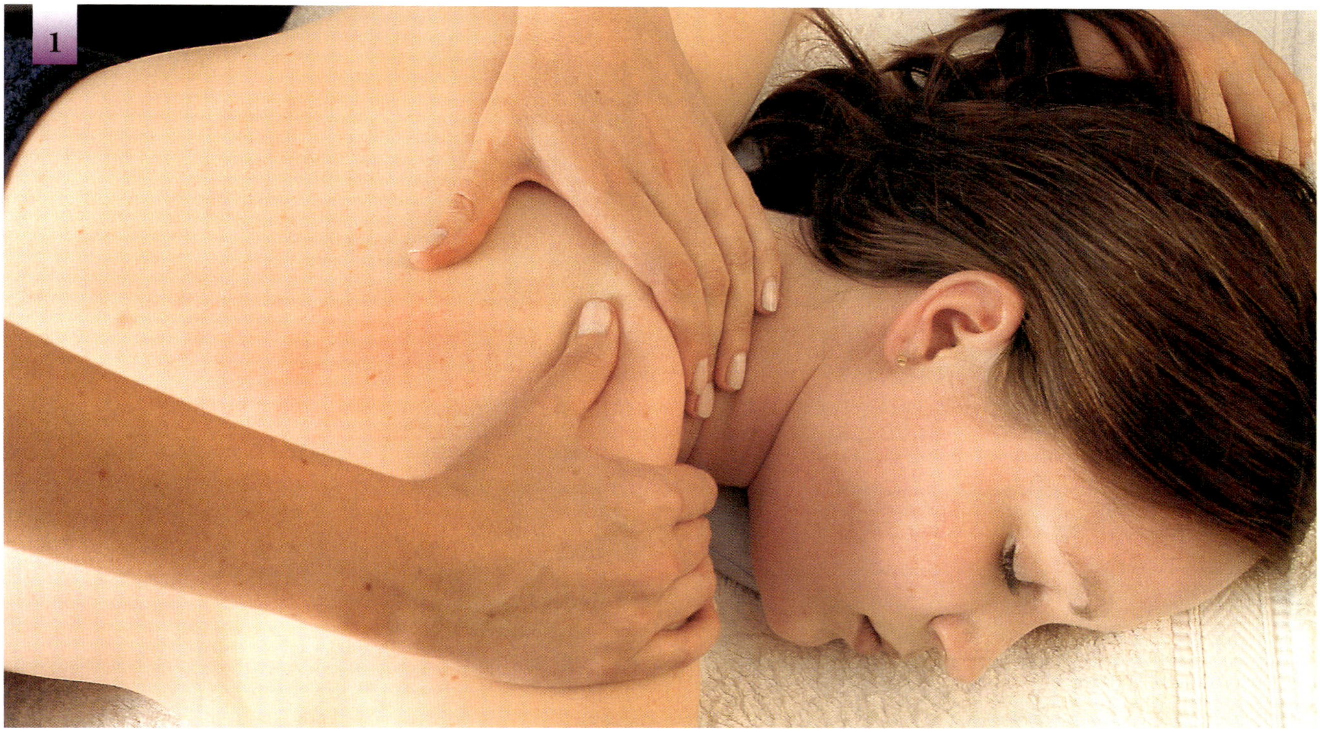

2

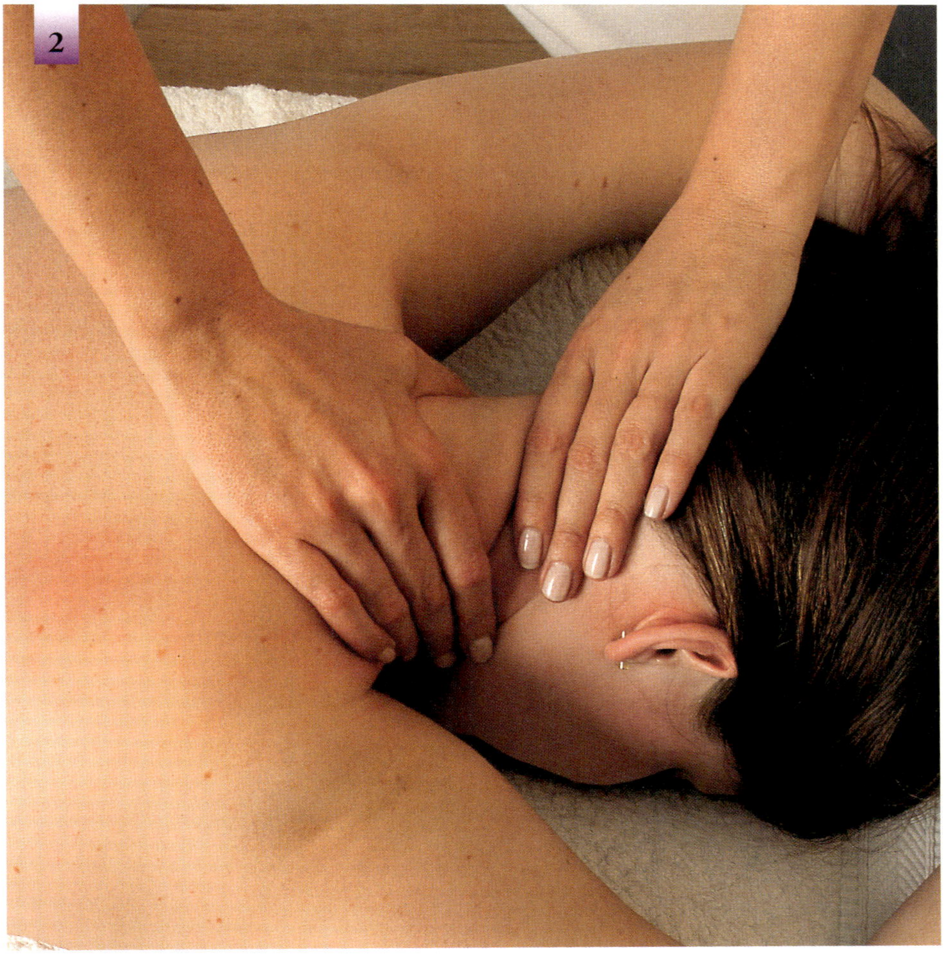

Schritt 12 Knetung der Schultern
Ziehen Sie die Muskeln an den Schultern vorsichtig hoch und wringen Sie das Gewebe mit beiden Händen behutsam, um die letzten Verspannungen zu lösen (Abbildung 1).

Schritt 13 Knetung des Nackens
Stützen Sie den Kopf Ihres Massagepartners mit einem Handtuch. Die Arme Ihres Partners liegen seitlich am Kopf, wobei sich die Hände unter der Stirn befinden. Ziehen Sie die Nackenmuskeln vorsichtig hoch und kneten Sie das Gewebe behutsam, um jegliche Steifheit zu lösen. Diese Technik ist besonders empfehlenswert, wenn Ihr Massagepartner an Migräne oder Kopfschmerzen leidet (Abbildung 2).

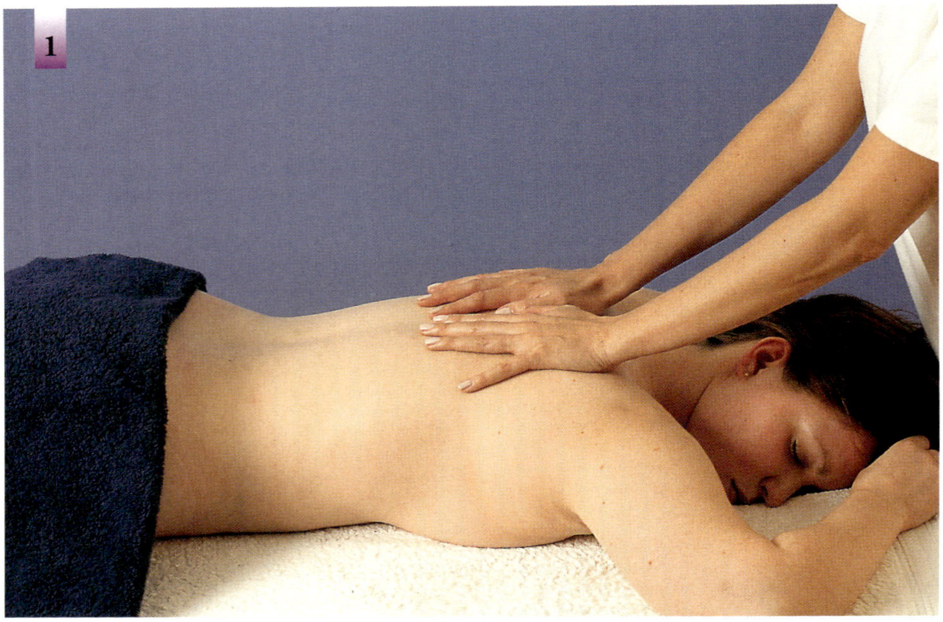

Schritt 14 Streichung des Rückens
Stellen Sie sich vor Ihren Massagepartner, legen Sie die Hände auf seine Schultern und streichen Sie langsam, aber kräftig über den Rücken bis zum Gesäß. Gleiten Sie in die Ausgangsposition zurück, ohne Druck auszuüben (Abbildung 1).

Schritt 15 Abschluss – Streichung mit den Fingerspitzen
Streichen Sie nur mit den Fingerspitzen langsam an beiden Seiten der Wirbelsäule entlang. Wenn Sie sich im Bereich der Lendenwirbelsäule befinden, nehmen Sie die Hände vom Körper und legen sie auf die Schultern. Wiederholen Sie diesen Vorgang mehrmals, wobei Sie bei jeder Streichung den Druck etwas reduzieren (Abbildung 2).

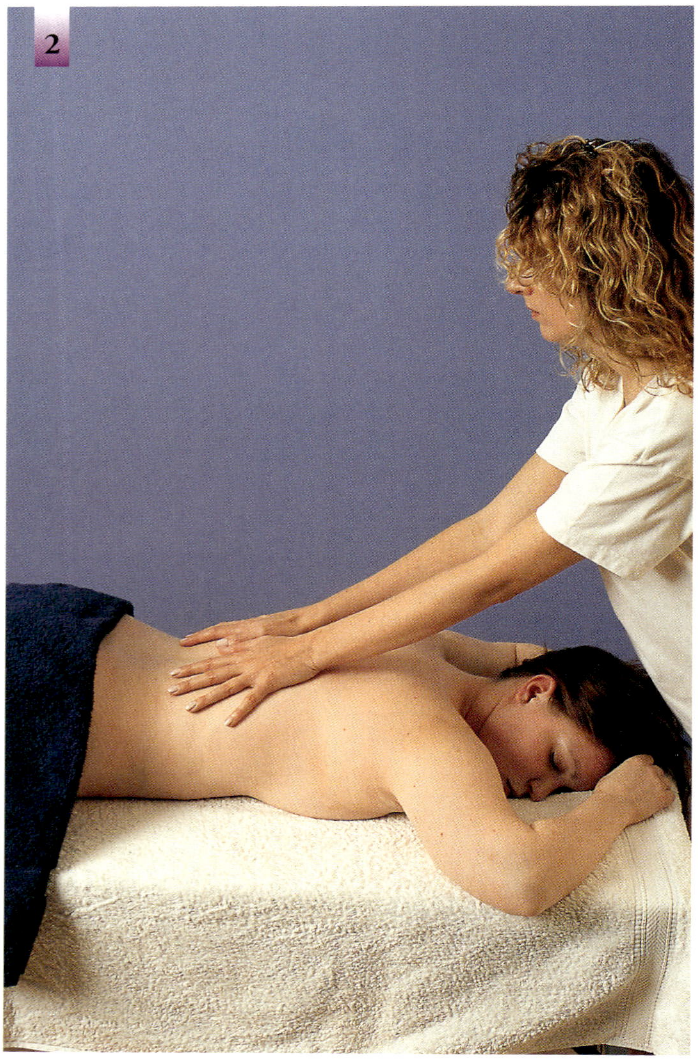

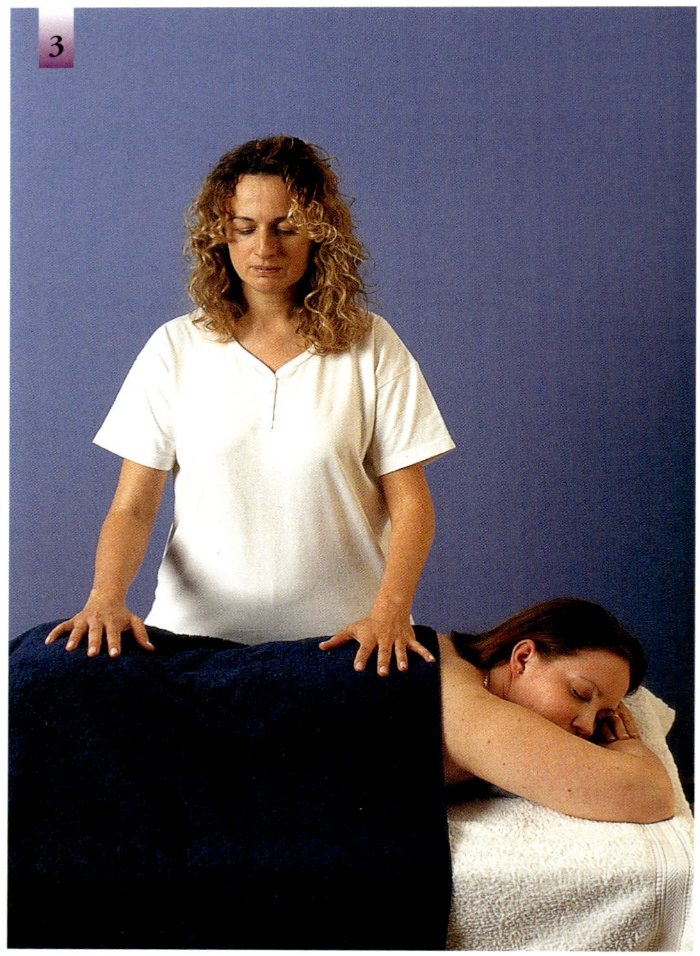

Decken Sie den Rücken zu und lassen Sie die Hände noch eine Weile locker auf dem Rücken liegen (Abbildung 3).

Die Vorderseite des Körpers

Fussmassage

Bitten Sie Ihren Massagepartner, sich auf den Rücken zu drehen. Legen Sie ein Kissen unter seinen Kopf und eines unter seine Knie, um den Kreuzbeinbereich zu entlasten. Entfernen Sie das Handtuch nur von dem Fuß, den Sie gerade behandeln.

Die Wirkung der Fussmassage

- Die Blutzirkulation wird angeregt.
- Schwellungen werden abgebaut.
- Krämpfen wird vorgebeugt beziehungsweise Krämpfe werden gelöst.
- Steifheit wird gelöst und die Beweglichkeit der Fußknöchel und der Zehengelenke wird gesteigert.
- Die Behandlung wirkt auf den ganzen Körper im Sinne der Fußreflexzonentherapie, die besagt, dass die Füße eine „Miniaturlandkarte" des gesamten Körpers darstellen. Alle Organe, Muskeln und Drüsen findet man an den Füßen wieder.
- Toxine werden beseitigt.

Situationen, die besondere Vorsicht erfordern

- Wenn Ihr Massagepartner an einer ansteckenden Hautkrankheit wie Fußpilz oder Warzen leidet, massieren Sie das betroffene Gebiet nicht, damit sich die Krankheit nicht ausbreitet.
- Seien Sie vorsichtig bei Hühneraugen und Blasen, wenn Ihr Massagepartner Schmerzen in diesen Bereichen hat, massieren Sie die betroffenen Stellen nicht.
- Massieren Sie geschwollene oder entzündete Stellen (zum Beispiel Gicht in der großen Zehe) nicht, um Ihrem Partner keine Schmerzen zu bereiten oder Entzündungen zu fördern.
- Massieren Sie frisch verheilte Narben nicht, ältere Narben können Sie mit Reibungen behandeln.
- Massieren Sie Krampfadern nicht direkt.
- Üben Sie kaum Druck aus, wenn Ihr Massagepartner dünne oder empfindliche Haut (zum Beispiel bei Diabetikern) hat.

Schritt 1 Einstimmung
Machen Sie den Fuß, den Sie behandeln möchten, frei und nehmen Sie ihn vorsichtig, aber bestimmt in beide Hände, damit Sie Ihren Massagepartner nicht kitzeln. Schließen Sie die Augen und atmen Sie mehrmals tief durch, um vollkommen zu entspannen (Abbildung 1).

Schritt 2 Streichung des Fußes
Reiben Sie den Fuß nur mit sehr wenig Öl ein, damit er Ihnen beim Massieren nicht entgleitet. Streichen Sie mit beiden Händen kräftig über den ganzen Fuß (Sohle, Oberseite und Kanten), von den Zehenspitzen bis zum Fußansatz. Kreisen Sie um die Fußknöchel und gleiten Sie in die Ausgangsposition zurück, ohne Druck auszuüben (Abbildung 2).

1

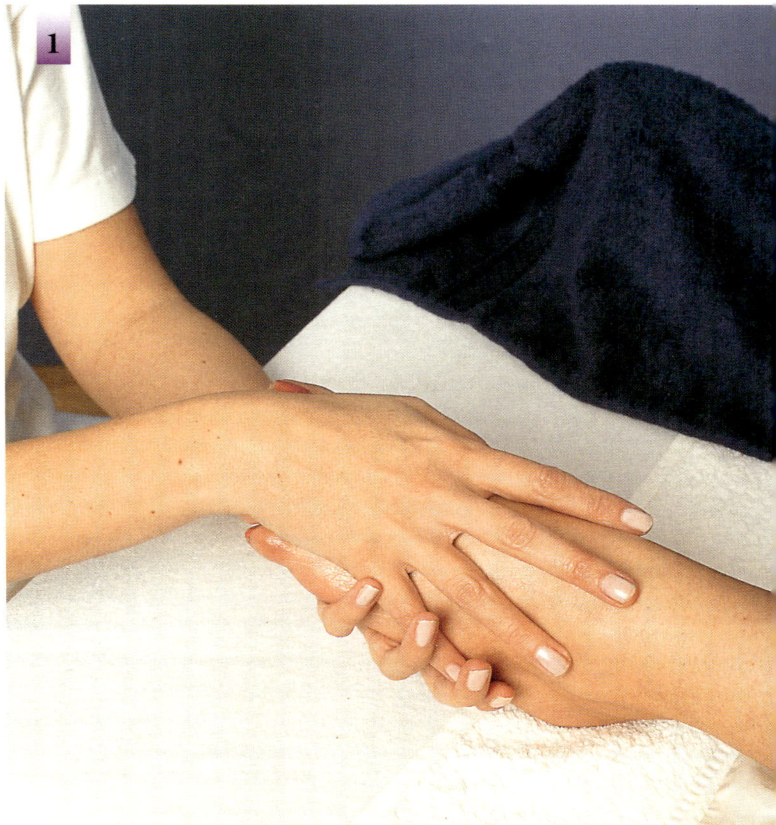

2

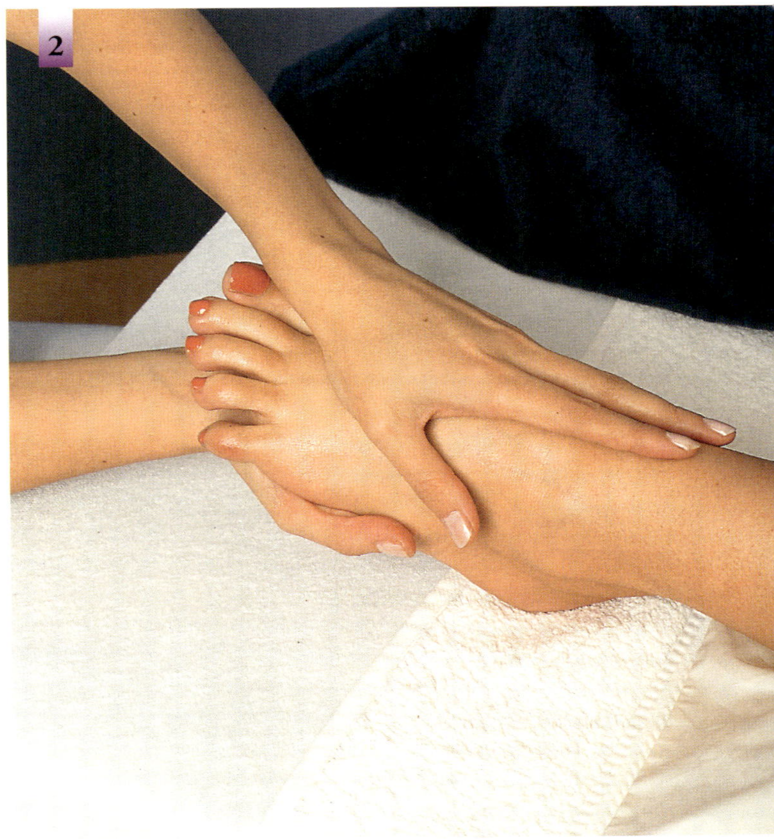

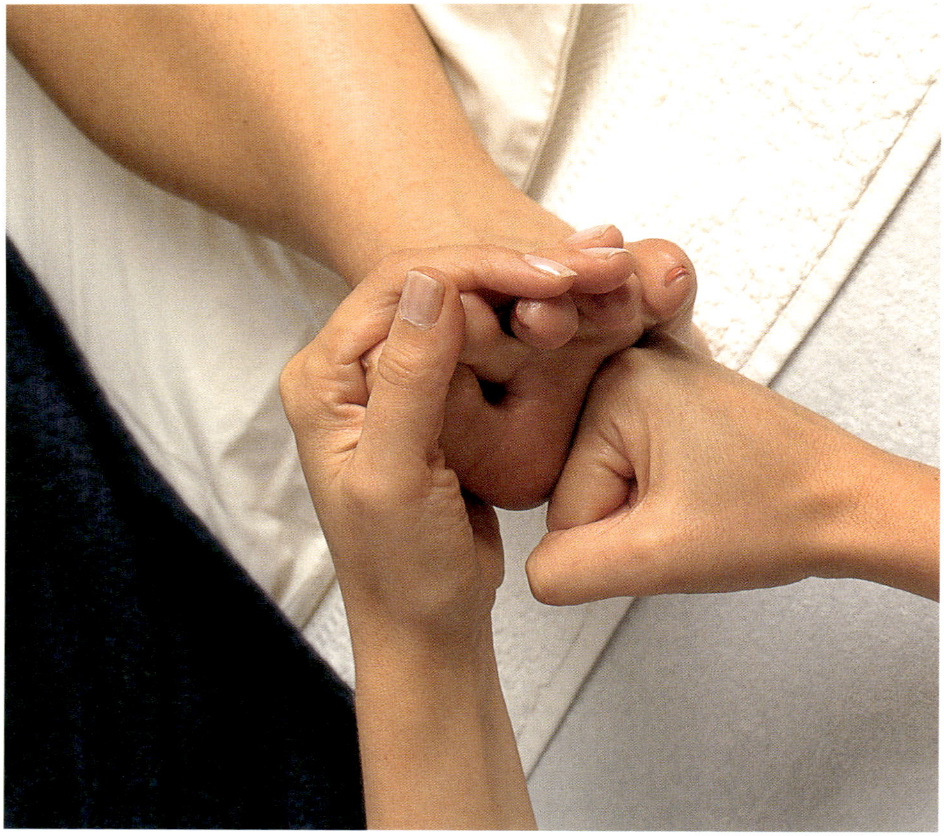

Schritt 3 Reibung der Fußsohle
Legen Sie eine Hand um den Fuß, wobei sich die Finger auf der Oberseite der Zehen befinden und der Daumen an der Unterseite liegt. Ballen Sie die andere Hand zu einer lockeren Faust und legen Sie sie auf den fleischigen Ballen unterhalb der Zehen. Kreisen Sie nun mit den Fingerknöcheln bis zur Ferse. Mit dieser Technik wird die Fußsohle gelockert.

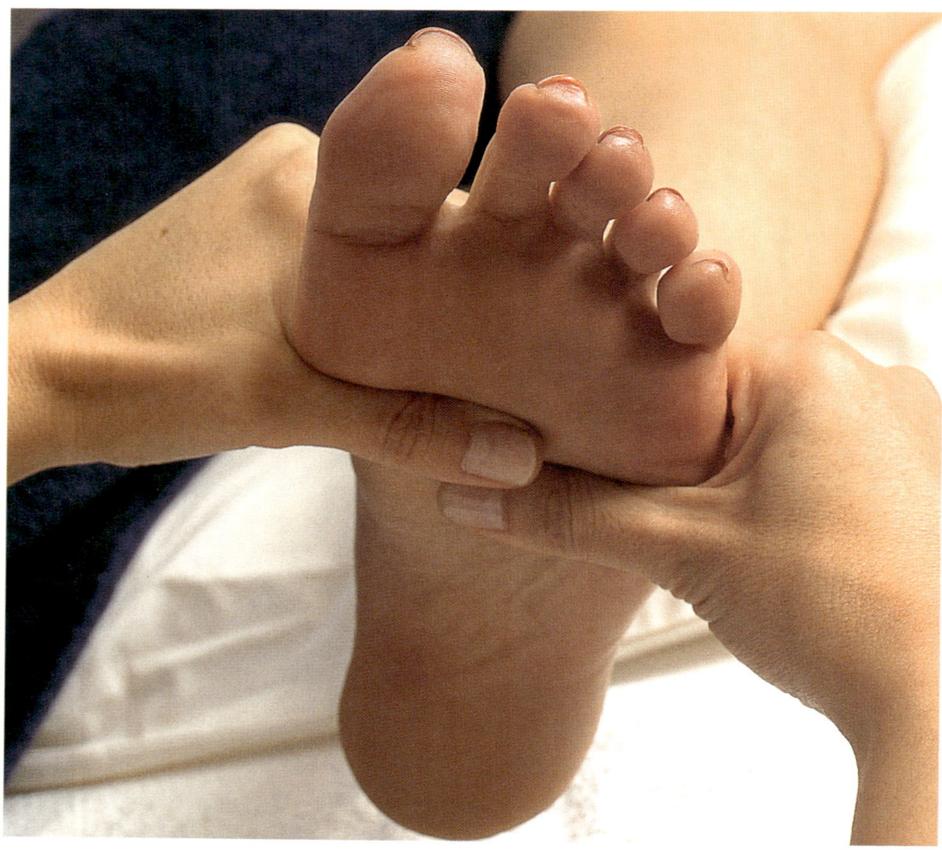

Schritt 4 Fußspreizen
Halten Sie den Fuß mit beiden Händen, sodass die Daumen an der Fußsohle und die Finger auf dem Fußrücken liegen, wobei sich eine Hand etwas weiter oben befindet als die andere.
Ziehen Sie die Daumen aneinander vorbei zur Fußaußen- beziehungsweise zur Fußinnenseite und kehren Sie dann langsam wieder zur Fußmitte zurück.
Führen Sie diese Zickzackbewegung mit den Daumen von der Zehenbasis bis zur Ferse aus und gehen Sie dann wieder zurück. Sie werden bemerken, dass Sie den Fuß dadurch langsam etwas spreizen.

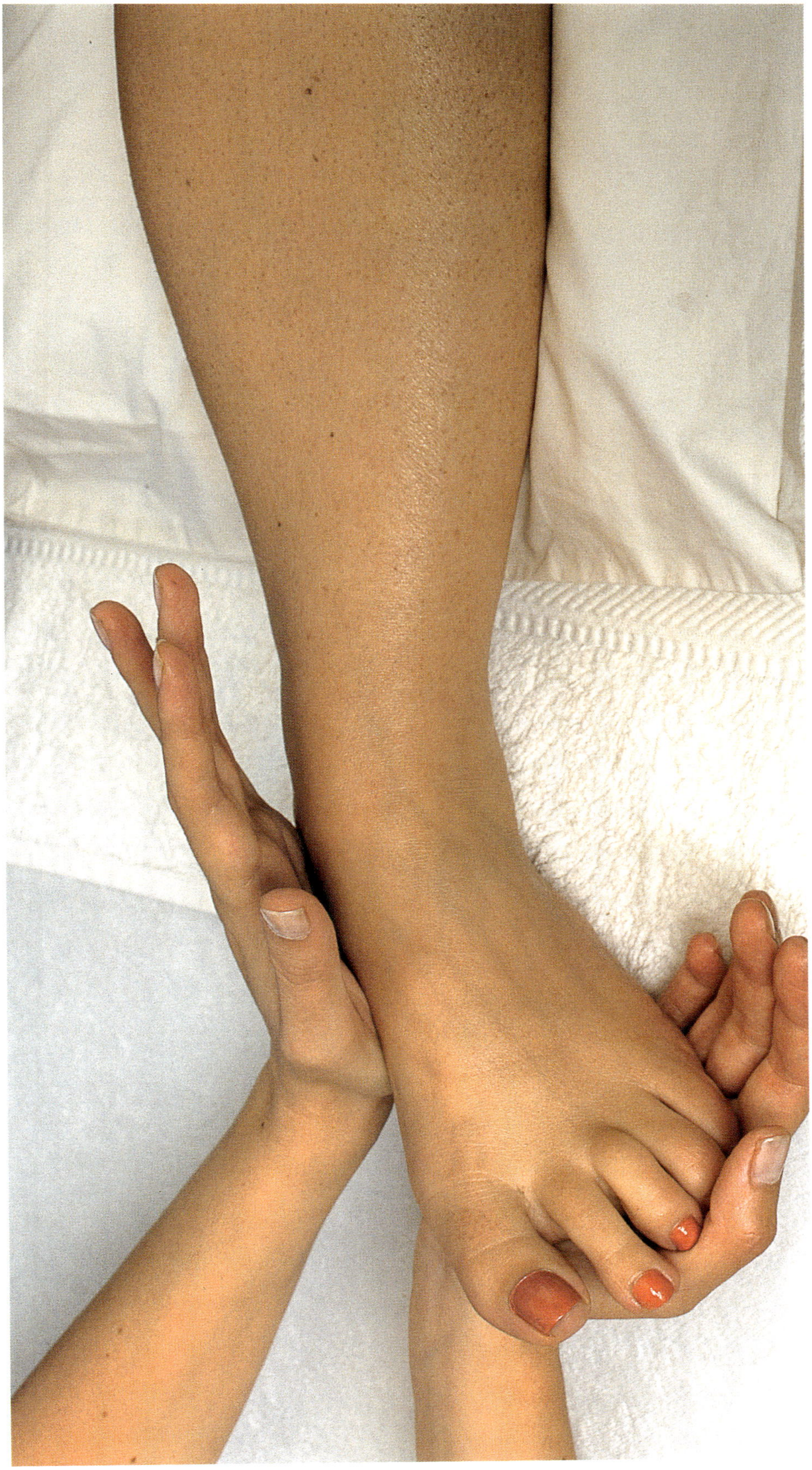

Schritt 5 Streichung an der Fußinnenkante
Legen Sie eine Hand an die Fußsohle (siehe Abbildung) und streichen Sie mit dem Handballen der anderen Hand von der großen Zehe bis zur Ferse kräftig über die Fußinnenkante.
Diese Technik entspannt den Fuß und lockert die Wirbelsäule, denn die Fußinnenkante spiegelt den Bereich der Wirbelsäule wider.

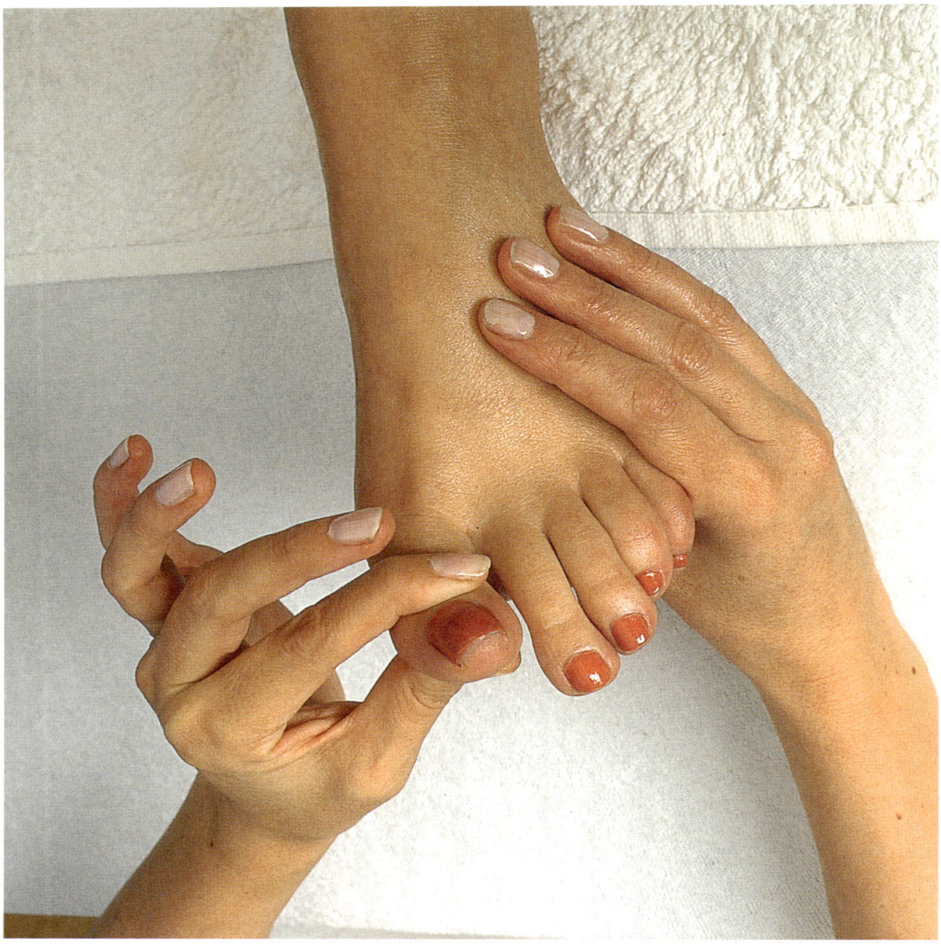

Schritt 6 Zehenmassage

Umfassen Sie mit einer Hand den Fuß, wobei die Finger auf dem Fußrücken liegen, während sich der Daumen an der Fußsohle befindet. Streichen Sie mit dem Zeigefinger und dem Daumen der anderen Hand an der Ober- und Unterseite der Zehen entlang. Gehen Sie dabei jeweils von der Zehenspitze bis zur Zehenbasis.

Mit dieser Technik lockern Sie die Zehen.

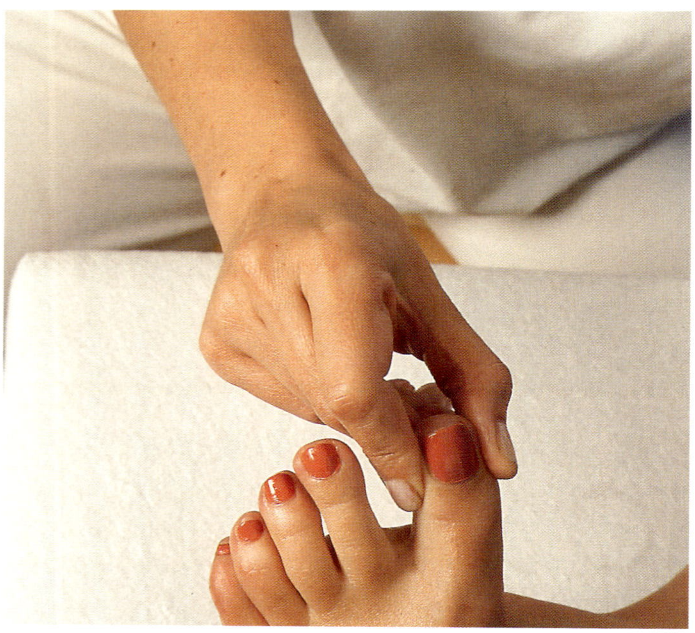

Spreizen Sie mit dem Zeigefinger und dem Daumen vorsichtig jede Zehe.

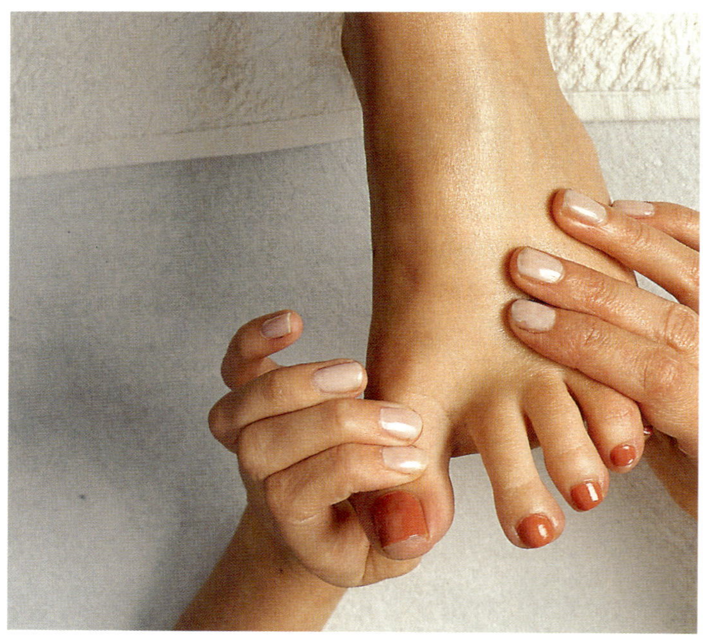

Drehen Sie jede Zehe im und gegen den Uhrzeigersinn, um die Beweglichkeit der Zehen zu steigern.

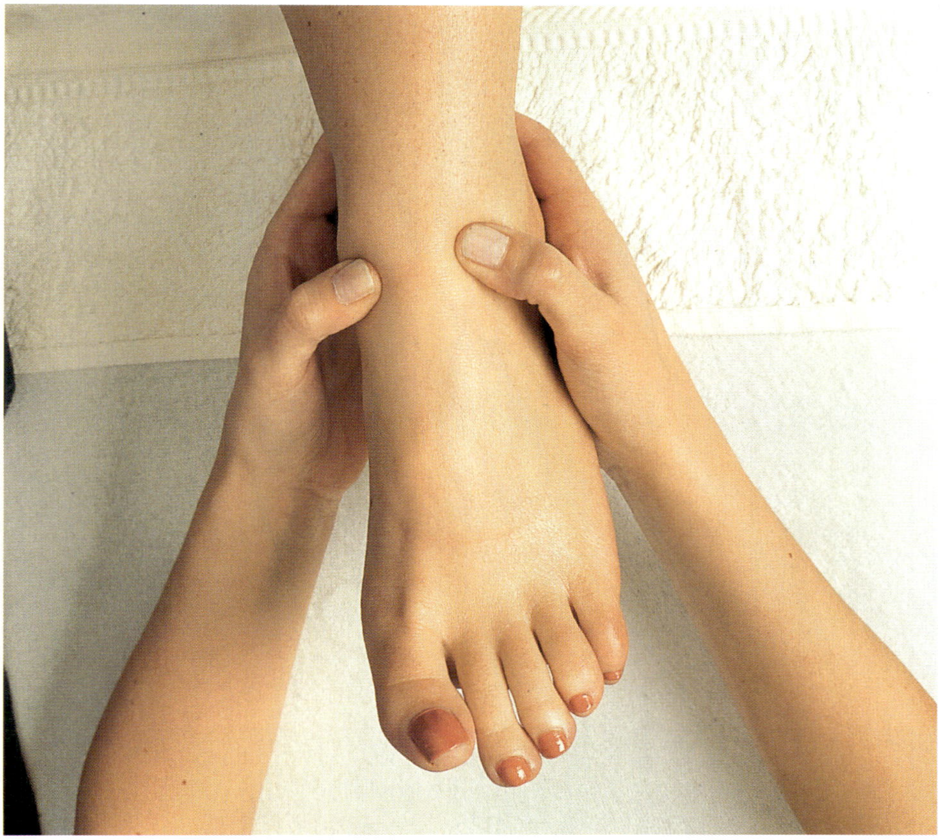

Schritt 7 Fußknöchelmassage
Massieren Sie in kleinen Kreisen mit den Daumen um die Fußknöchel. Üben Sie dabei kräftigen Druck aus. Wenn Sie auf Knötchen stoßen, drücken Sie noch fester auf diese Stellen, um die Knötchen zu entfernen.
Mit dieser Technik lockern Sie die Fußknöchel.

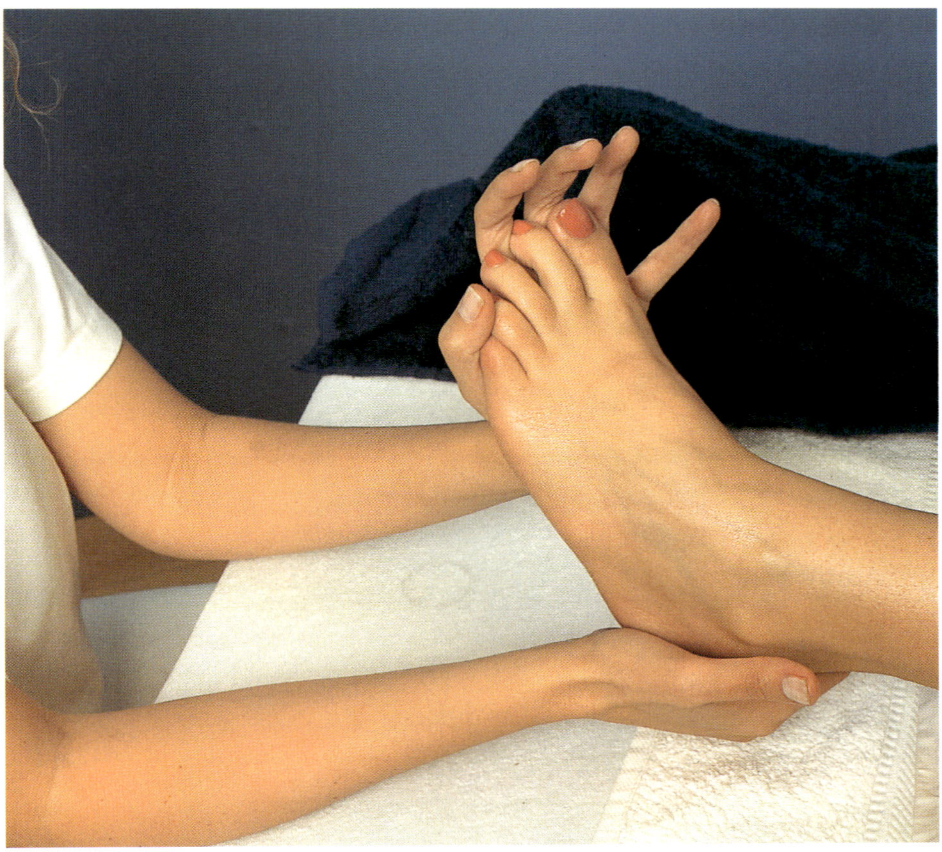

Schritt 8 Fußkreisen
Stützen Sie die Ferse mit einer Hand und legen Sie die andere Hand an die Fußsohle, unterhalb der Zehenbasis. Drehen Sie den Fuß langsam und vorsichtig mehrmals im und anschließend gegen den Uhrzeigersinn.
Mit dieser Technik steigern Sie die Beweglichkeit der Fußknöchel. Wenn Ihr Massagepartner Probleme mit der Achillessehne hat, sollten Sie diese Technik sehr behutsam anwenden.

1

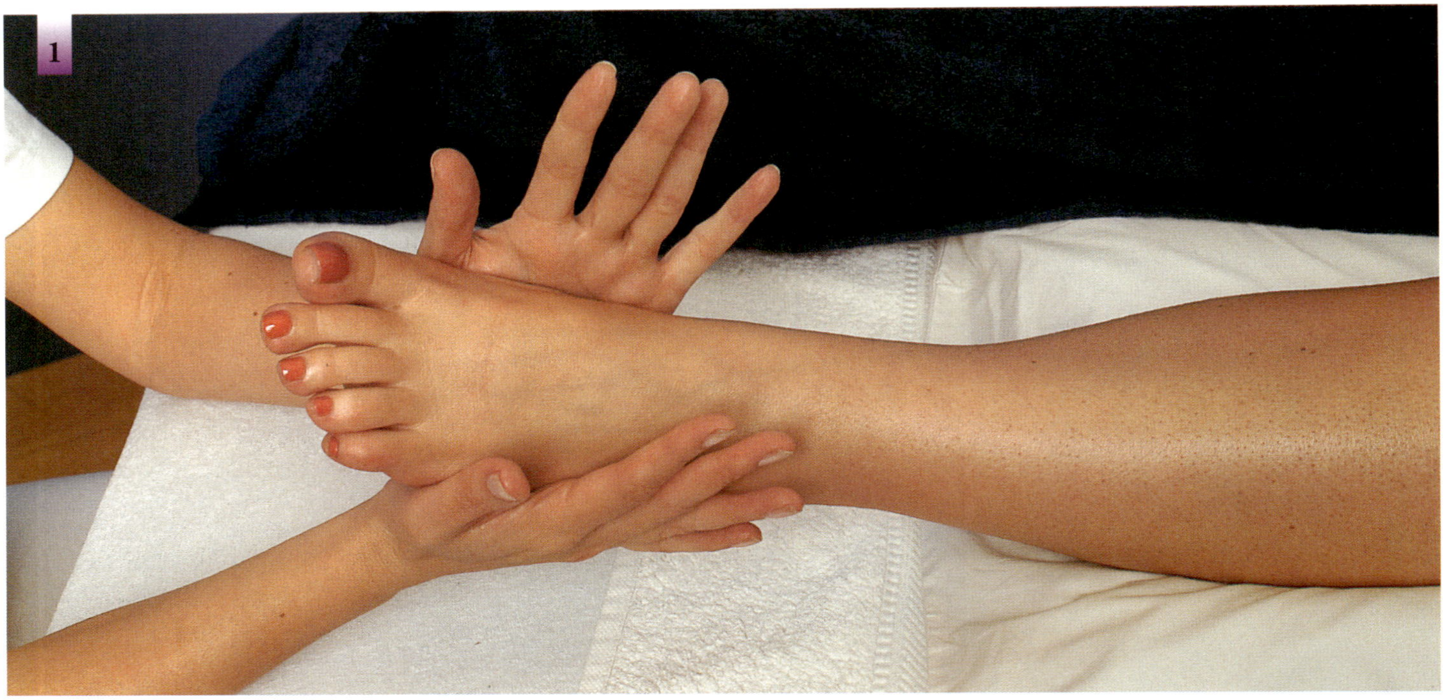

2

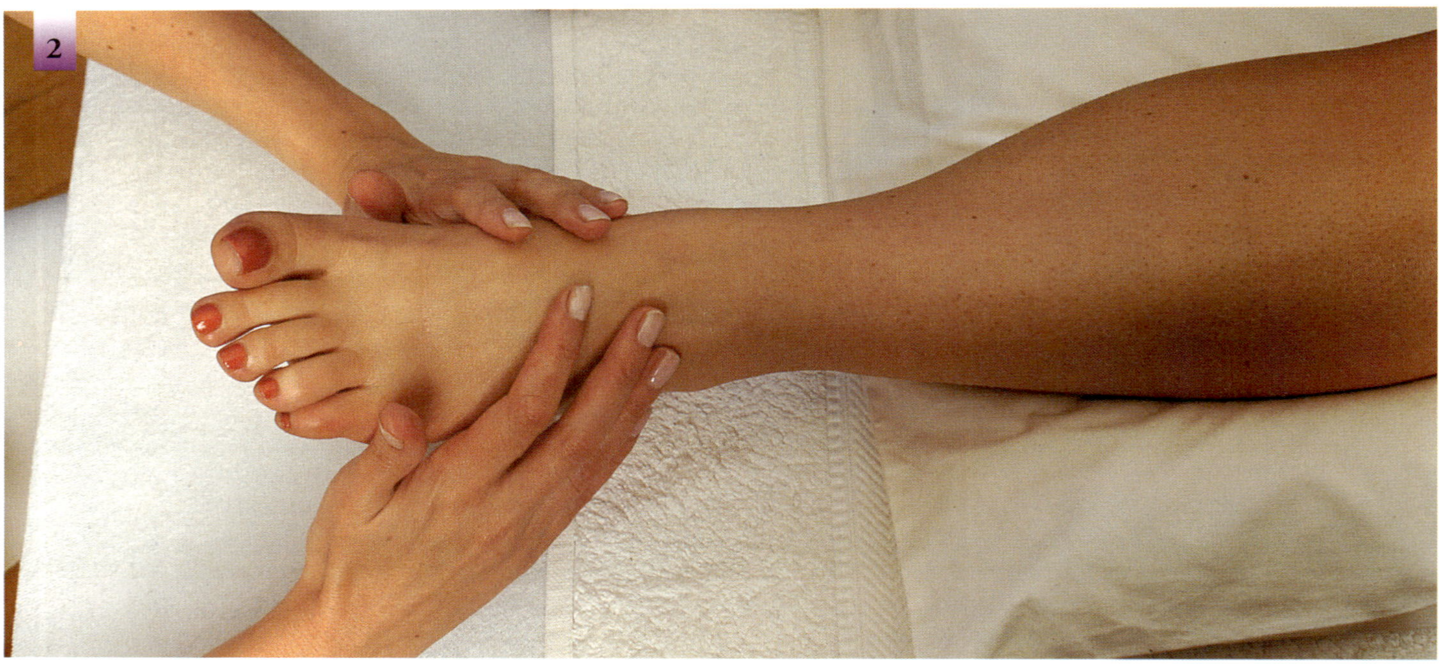

Schritt 9 Fußschaukeln
Legen Sie eine Hand an die Fußinnenkante, die andere an die Fußaußenkante, wobei eine Hand etwas höher liegt als die andere. Bewegen Sie die Hände abwechselnd und schnell von einer Seite zur anderen, sodass der Fuß vibriert. Gehen Sie von der Ferse zu den Zehen und wieder zurück.
Diese Technik stimuliert die Blutzirkulation, entspannt die Muskeln in Fuß, Knöcheln und Wade und steigert die Beweglichkeit des Fußes (Abbildung 1).

Schritt 10 Abschluss – Streichung
Streichen Sie leicht mit den Fingerspitzen von den Zehen zu den Fußknöcheln und umkreisen Sie diese. Gehen sie dann in die Ausgangsposition zurück (Abbildung 2). Schlagen Sie anschließend vorsichtig mit beiden Händen auf den Fuß und kneten Sie ihn behutsam.
Wiederholen Sie alle Schritte der Fußmassage am anderen Fuß.

BEINMASSAGE

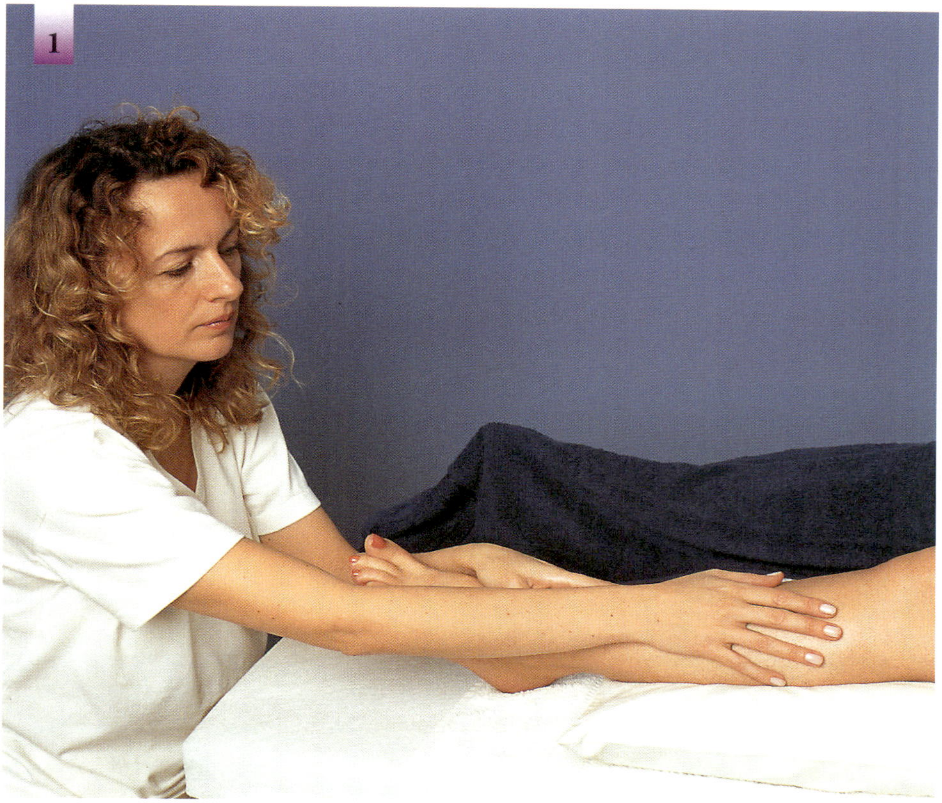

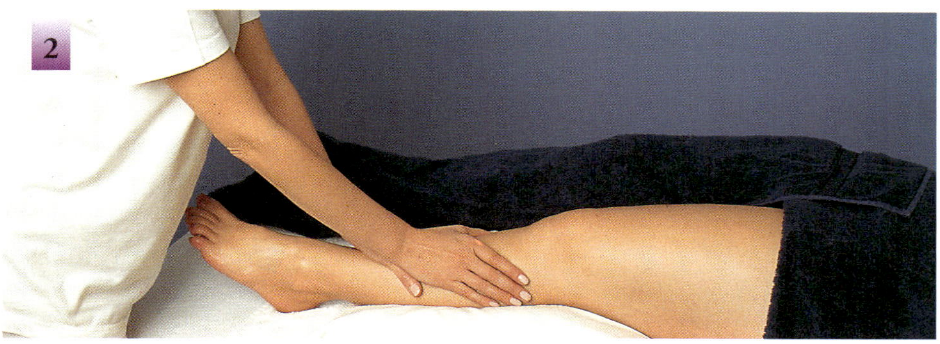

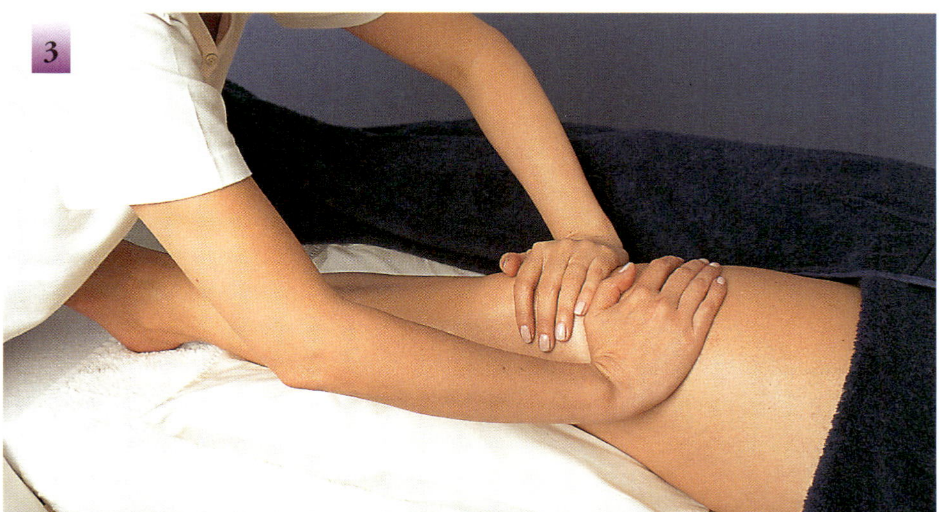

SITUATIONEN, DIE BESONDERE VORSICHT ERFORDERN

- Massieren Sie nicht, wenn Ihr Partner an einer Venenentzündung leidet. Das Blutgerinnsel könnte in Bewegung gebracht werden und zum Tod führen.
- Führen Sie um Krampfadern nur leichte Streichungen durch.
- Massieren Sie frisch verheilte Narben und Verletzungen nicht.
- Massieren Sie entzündete oder geschwollene Bereiche, zum Beispiel ein Dienstmädchenknie, niemals direkt, massieren Sie lediglich um diese Bereiche.
- Achten Sie auf Knoten, Schwellungen und Leberflecke. Konsultieren Sie vor der Massage gegebenenfalls einen Arzt.
- Massieren Sie nicht, wenn Ihr Massagepartner an einer ansteckenden Hautkrankheit wie Krätze leidet.
- Gehen Sie sehr behutsam mit der Vorderseite des Unterschenkels um, denn dieser knochige Bereich ist sehr empfindlich.
- Bedenken Sie stets, dass ältere Personen, Diabetiker und Personen, die Medikamente wie Steroide oder blutgerinnungshemmende Mittel einnehmen, oft eine dünne, leicht verletzbare Haut haben. Ziehen Sie gegebenenfalls vor der Massage einen Arzt zu Rate.

Schritt 1 Einstimmung
Legen Sie beide Hände auf das Bein, das Sie massieren möchten. Atmen Sie mehrmals tief durch, um vollkommen zu entspannen (Abbildung 1).

Schritt 2 Streichung des Beins
Legen Sie die Hände v-förmig hintereinander auf das Bein. Streichen Sie mit beiden Händen von den Fußknöcheln bis zum Oberschenkelansatz und gleiten Sie an den Seiten in die Ausgangsposition zurück, ohne Druck auszuüben (Abbildung 2).

Sie können diese Technik auch mit geschlossenen, hintereinander liegenden Händen anwenden (Abbildung 3).

Schritt 3 Streichung des Unterschenkels
Legen Sie beide Hände v-förmig hintereinander über die Fußknöchel und streichen Sie mit der vorderen Hand sanft über den Unterschenkel.

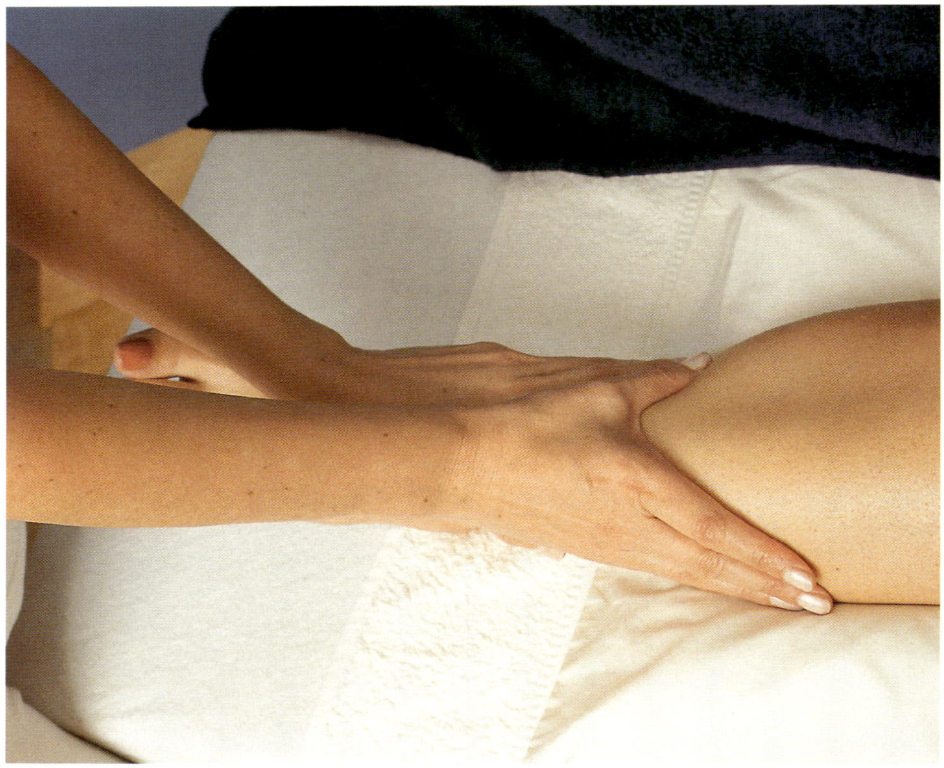

Wenn Sie mit dieser Hand das Knie erreicht haben, nehmen Sie die Hand weg und führen die Streichung mit der anderen Hand durch. Streichen Sie über das Knie besonders vorsichtig, denn dieses Gebiet ist in der Regel äußerst sensibel.

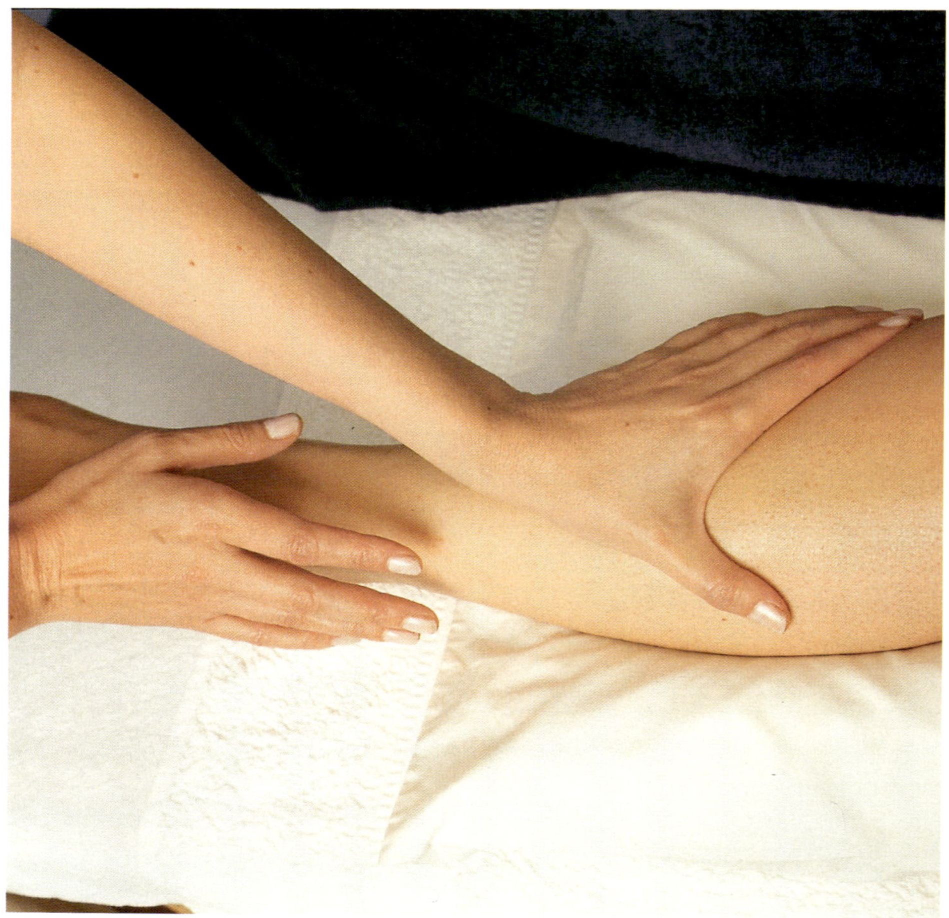

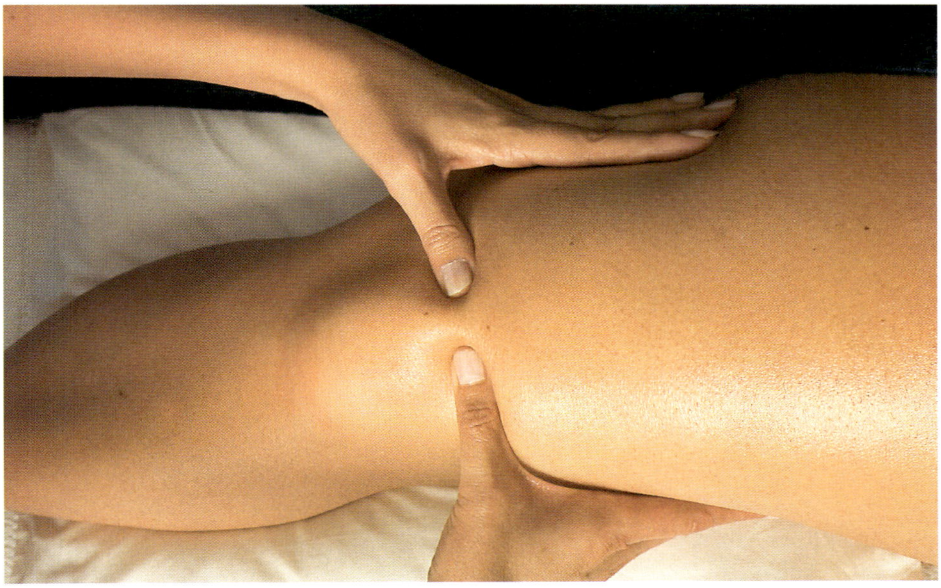

Schritt 4 Reibung des Knies
Legen Sie beide Daumen unmittelbar unter das Knie. Kreisen Sie sanft über die Kniescheibe, bis die Daumen über dem Knie wieder aufeinander treffen.

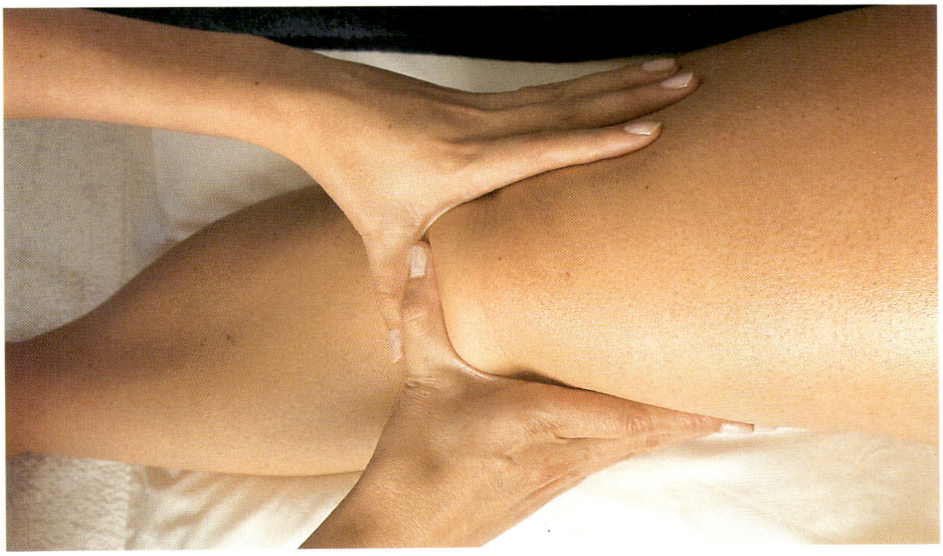

Wiederholen Sie diesen Vorgang in entgegengesetzter Richtung. Beginnen Sie über dem Knie und beenden Sie die Bewegung unmittelbar unter dem Knie.

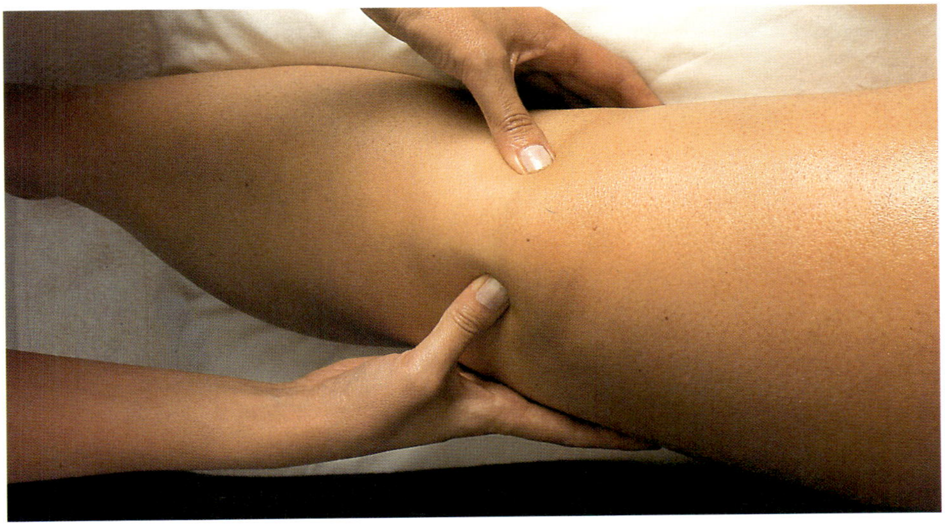

Schritt 5 Reibung um das Knie
Gehen Sie mit den Daumen in kleinen Zirkelungen um das Knie. Diese Technik eignet sich hervorragend bei Arthritis im Knie und um die Beweglichkeit des Kniegelenks zu steigern. Bedenken Sie stets, dass Sie das Knie niemals direkt massieren dürfen, wenn eine Entzündung vorliegt. Kreisen Sie in diesem Fall vorsichtig um den betroffenen Bereich, um Flüssigkeitsansammlungen aufzulösen.

Schritt 6 Streichung des Oberschenkels
Legen Sie die Hände v-förmig unmittelbar über das Knie und führen Sie kräftige Streichungen am Oberschenkel aus. Setzen Sie auch die Handballen ein, um den Druck zu verstärken. Gleiten Sie anschließend in die Ausgangsposition zurück, ohne Druck auszuüben.

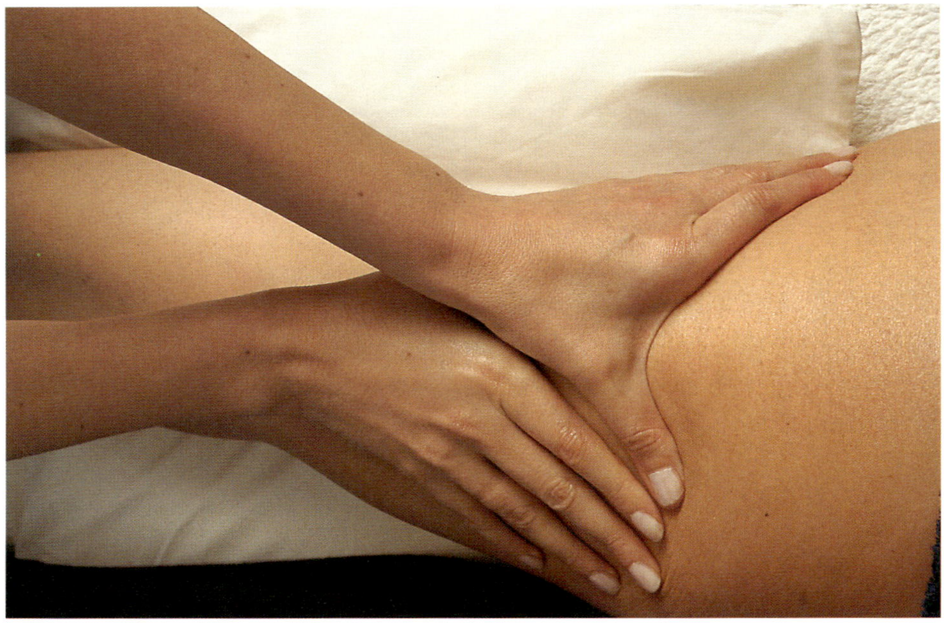

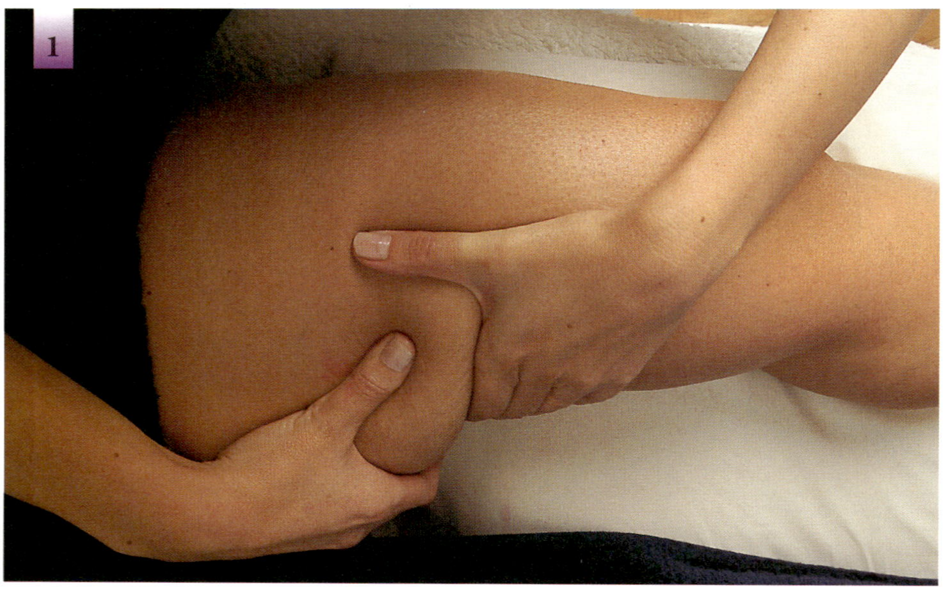

1

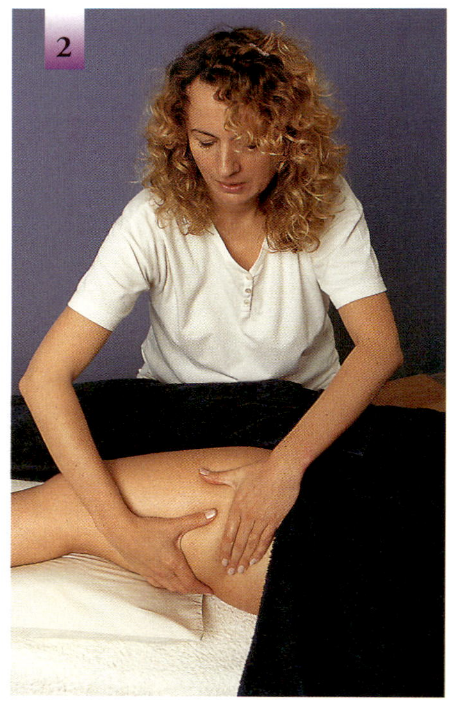

2

Schritt 7 Knetung des Oberschenkels
Legen Sie die Hände flach auf den Oberschenkel und wringen Sie die Muskeln. Gehen Sie an der Innenseite des Oberschenkels behutsam vor, denn dieser Bereich ist äußerst sensibel (Abbildung 1).

Wenn Sie die Außenseite des Oberschenkels kneten, stellen Sie sich auf die gegenüberliegende Seite. Mit dieser Behandlung lösen Sie tief liegende Toxine und entfernen sie. Außerdem reduzieren Sie Fettablagerungen. Mit der Zeit wird der Muskeltonus verbessert und die Haut straffer (Abbildung 2).

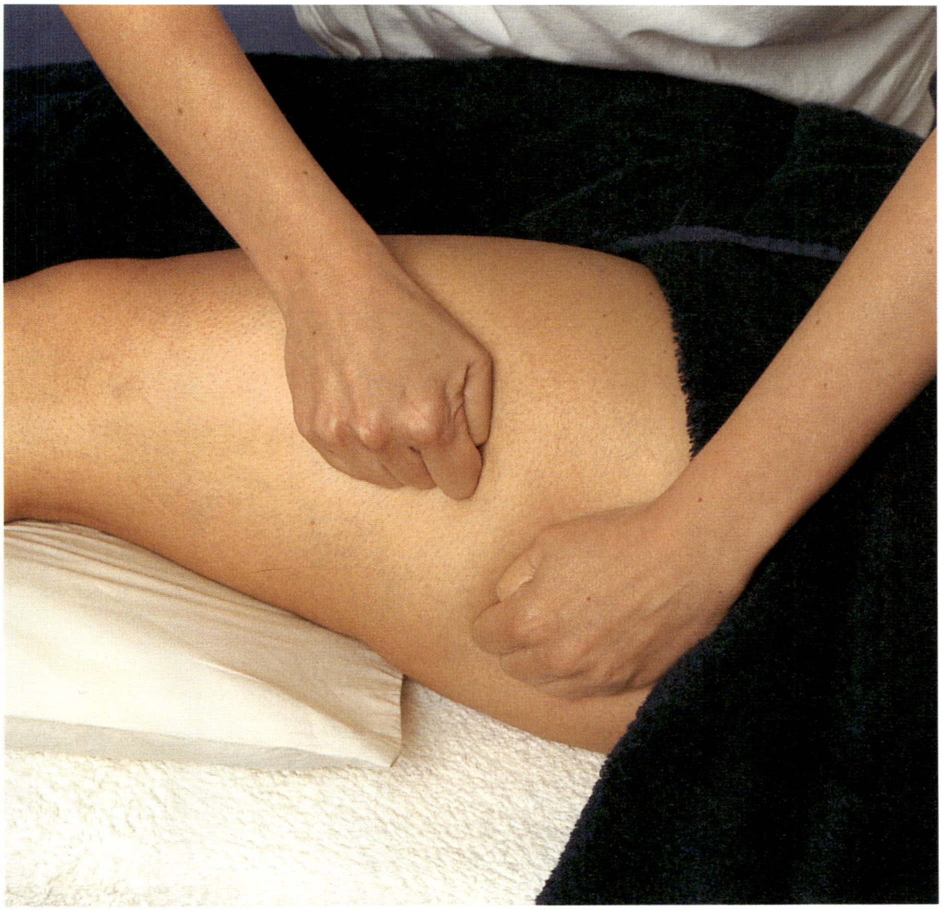

Schritt 8 Reibung des Oberschenkels
Ballen Sie die Hände zu lockeren Fäusten und führen Sie kreisende Bewegungen auf dem Oberschenkel aus. Mit dieser Technik reduzieren Sie Fettablagerungen und Zellulitis.

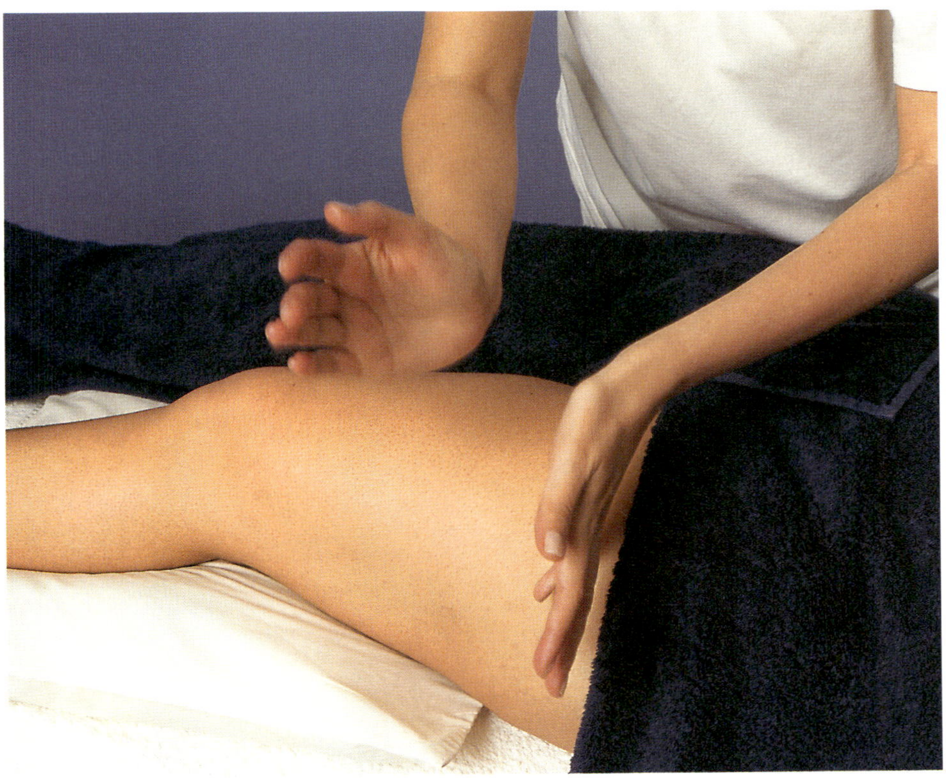

Schritt 9 Klopfung des Oberschenkels
Führen Sie die Klopfung an der Vorderseite des Beins nur am Oberschenkel durch, denn der Unterschenkel ist für diese Massagetechnik zu knochig und empfindlich. Sie können den Oberschenkel klopfen, hacken, schlagen und trommeln, um die Blutzirkulation anzuregen, Fettablagerungen zu reduzieren und den Muskeltonus zu verbessern.

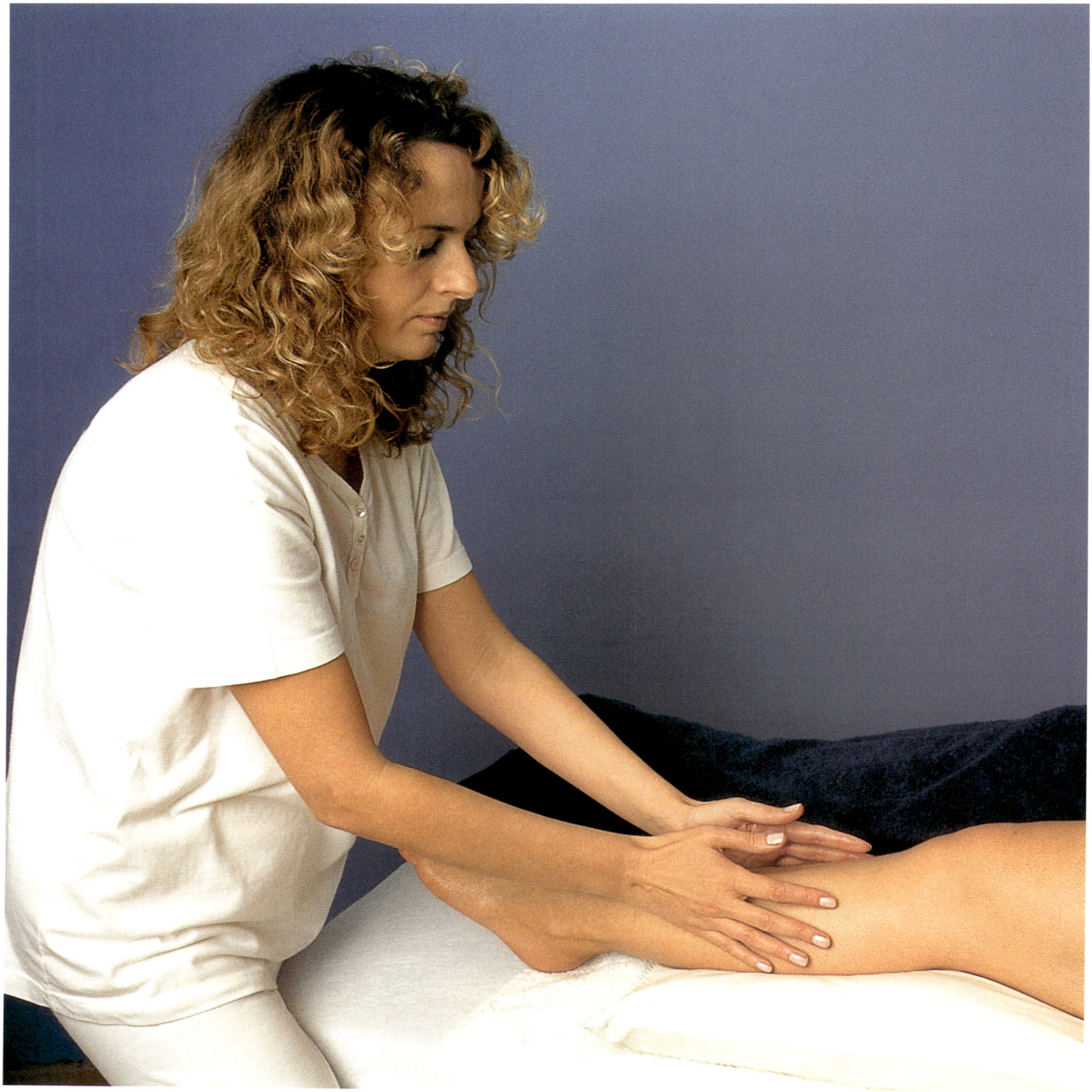

Schritt 10 Abschluss – Streichung des Beins
Streichen Sie mit beiden Händen mehrmals von den Fußknöcheln zum Oberschenkelansatz, um verbliebene Toxine zu beseitigen. Vermindern Sie den Druck dabei nach und nach, bis Sie nur noch leicht mit den Fingerspitzen über das Bein streichen. Nehmen Sie anschließend behutsam die Hände vom Bein.
Wiederholen Sie alle Schritte am anderen Bein.

Bauchmassage

Die Wirkung der Bauchmassage

• Verdauungsstörungen wie Verstopfung und Reizkolon werden behoben.
• Der Muskeltonus wird verbessert und der Bauch wird flacher.
• Schwangerschaftsstreifen und Narben können auf ein Minimum reduziert werden.
• Die Ausscheidung von Körperflüssigkeiten, die sich im Bauch angesammelt haben, wird angeregt.
• Verspannungen werden abgebaut. Unterdrückte Gefühle wie Ärger, die Beschwerden im Bauchbereich verursachen können, werden freigesetzt und die Beschwerden beseitigt.

Situationen, die besondere Vorsicht erfordern

• In den ersten drei Monaten der Schwangerschaft sollten Sie den Bauch nur mit äußerster Vorsicht massieren, vor allem dann, wenn bereits Beschwerden aufgetreten sind oder wenn Komplikationen in der Schwangerschaft zu befürchten sind.
• Massieren Sie nicht über frisch verheilte Narben.
• Massieren Sie den Bauch niemals, wenn eine Entzündung zum Beispiel der Magenschleimhaut (Gastritis) vorliegt.
• Massieren Sie den Bauch niemals, wenn Ihr Massagepartner an einer ansteckenden Hautkrankheit leidet oder wenn Sie verdächtige Knoten entdecken.
• Bitten Sie Ihren Massagepartner vor der Behandlung seine Blase zu entleeren.
• Vermeiden Sie während der Bauchmassage Gespräche und bringen Sie Ihren Partner nicht zum Lachen, denn dadurch spannt er seine Bauchmuskeln an, sodass die Behandlung des Bauchs wesentlich erschwert wird.

Schritt 1 Einstimmung
Legen Sie die Hände flach übereinander auf den Nabel. Atmen Sie einige Male tief durch, um völlig zu entspannen (Abbildung 1).

Schritt 2 Streichung des Bauchs (mit übereinander liegenden Händen)
Stellen Sie sich rechts neben Ihren Massagepartner, damit Sie in der richtigen Richtung um den Dickdarm arbeiten können. Ihre Hände liegen übereinander, während Sie langsam und behutsam mit kreisenden Bewegungen im Uhrzeigersinn über den Bauch streichen. Ziehen Sie nach und nach immer größere Kreise, damit Sie den gesamten Bauchraum abdecken. Wenn sich Ihr Massagepartner entspannt hat, können Sie kräftigere und tiefere Streichungen ausführen (Abbildung 2).

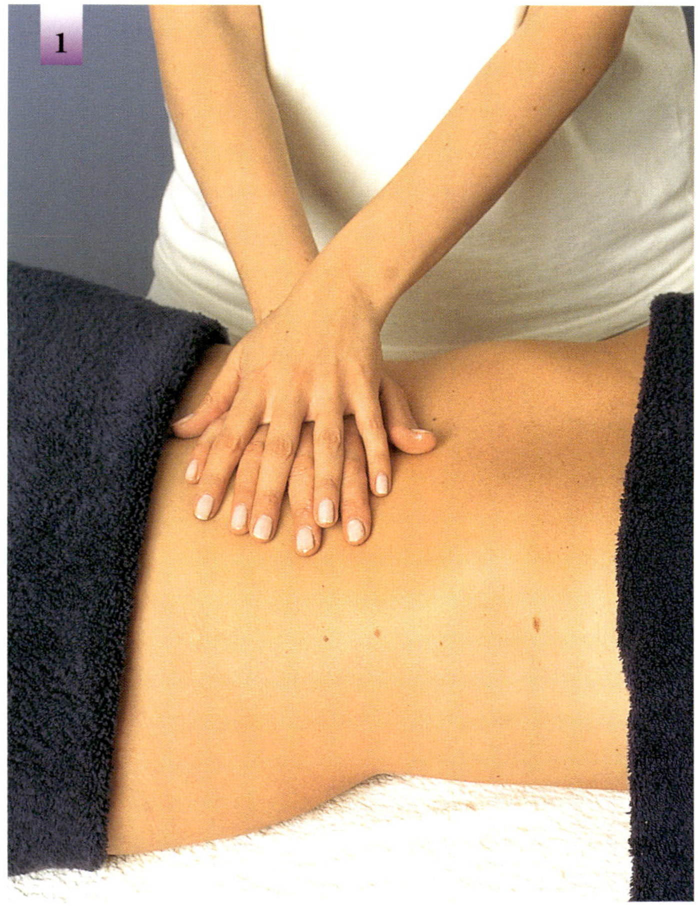
1

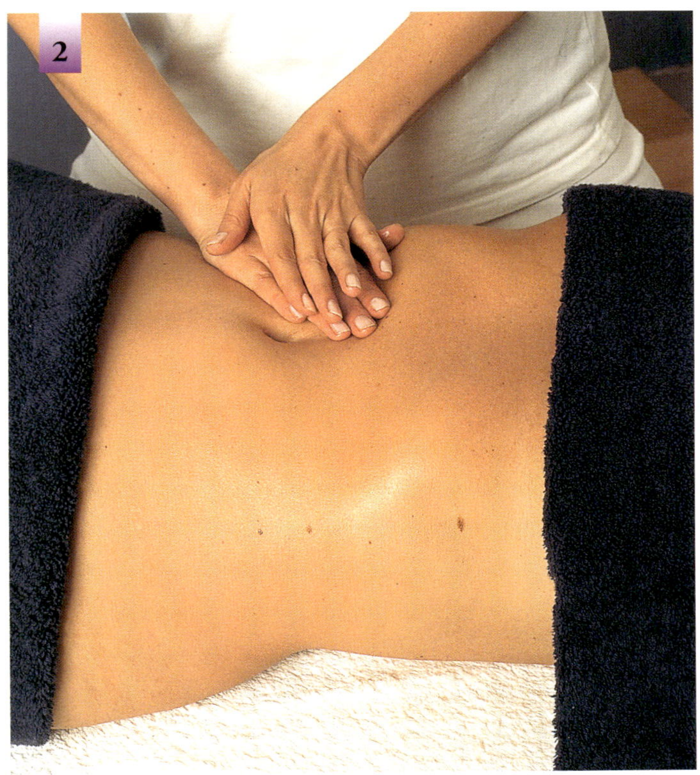
2

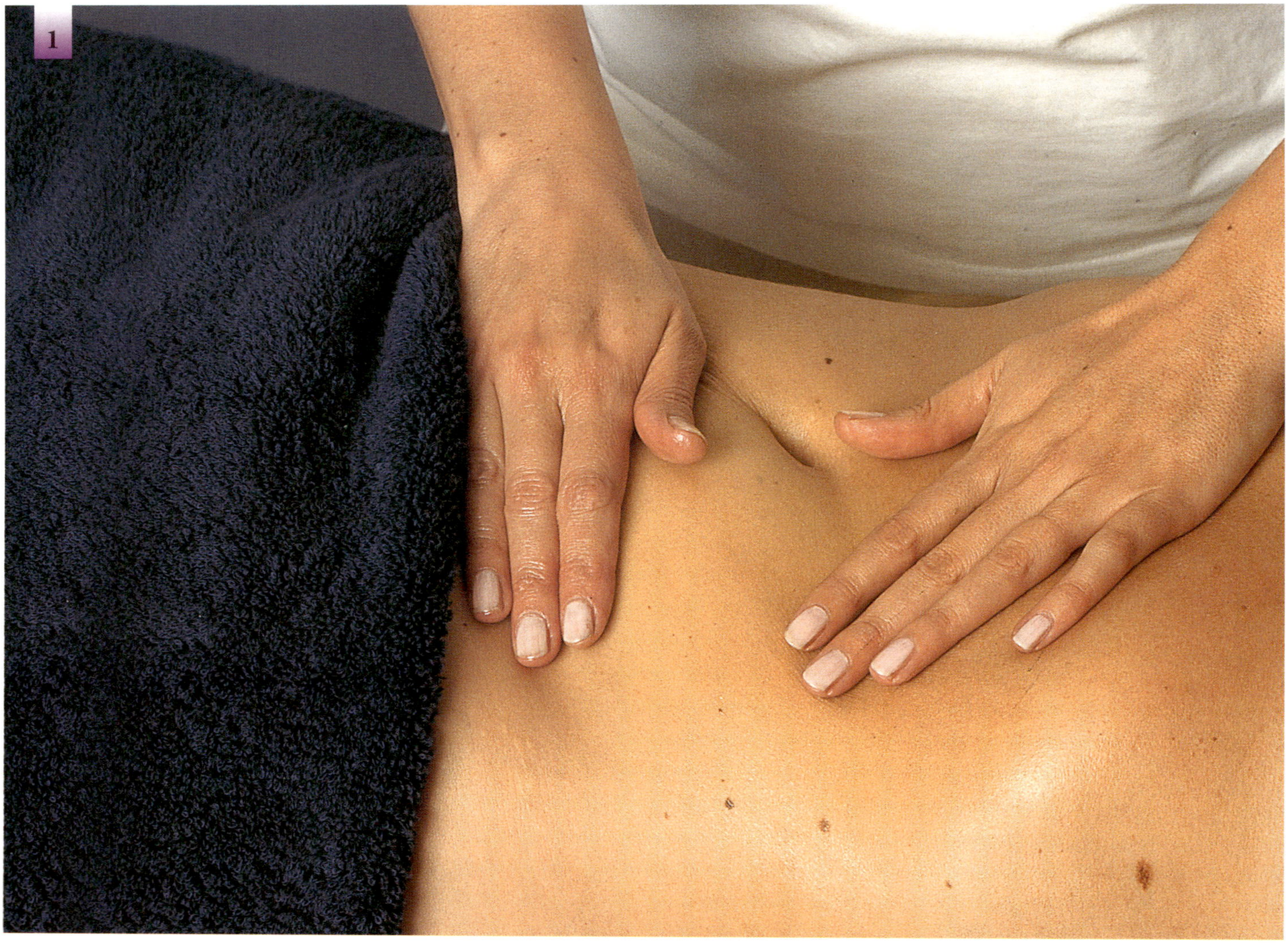

Schritt 3 Streichung des Bauchs (eine Hand folgt der anderen) Führen Sie nun kreisende Streichungen im Uhrzeigersinn aus, wobei eine Hand der anderen folgt. Beginnen Sie mit der rechten Hand (Abbildung 1).

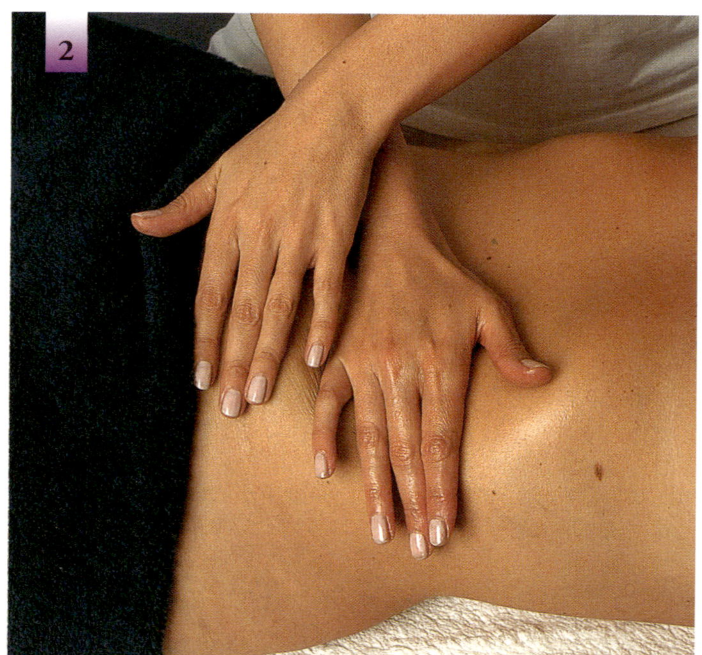

Bei dieser Technik greift eine Hand über die andere. Nehmen Sie die jeweilige Hand vorsichtig vom Bauch und legen Sie sie dann wieder behutsam auf den Bauch (Abbildung 2).

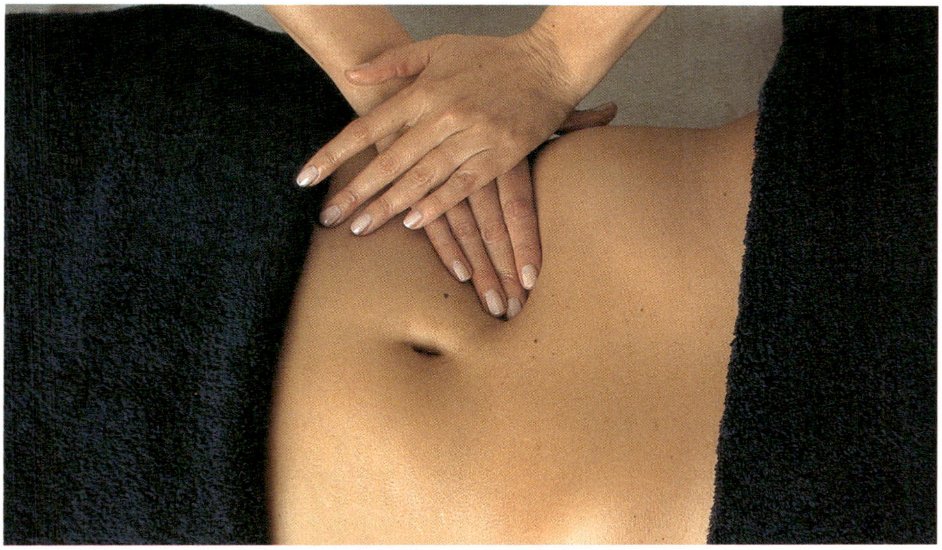

Schritt 4 Dickdarmmassage
Vorsichtige kreisende Bewegungen über den Bauch sind besonders wirksam bei Verstopfung. Legen Sie die rechte Hand unten rechts auf den Bauch. Legen Sie die linke Hand auf die rechte, um diese zu stabilisieren. Mit dem Zeigefinger, dem Mittelfinger und dem Ringfinger führen Sie nun kleine Kreisbewegungen entlang des Dickdarms aus.

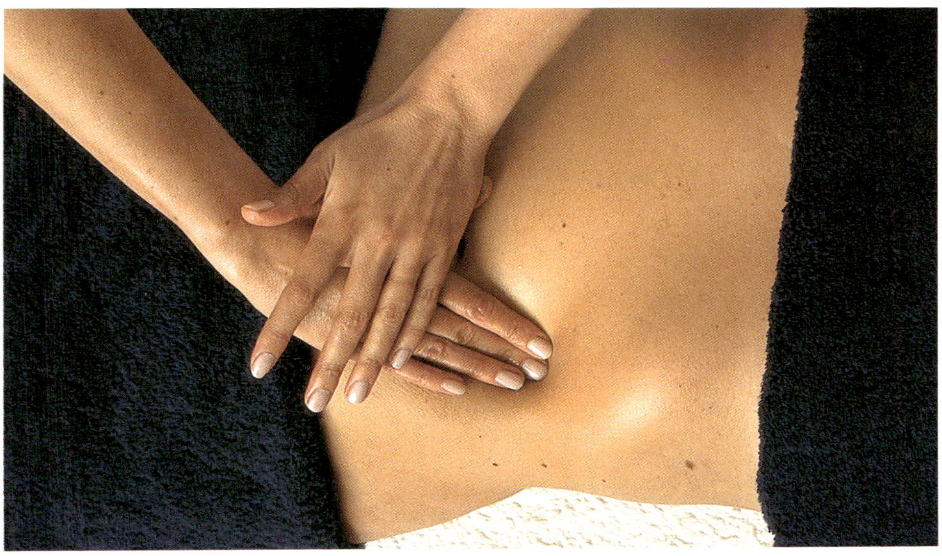

Massieren Sie die rechte Seite des Bauchs (aufsteigender Dickdarm). Kreisen Sie anschließend oberhalb des Nabels (quer liegender Dickdarm) über den Bauch.

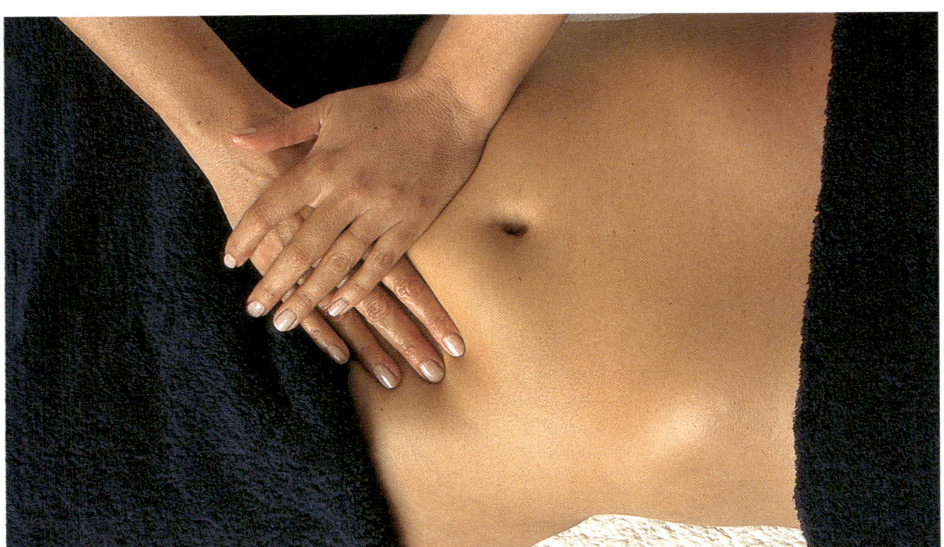

Arbeiten Sie sich dann an der linken Seite des Bauchs (absteigender Dickdarm) nach unten und kreisen Sie unterhalb des Nabel (quer liegender Dickdarm) über den Bauch.

Schritt 5 Streichung an den Seiten des Bauchs

Legen Sie eine Hand an die Ihnen gegenüberliegende Seite des Bauchs und ziehen Sie die Seite langsam und behutsam nach oben. Dann ziehen Sie die Seite diagonal über den Bauch in Richtung Harnblase herunter. Nehmen Sie die Hand weg und wiederholen Sie den Vorgang mit der anderen Hand.

Diese Technik hilft bei Blähungen und unterstützt die Ausscheidung von Flüssigkeitsansammlungen im Zusammenhang mit dem prämenstruellen Syndrom.

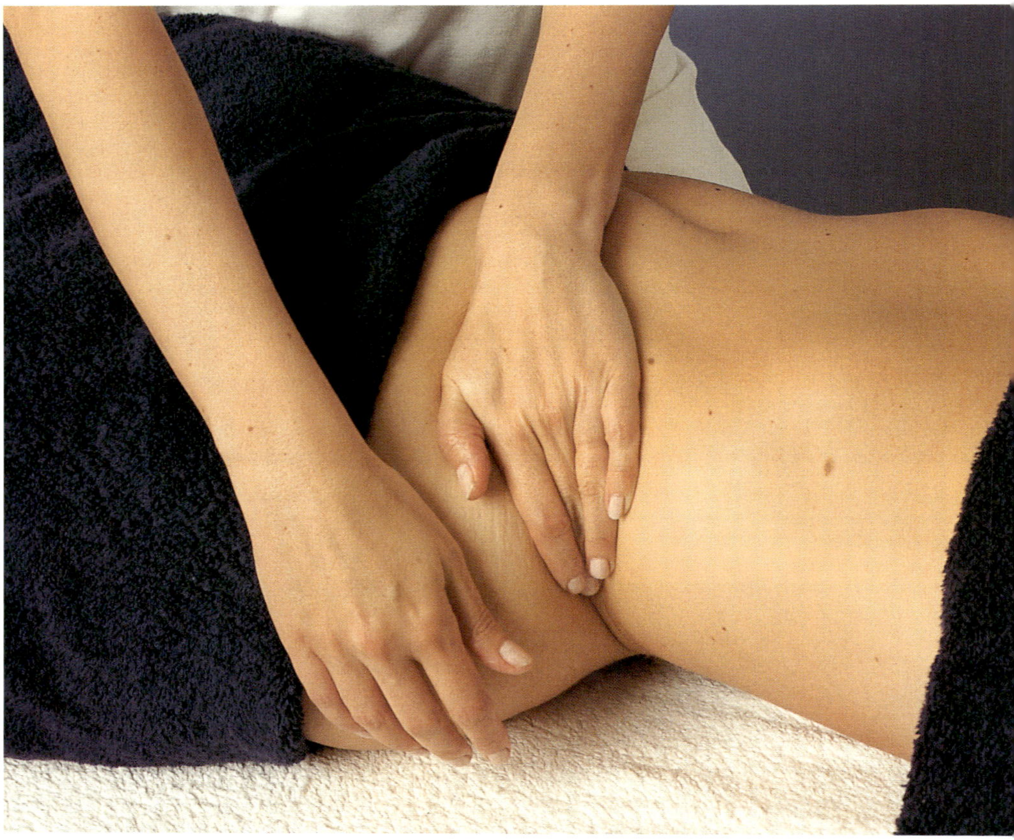

Wiederholen Sie Schritt 5 an der anderen Seite des Bauchs.

Alternativ können Sie auch beide Seiten gleichzeitig behandeln (siehe Abbildung unten rechts).

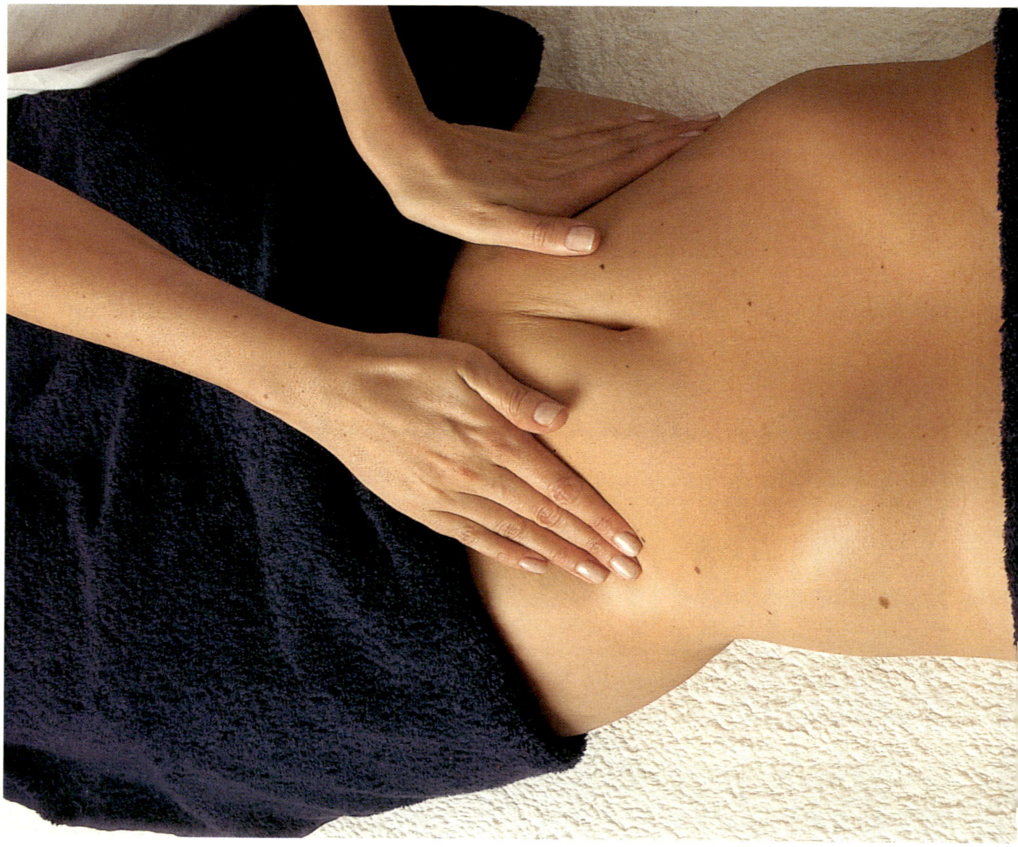

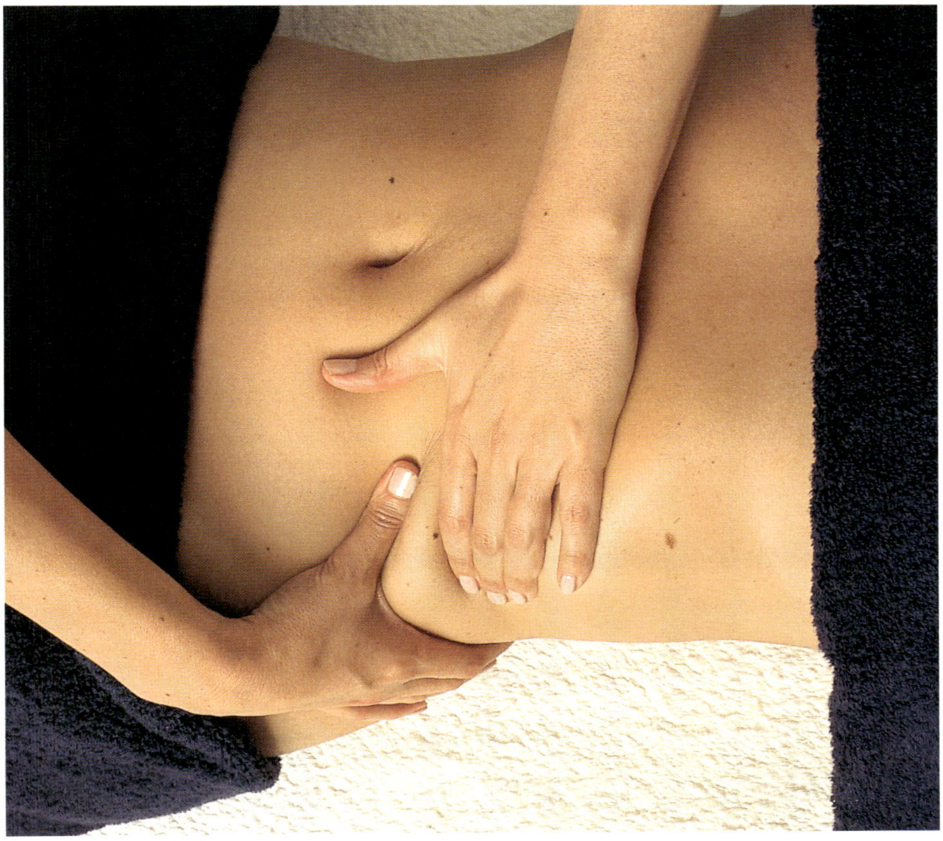

Schritt 6 Knetung des Bauchs
Kneten Sie den Bauch entlang der Taille mit beiden Händen.
Mit dieser Technik werden Toxine beseitigt und Fettablagerungen reduziert.

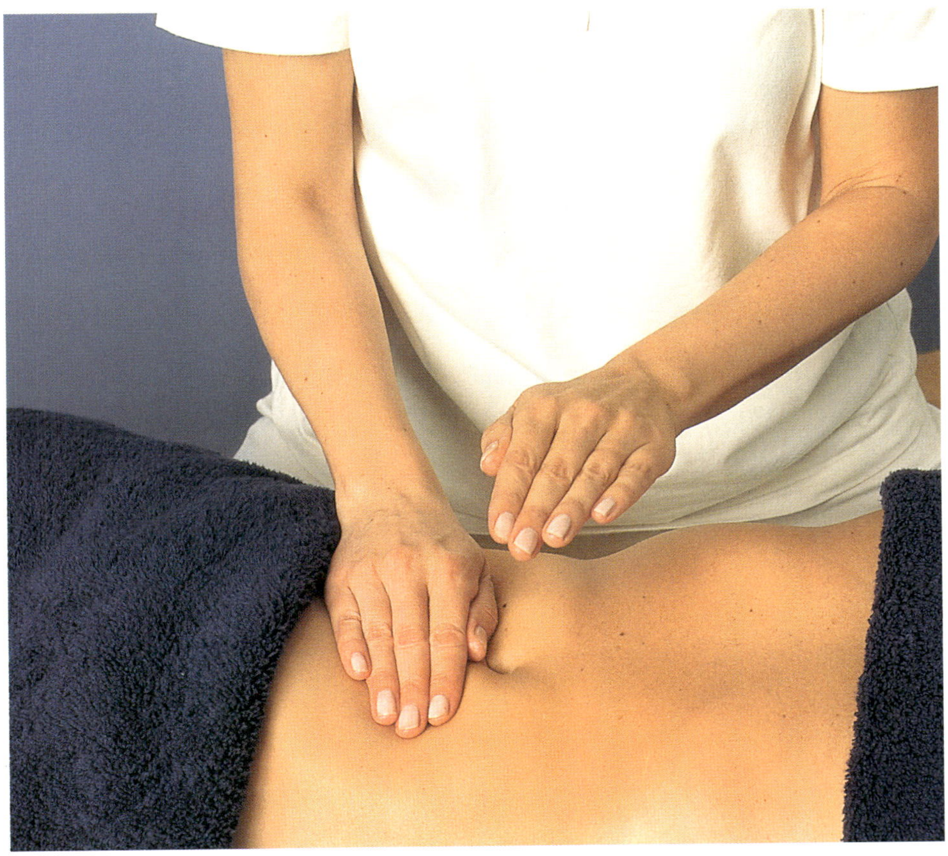

Schritt 7 Klopfung des Bauchs
Wenn Sie die Klopftechnik am Bauch anwenden, müssen Sie sehr behutsam vorgehend, denn dieser Körperteil ist äußerst empfindlich. Wenn der Bauch entzündet oder gereizt ist oder eine Schwangerschaft vorliegt, sollten Sie diese Technik keinesfalls anwenden. Neben dem Klopfen können Sie auch vorsichtig die Hack- und die Schlagtechnik anwenden.
Bei dieser Massage wird der Muskeltonus verbessert und der Dickdarm stimuliert.

Schritt 8 Streichung mit den Fingerspitzen
Führen Sie Streichungen mit den Fingerspitzen durch, wobei eine Hand der anderen folgt. Vermindern Sie den Druck nach und nach, bis Sie die Haut kaum noch berühren.

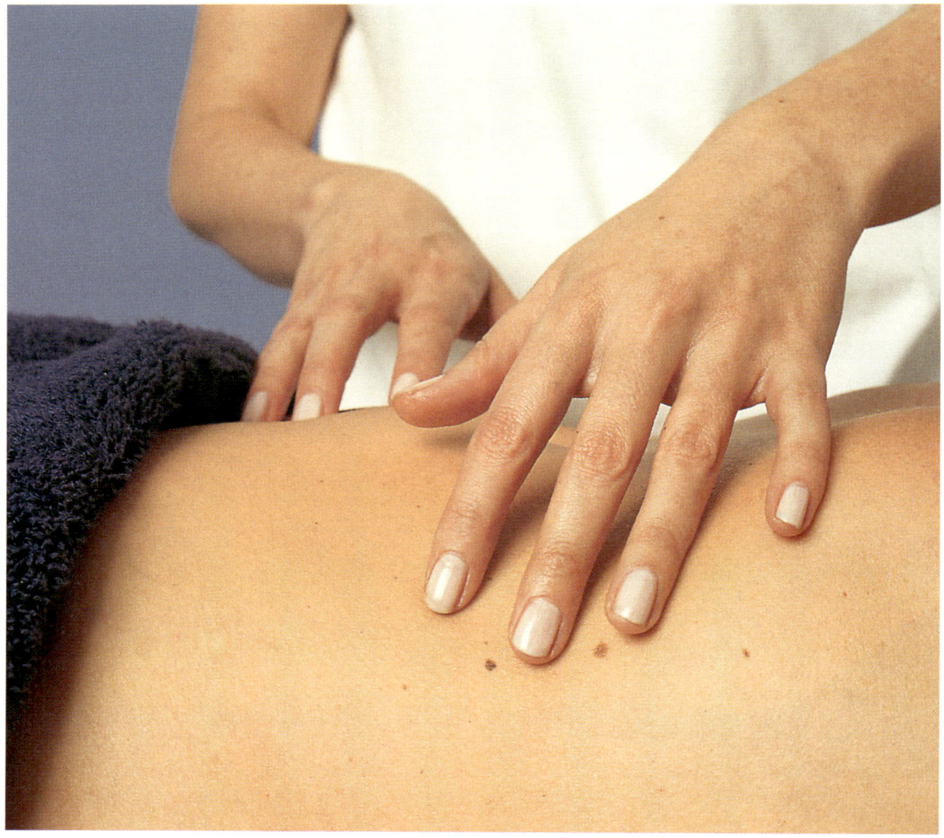

Schritt 9 Abschluss
Legen Sie die Hände zum Abschluss übereinander auf den Nabel und fühlen Sie die Körperwärme und die Atmung Ihres Massagepartners. Nehmen Sie nun die Hände vorsichtig vom Körper Ihres Massagepartners.

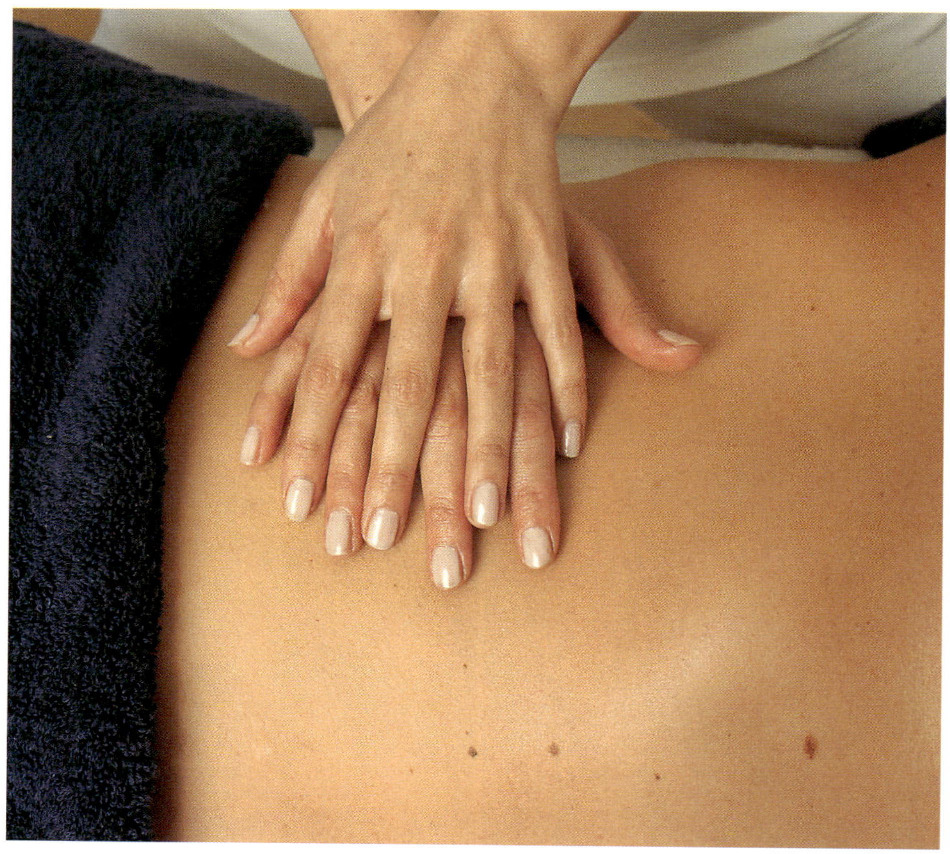

Arm- und Handmassage

Die Wirkung der Arm- und Handmassage

- Die Blutzirkulation wird angeregt.
- Die Beweglichkeit der Gelenke wird gesteigert. Dadurch lindert die Massage Beschwerden wie Arthritis und Rheumatismus sowie Schmerzen, die aufgrund alter Sportverletzungen auftreten.
- Schwellungen am Arm werden reduziert.
- Schädliche Stoffe werden abgebaut.
- Der ganze Körper profitiert von der Arm- und Handmassage, denn die Behandlung wirkt auf den gesamten Körper im Sinne der Handreflexzonentherapie, die besagt, dass die Hände eine „Miniaturlandkarte" des Körpers darstellen. Alle Organe, Muskeln und Drüsen des Körpers findet man an den Händen wieder.
- Verspannungen werden gelöst und unterdrückte Gefühle freigesetzt.
- Die Arm- und Handmassage hilft bei Tennisellbogen, Verstauchungen, Zerrungen und bei allgemeinen Verletzungen, die durch Überanstrengung auftreten.

Situationen, die besondere Vorsicht erfordern

- Massieren Sie geschwollene oder entzündete Gelenke niemals direkt, arbeiten Sie nur um diese Gebiete.
- Massieren Sie frisch verheilte Narben nicht direkt, ältere Narben können Sie behandeln.
- Seien Sie besonders vorsichtig beim Massieren sensibler Bereiche wie den Ellbogen.
- Untersuchen Sie Knoten stets gründlich und konsultieren Sie gegebenenfalls einen Arzt vor der Massage.
- Massieren Sie nicht, wenn Ihr Partner an einer ansteckenden Hautkrankheit leidet.

Schritt 1 Einstimmung
Legen Sie beide Hände behutsam auf den Arm, der massiert werden soll, ohne diesen abzudecken. Atmen Sie mehrere Male tief durch, um vollkommen zu entspannen (Abbildung 1).

Schritt 2 Streichung des Arms
Nehmen Sie das Handtuch vom Arm, legen Sie die Hände hintereinander unmittelbar über dem Handgelenk auf den Arm und streichen Sie kräftig am Arm entlang bis zum Schulteransatz (Abbildung 2).

Wenn Sie den Schulteransatz erreicht haben, legen Sie die Hände an die Seiten des Arms und gleiten sanft in die Ausgangsposition zurück (Abbildung 3).

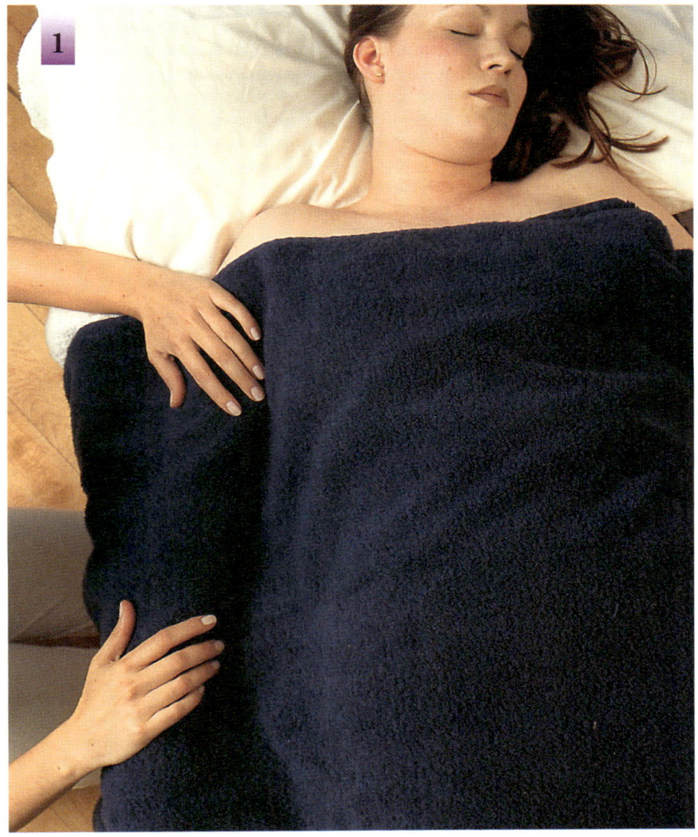

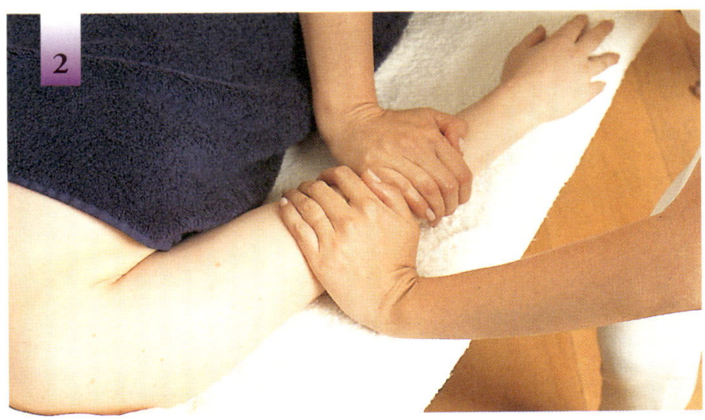

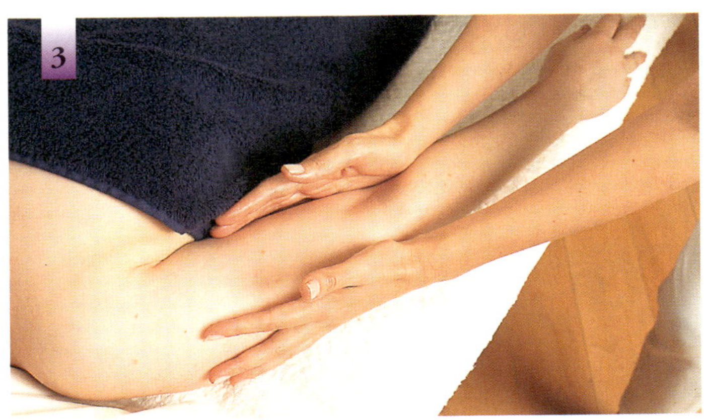

Sie können die Streichung auch mit nur einer Hand ausführen. Legen Sie die Hand, mit der Sie nicht massieren, auf die Hand Ihres Massagepartners, während Sie die Streichung mit der anderen Hand ausführen. Wenn Sie den Schulteransatz erreicht haben, gleiten Sie sanft zurück und wiederholen die Streichung mit der anderen Hand.

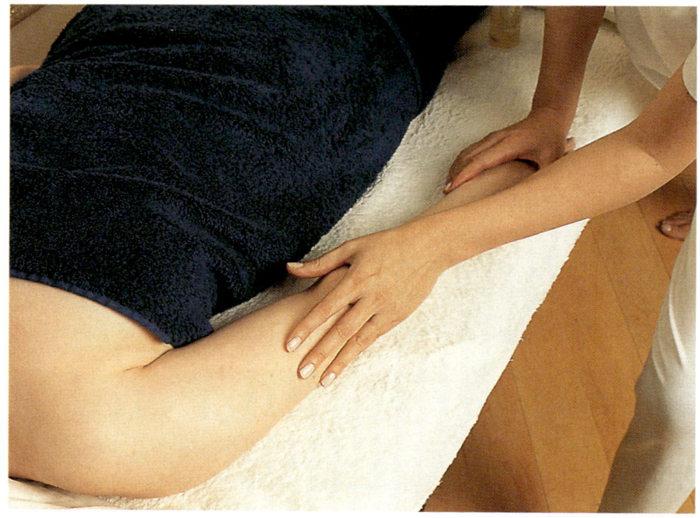

Schritt 3 Reibung der Schulter
Führen Sie mit den Daumen langsame Zirkelungen über der Schulter durch, um die Beweglichkeit der Gelenke zu fördern und altes Narbengewebe zu behandeln.

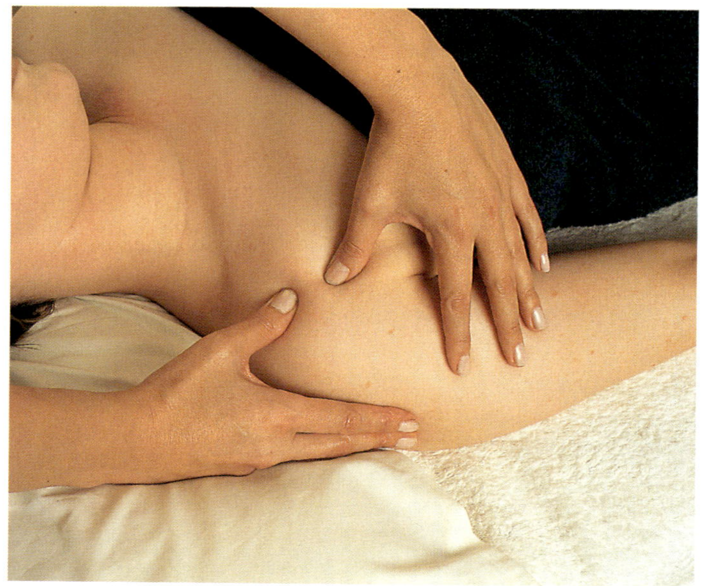

Schritt 4 Knetung des Oberarms
Ziehen Sie die Muskeln am Oberarm mit beiden Händen vorsichtig hoch und kneten Sie sie, um schädliche Stoffe, die sich im Gewebe angesammelt haben, zu beseitigen.

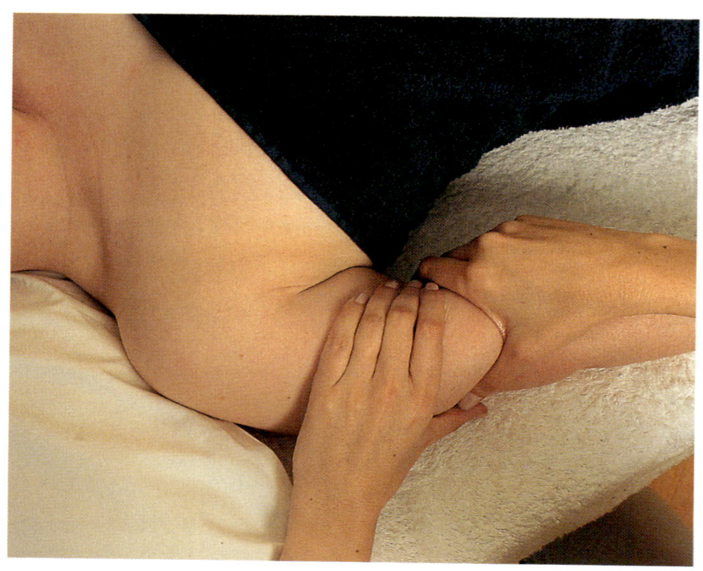

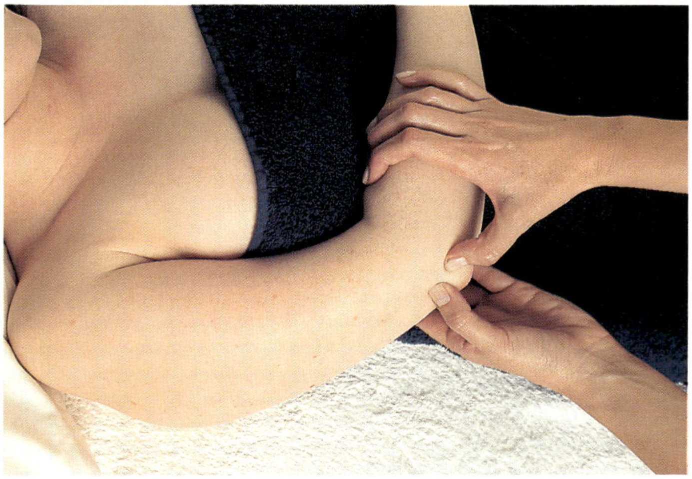

Schritt 5 Reibung des Ellbogens
Legen Sie den Unterarm Ihres Massagepartners über seinen Bauch und führen Sie Zirkelungen über dem Ellbogen durch, um das Gelenk zu lockern und Schmerzen zu lindern. Wenn der Ellbogen entzündet ist oder schmerzt, massieren Sie nur um das Gebiet.

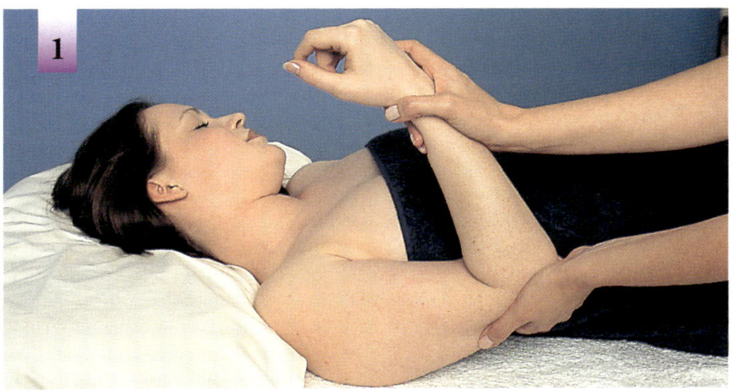

Schritt 6 Beugen und Strecken des Unterarms
Unterstützen Sie den Ellbogen mit einer Hand. Mit der anderen Hand beugen (Abbildung 1) und strecken (Abbildung 2) Sie den Unterarm.

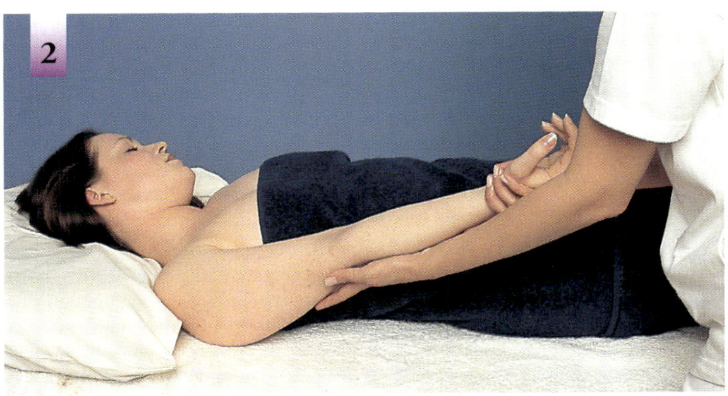

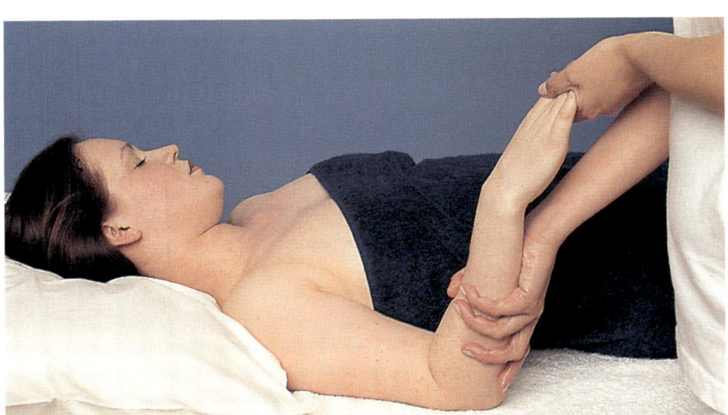

Schritt 7 Streichung des Unterarms
Der Oberarm Ihres Massagepartner liegt flach auf der Unterlage, während Sie den Unterarm mit einer Hand stützen (siehe Abbildung ganz unten links). Mit der anderen Hand streichen Sie kräftig vom Handgelenk zum Ellbogen.

Wenn der Unterarm fleischig ist, können Sie ihn auch vorsichtig vom Handgelenk bis zum Ellbogen kneten.

Schritt 8 Reibung des Handgelenks
Führen Sie Zirkelungen über dem Handgelenk aus, um das Gelenk zu lockern.

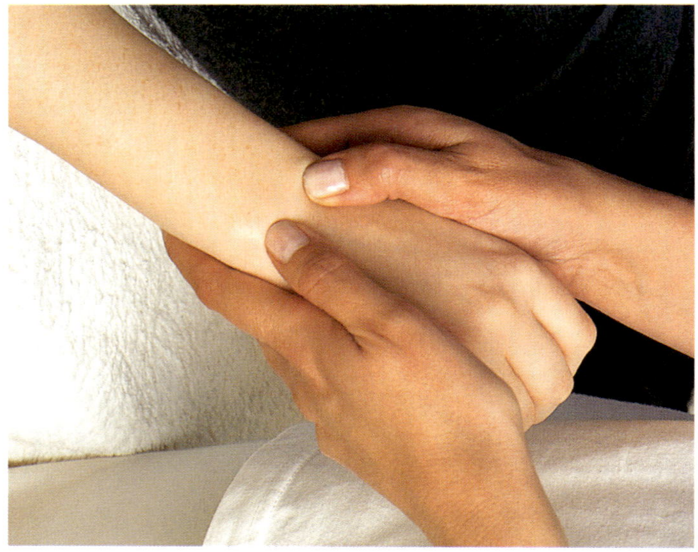

Schritt 9 Handkreisen
Verschränken Sie Ihre Fingern mit den Fingern Ihres Massagepartners. Drücken Sie die Hand Ihres Partners langsam nach hinten und ziehen Sie sie vorsichtig nach vorne. Drücken Sie die Hand außerdem nach links und nach rechts (Abbildung 1). Anschließend kreisen Sie die Hand im und gegen den Uhrzeigersinn (Abbildung 2).
Mit dieser Technik steigern Sie die Beweglichkeit des Handgelenks.

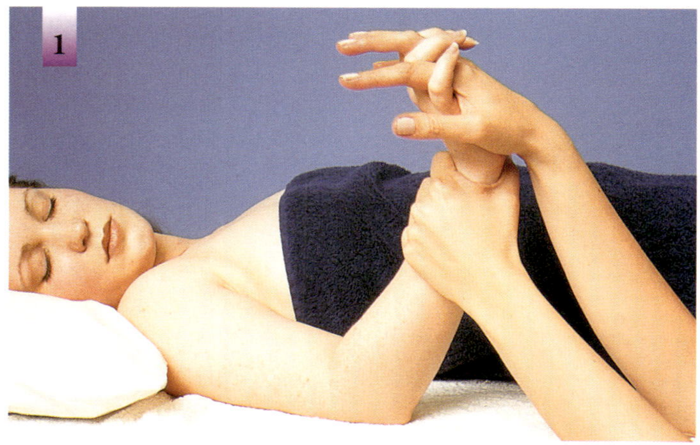

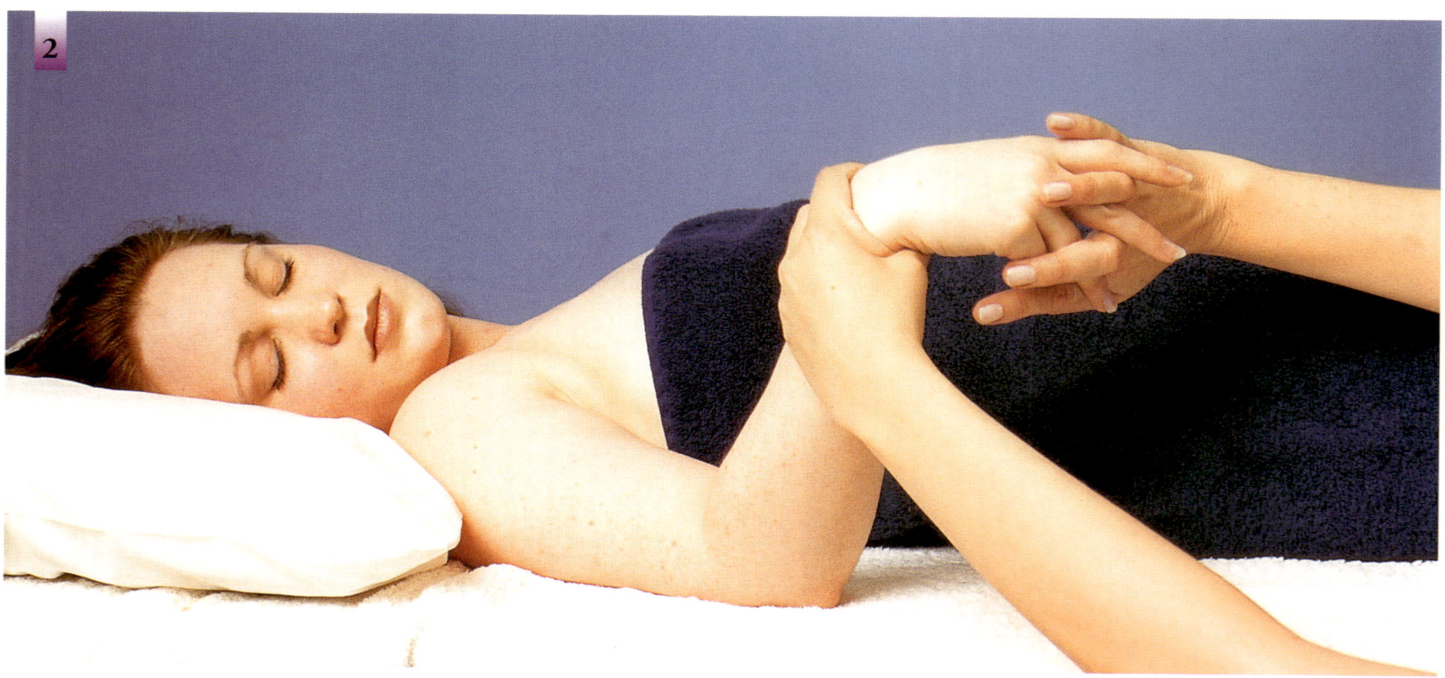

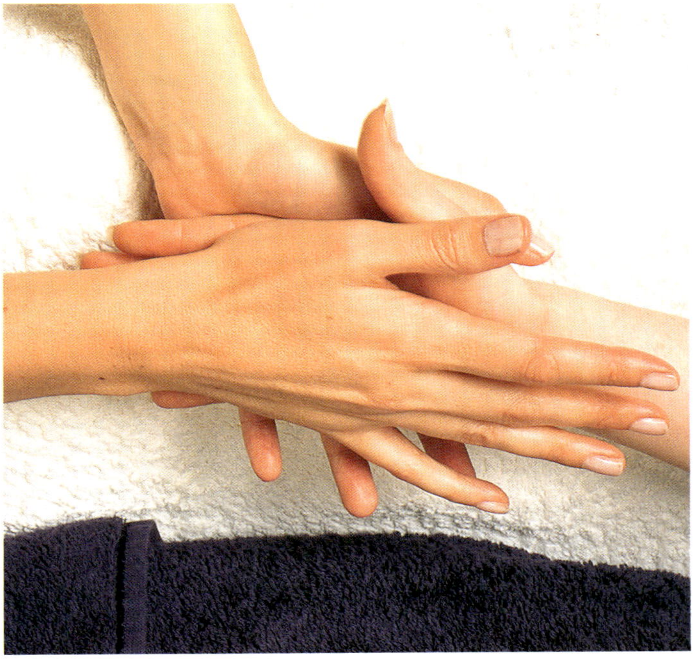

Schritt 10 Streichung der Hand
Unterstützen Sie das Handgelenk Ihres Massagepartners mit einer Hand. Mit der anderen Hand streichen Sie mehrere Male über den Handrücken Ihres Partners.
Drehen Sie die Hand Ihres Massagepartners und streichen Sie über die Handfläche. Für eine tiefer gehende Massage streichen Sie mit dem Handballen über die Handfläche Ihres Partners.

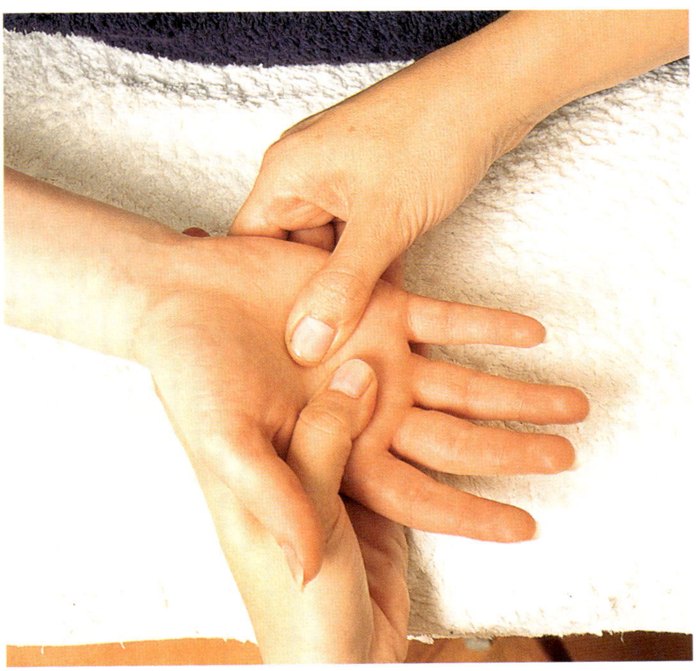

Schritt 11 Handspreizen
Legen Sie den Handrücken Ihres Massagepartners in Ihre Hände. Legen Sie die Daumen hintereinander an den Handballen, die Finger befinden sich am Handrücken. Ziehen Sie nun die Daumen aneinander vorbei zur Handaußen- beziehungsweise zur Handinnenseite und kehren Sie dann langsam wieder zur Handmitte zurück. Führen Sie diese Zickzackbewegung bis zur Basis der Finger aus, sodass Sie die Hand dadurch langsam etwas spreizen.

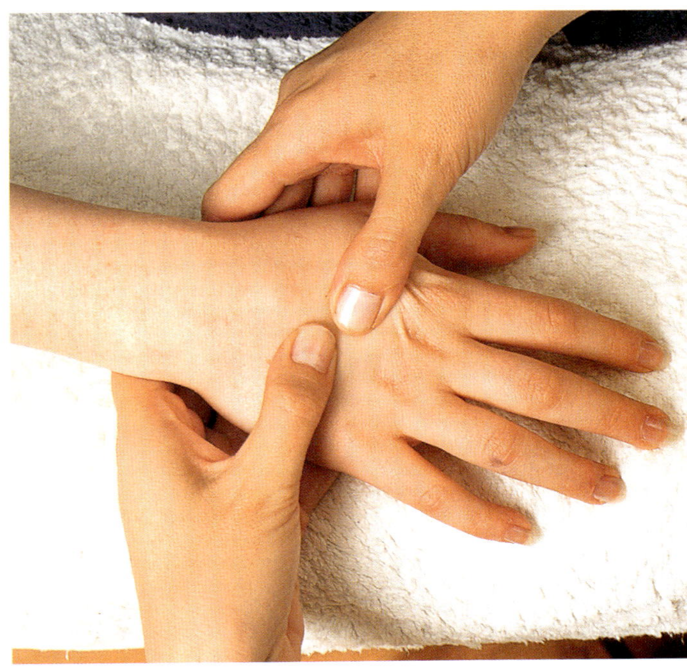

Drehen Sie nun die Hand Ihres Massagepartners um und wiederholen Sie Schritt 7 auf dem Handrücken. Beginnen Sie am Handgelenk und gehen Sie bis zur Fingerbasis.
Diese Behandlung ist besonders angenehm für Menschen, die überwiegend mit ihren Händen arbeiten wie zum Beispiel Schreibkräfte. Aber auch Sportler, die einen Schläger halten müssen, wie Badminton- oder Tennisspieler, profitieren von dieser Massage, ebenso wie Musiker.

Schritt 12 Reibung der Handfläche
Legen Sie den Handrücken Ihres Massagepartners in Ihre Hand. Ballen Sie die andere Hand zu einer lockeren Faust und kreisen Sie mit den Fingerknöcheln über die Handfläche Ihres Partners. Mit dieser Technik lockern Sie Muskeln, Sehnen und Gelenke und steigern gleichzeitig die Beweglichkeit der Hand.

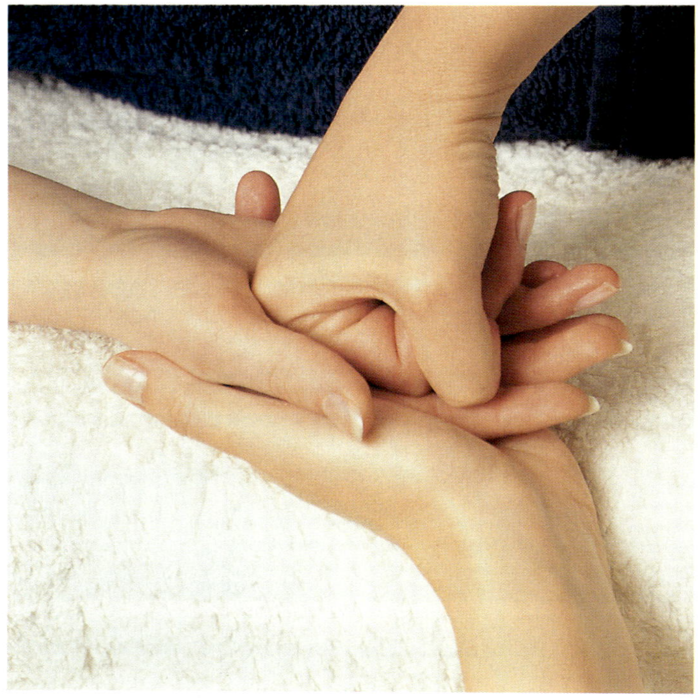

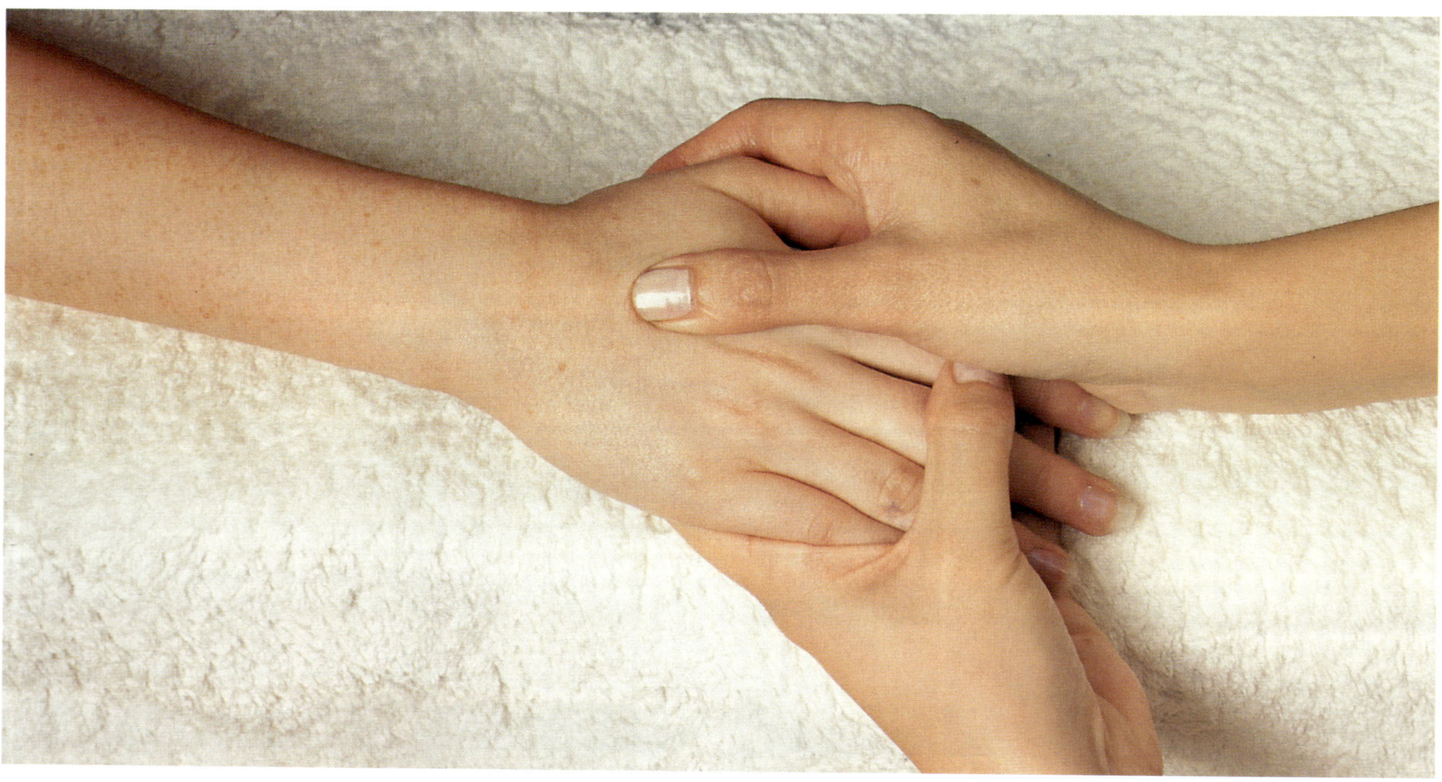

Schritt 13 Streichung des Handrückens
Legen Sie die Handfläche Ihres Massagepartners in Ihre Hand. Streichen Sie mit dem Daumen der anderen Hand an den Sehnen auf dem Handrücken entlang, wobei Sie jeweils an der Basis der Finger beginnen und sich bis zum Handgelenk vorarbeiten.

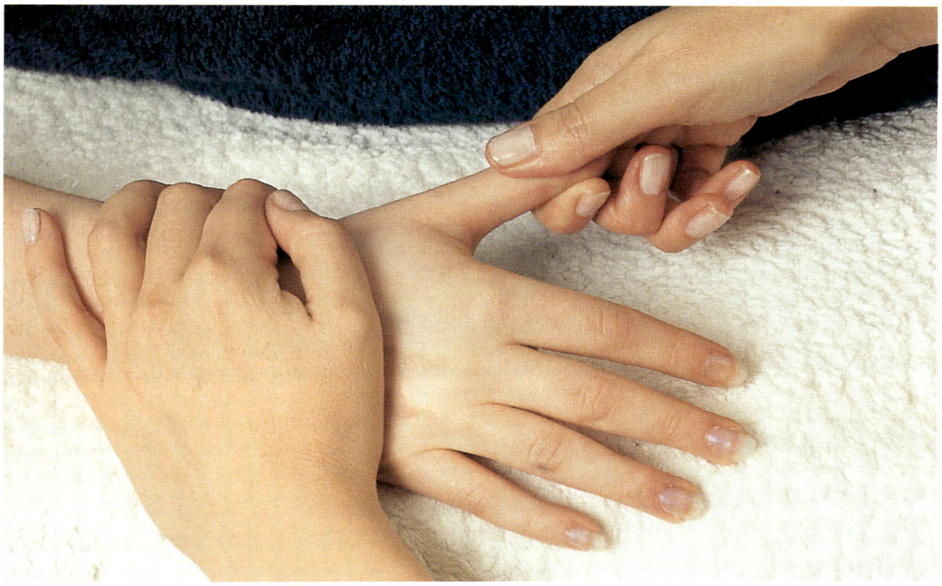

Schritt 14 Finger- und Daumendehnen
Legen Sie eine Hand über das Handgelenk Ihres Massagepartners. Dehnen und kneten Sie langsam und behutsam mit Daumen und Zeigefinger der anderen Hand jeden Finger einzeln, wobei Sie vom unteren Gelenk der Finger zur Fingerspitze wandern.

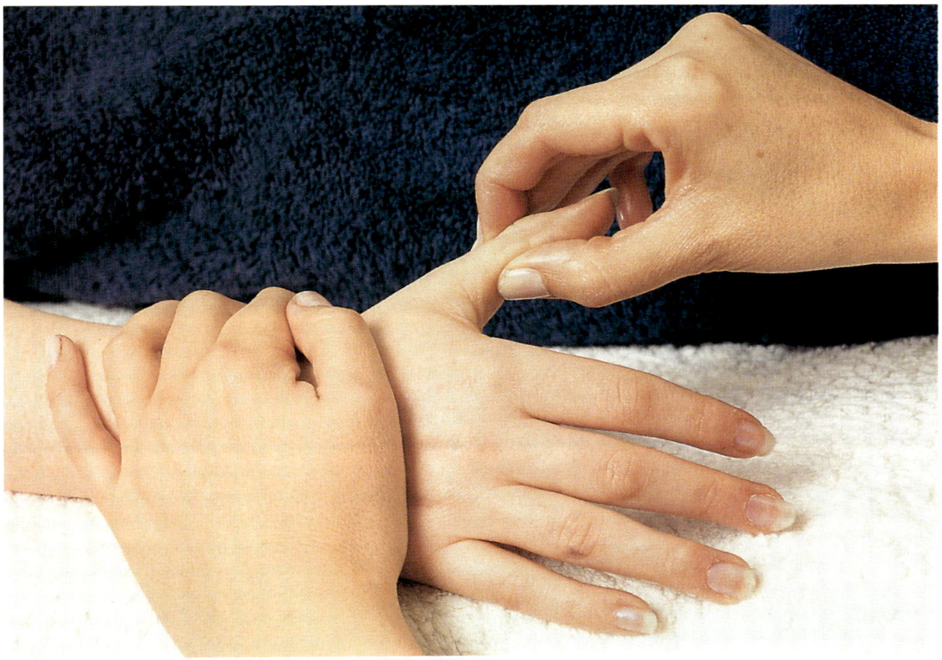

Schritt 15 Reibung der Finger und des Daumens
Legen Sie eine Hand über das Handgelenk Ihres Massagepartners und führen Sie mit Daumen und Zeigefinger der anderen Hand behutsame Zirkelungen entlang der Fingergelenke aus.

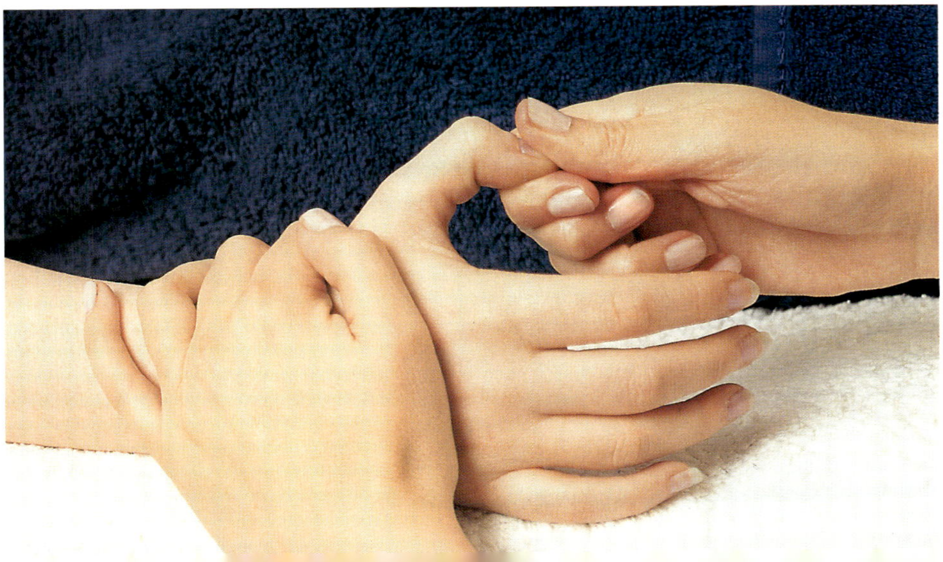

Schritt 16 Beugen und strecken der Finger und des Daumens
Beugen und strecken Sie alle Gelenke der Finger (an jedem Finger befinden sich drei Gelenke) und des Daumens (am Daumen befinden sich zwei Gelenke), um die Beweglichkeit der Gelenke zu steigern.

Schritt 17 Finger- und Daumenkreisen
Kreisen Sie die Finger und den Daumen Ihres Massagepartners einzeln im und gegen den Uhrzeigersinn.

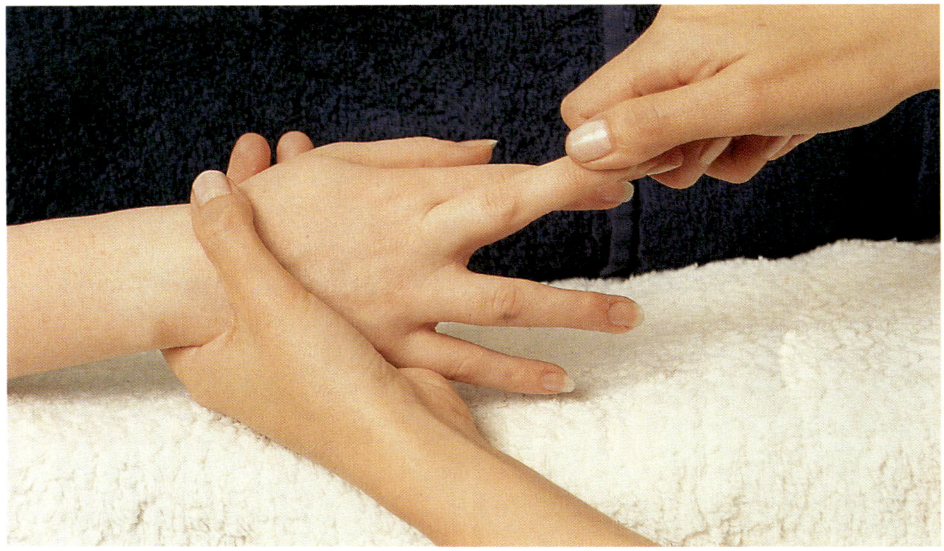

Schritt 18 Streichung des Arms
Streichen Sie mit beiden Händen kräftig von den Fingern bis zum Schulteransatz. Gleiten Sie anschließend an den Seiten des Arms sanft in die Ausgangsposition zurück. Wiederholen Sie diese Bewegung mit nachlassendem Druck so lange, bis Sie den Arm nur noch leicht berühren.

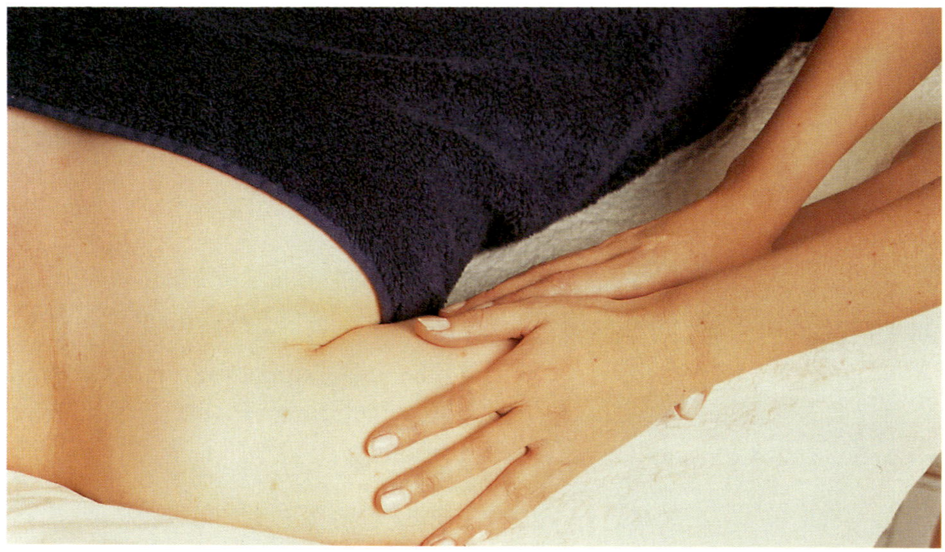

Schritt 19 Abschluss – Streichung mit den Fingerspitzen
Streichen Sie langsam mit den Fingerspitzen vom Schulteransatz bis zur Hand. Umfassen Sie die Hand Ihres Massagepartners zum Abschluss der Arm- und Handmassage mit beiden Händen und kneten Sie die Hand behutsam.

Wiederholen Sie alle Schritte der Arm- und Handmassage am anderen Arm Ihres Massagepartners.

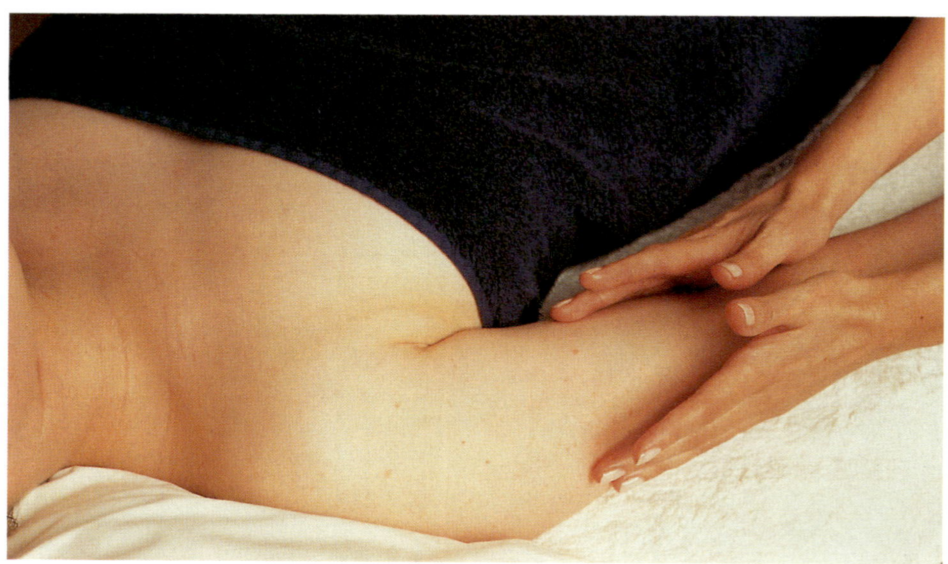

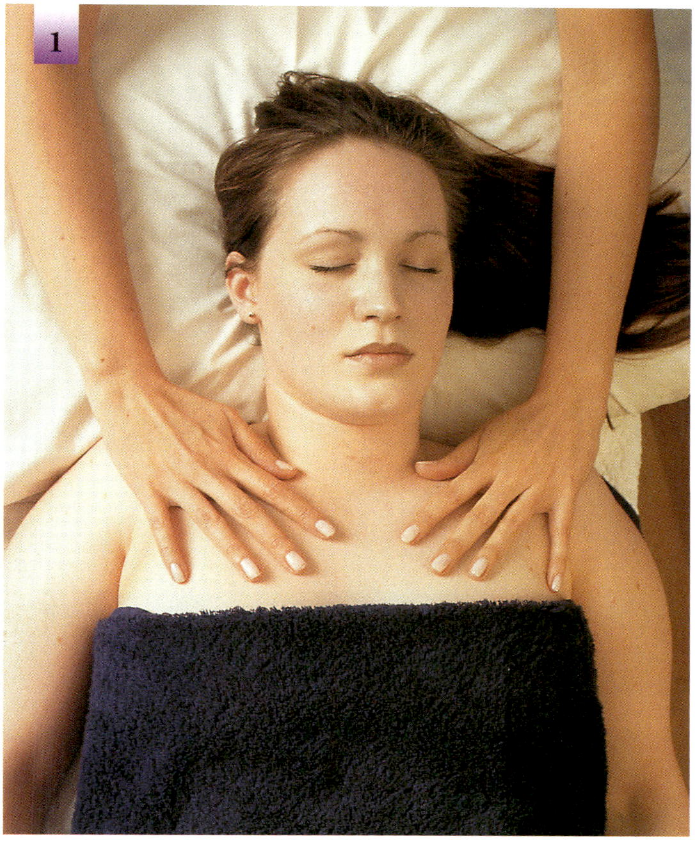

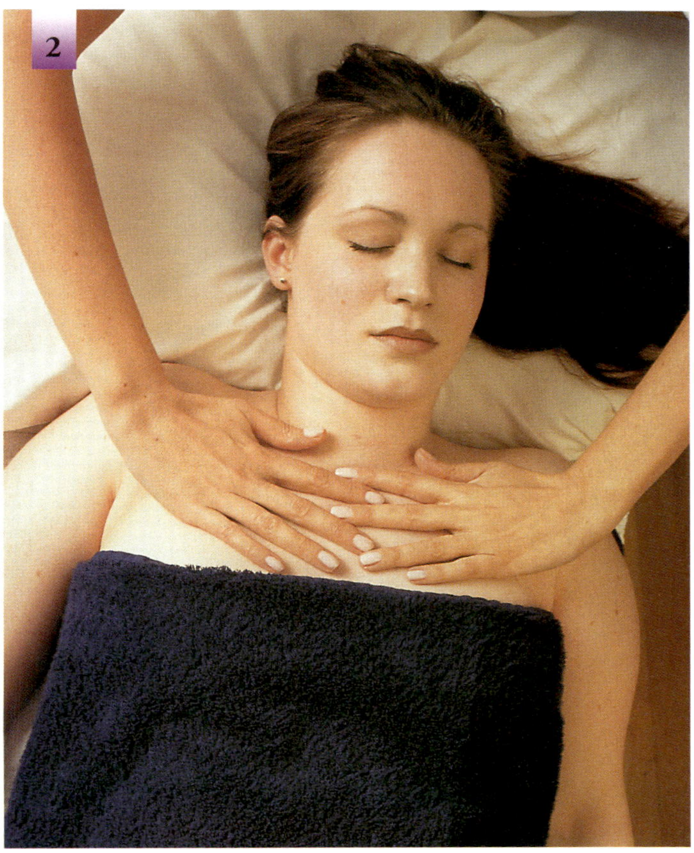

Massage des Brustbereichs und des Nackens

Die Wirkung der Massage des Brustbereichs und des Nackens

- Durch die Massage des Brustbereichs werden tief sitzende Verspannungen gelöst. Gleichzeitig wird die Atmung verlangsamt und vertieft. Beschwerden wie Asthma, Panikattacken und Hyperventilation können gelindert werden.
- Toxine werden beseitigt und Schleim wird gelöst. Die Massage des Brustbereichs und des Nackens ist hervorragend geeignet bei Husten und Erkältung.
- Unterdrückte Gefühle wie Ärger oder Angst, die sich oft im Brustbereich festsetzen, werden gelöst.
- Die Beweglichkeit des Nackens wird gesteigert.
- Der Muskeltonus wird verbessert.
- Die Blutzirkulation zum Herzen wird verbessert.

Situationen, die besondere Vorsicht erfordern

- Massieren Sie entzündete oder geschwollene Bereiche nicht direkt, behandeln Sie lediglich das Gebiet um die betroffenen Stellen.
- Massieren Sie nicht, wenn Ihr Partner an einer ansteckenden Hautkrankheit leidet.
- Massieren Sie frisch verheilte Narben und frische Wunden nicht.
- Wenn Ihr Massagepartner eine Geschwulst hat oder wenn Sie Knoten entdecken, sollten Sie vor der Massage einen Arzt konsultieren.
- Bedenken Sie, dass sowohl der Brust- als auch der Nackenbereich sehr sensible Gebiete sind, die nur äußerst behutsam massiert werden dürfen.

Schritt 1 Einstimmung
Legen Sie Ihre Hände leicht auf den oberen Brustbereich. Atmen Sie einige Male tief durch, um völlig zu entspannen (Abbildung 1).

Schritt 2 Streichung
Beginnen Sie mit der Massage in der Mitte des oberen Brustbereichs, indem Sie beide Handflächen auf dieses Gebiet legen (Abbildung 2).

Streichen Sie nun mit leichtem Druck nach außen bis zur Achselhöhle. Gleiten Sie anschließend sanft in die Ausgangsposition zurück.

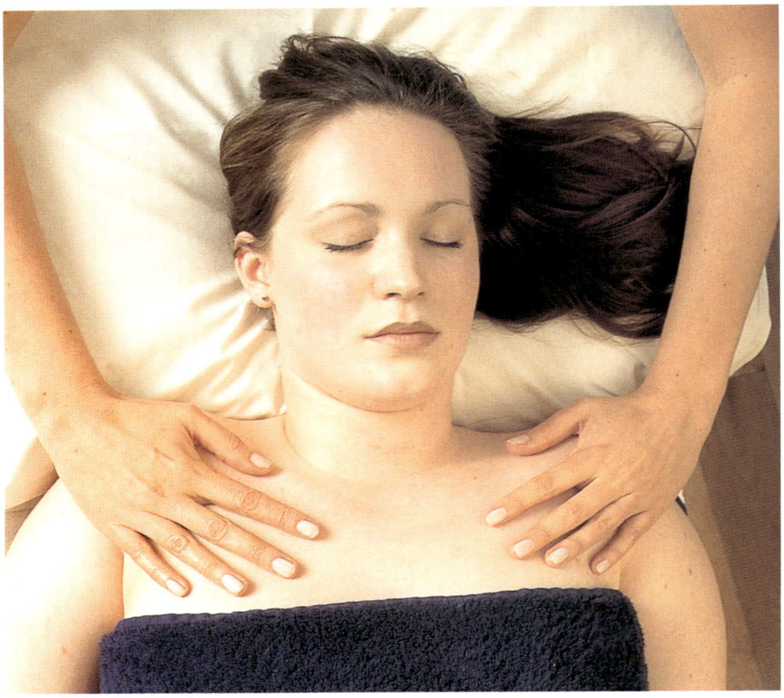

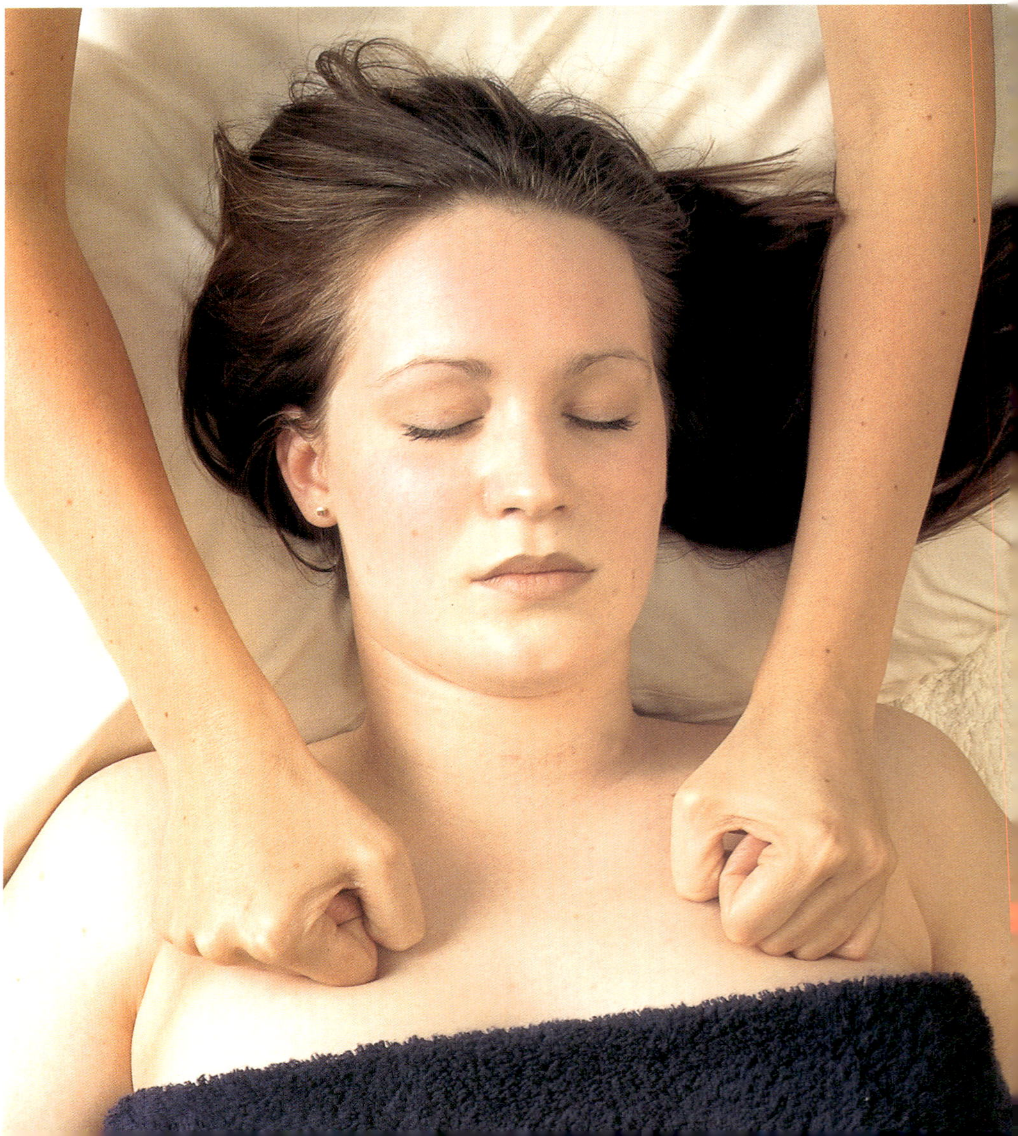

Schritt 3 Reibung des Brustbereichs
Ballen Sie die Hände zu lockeren Fäusten und kreisen Sie mit den Fingerknöcheln behutsam über die Brustmuskulatur, um diese zu lockern.

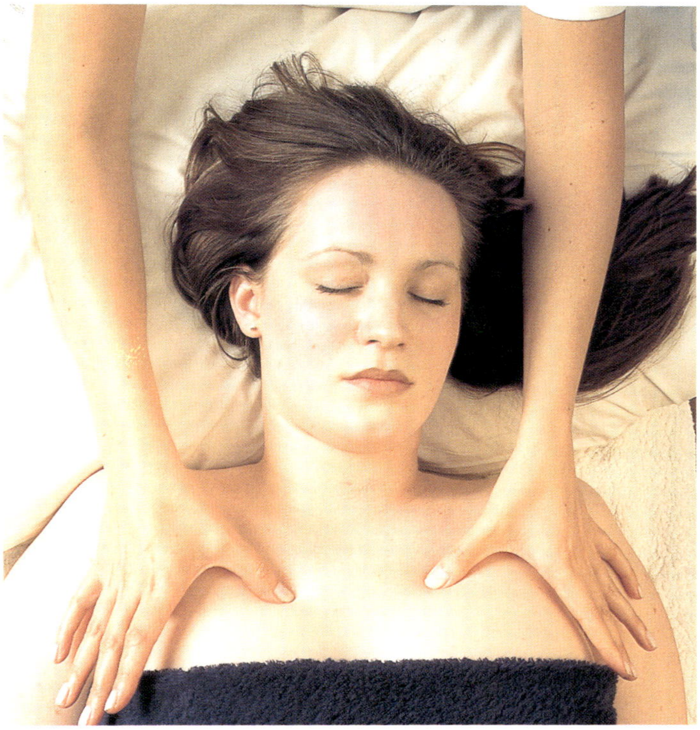

Schritt 4 Reibung des Brustbereichs
Legen Sie die Daumen in die Mitte des Brustbereichs, unterhalb des Schlüsselbeins. Führen Sie behutsame Zirkelungen in Richtung der Schultern durch.

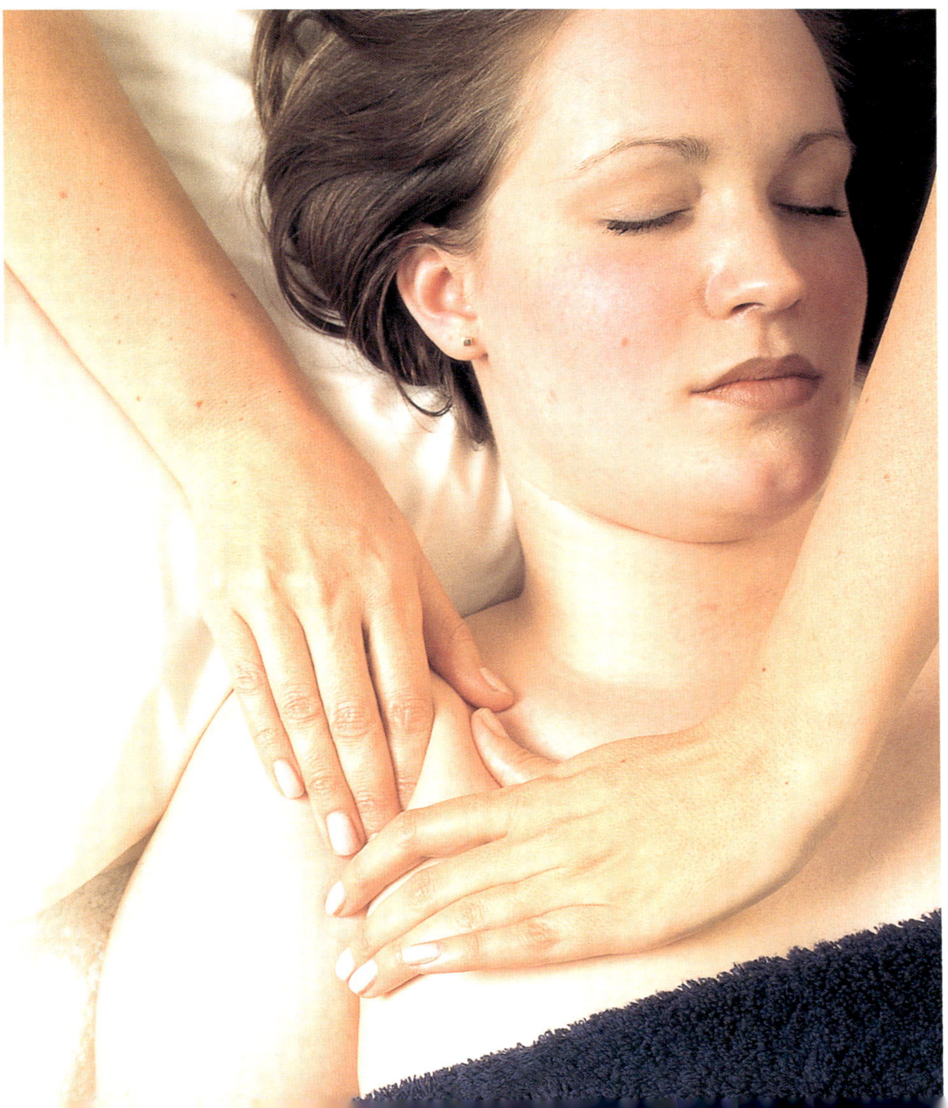

Schritt 5 Knetung des Brustbereichs
Kneten Sie das fleischige Gebiet über der Achselhöhle vorsichtig. Gleiten Sie sanft auf die andere Seite und wiederholen Sie diesen Vorgang. Mit dieser Technik werden Verspannungen im Brustbereich abgebaut.

Schritt 6 Schulterdehnen
Legen Sie die Hände auf die Schultern Ihres Massagepartners und schieben Sie das Gewebe behutsam nach innen. Umfassen Sie nun die Schultern und schieben Sie das Gewebe vorsichtig nach unten. Diese Bewegungen sind angenehm bei gekrümmten Schultern.

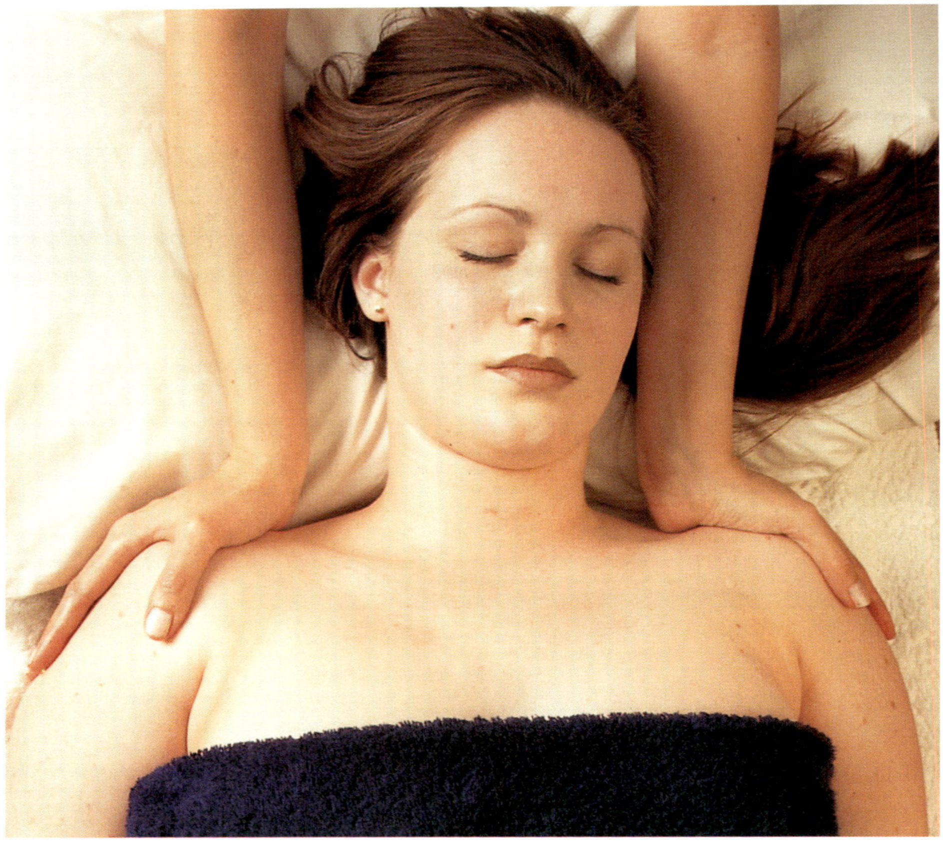

Schritt 7 Lockerung des Nackens
Stellen Sie sich hinter Ihren Massagepartner und legen Sie Ihre Hände so unter seinen Nacken, dass sich die Fingerspitzen berühren. Ziehen Sie nun das Nackengewebe vorsichtig mit den Händen zu sich hin. Sie werden bemerken, wie sich Verspannungen im Nacken mithilfe dieser Technik lösen.

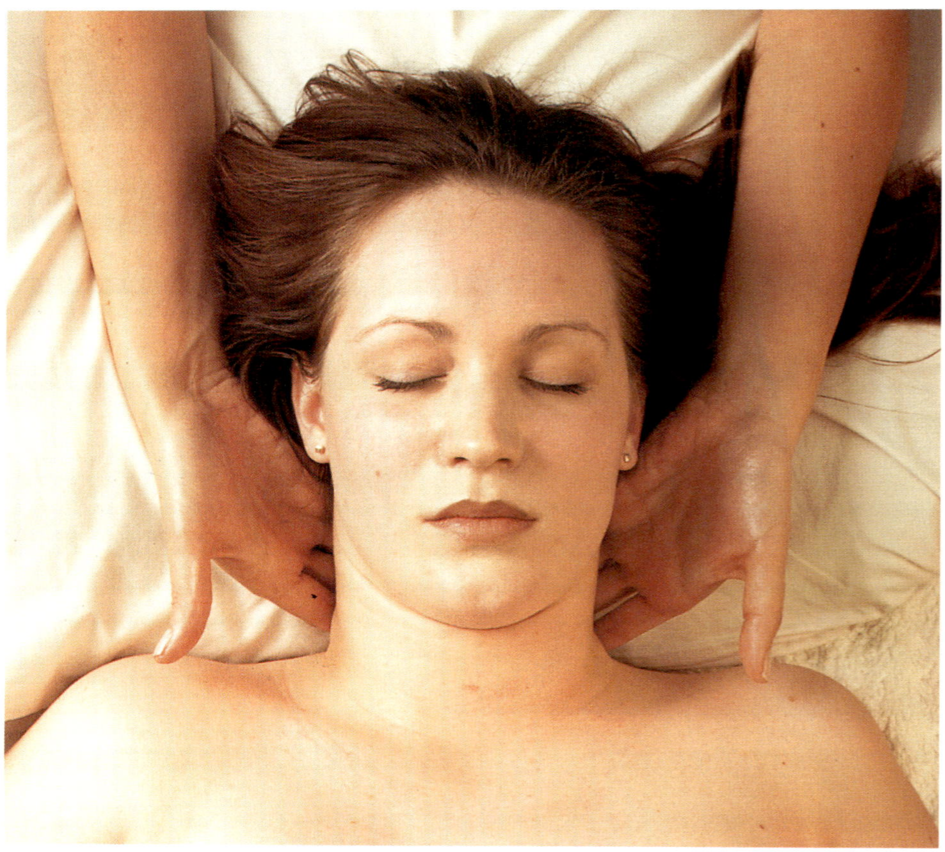

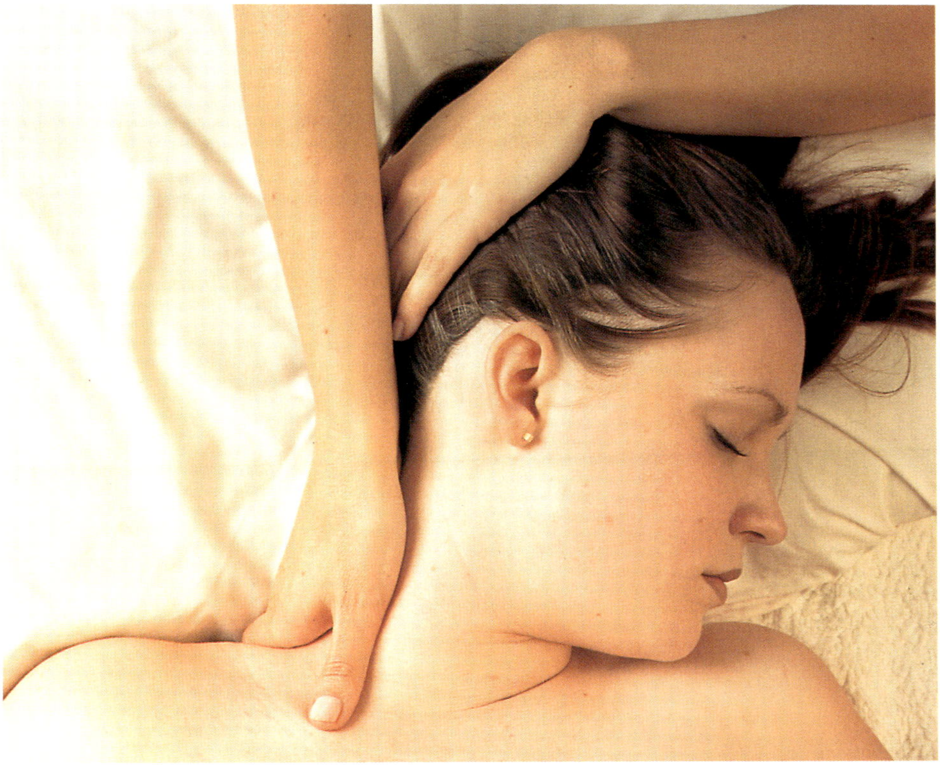

Schritt 8 Streichung der Seiten des Nackens
Drehen Sie den Kopf Ihres Massagepartners zur Seite und legen Sie beide Hände auf den Kopf. Streichen Sie nun mit einer Hand an einer Seite des Nackens nach unten bis zur Schulter. Führen Sie diese Bewegung anschließend mit der anderen Hand durch.

Wenden Sie diese Technik auch an der anderen Seite des Nackens an.

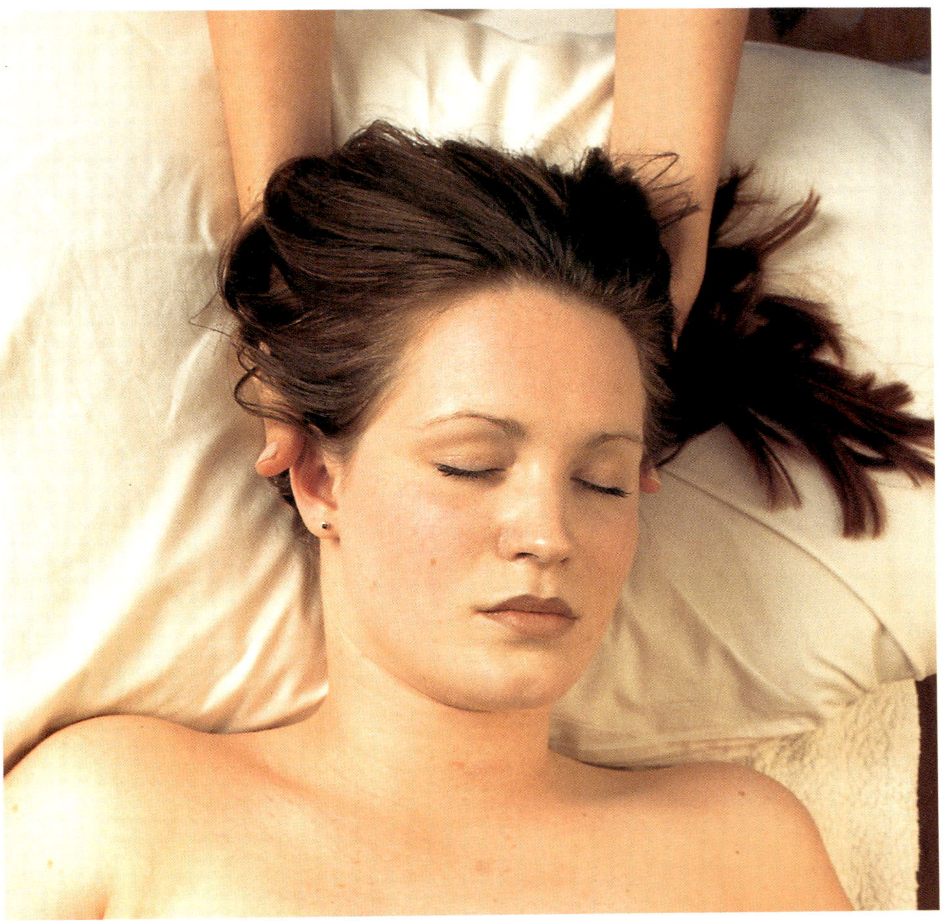

Schritt 9 Nackendehnen
Legen Sie Ihre Hände unter den Kopf Ihres Massagepartners, die Finger zeigen nach unten. Ziehen Sie den Kopf langsam und behutsam zu sich hin, wobei Sie sich etwas zurücklehnen. Gehen Sie dann nach und nach wieder in die Ausgangsposition zurück, um die Dehnung abzubauen.
Wenden Sie diese Technik stets besonders vorsichtig an und achten Sie darauf, dass Sie niemals ruckartige Bewegungen machen.

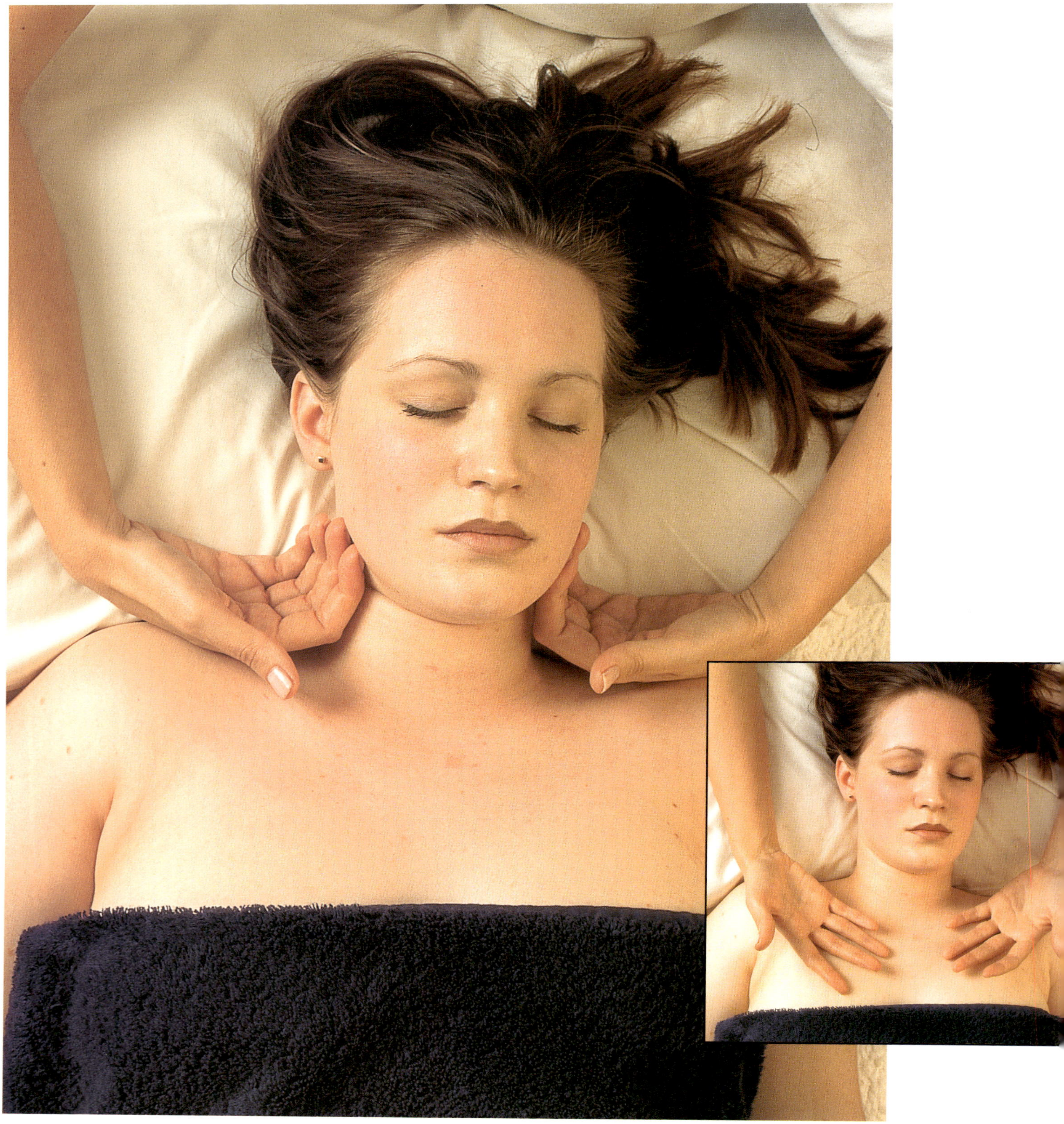

Schritt 10 Abschluss – Streichung
Streichen Sie sanft mit dem Rücken der Fingerspitzen an den Seiten des Nackens entlang und über den Brustbereich nach außen.

Gesichtsmassage

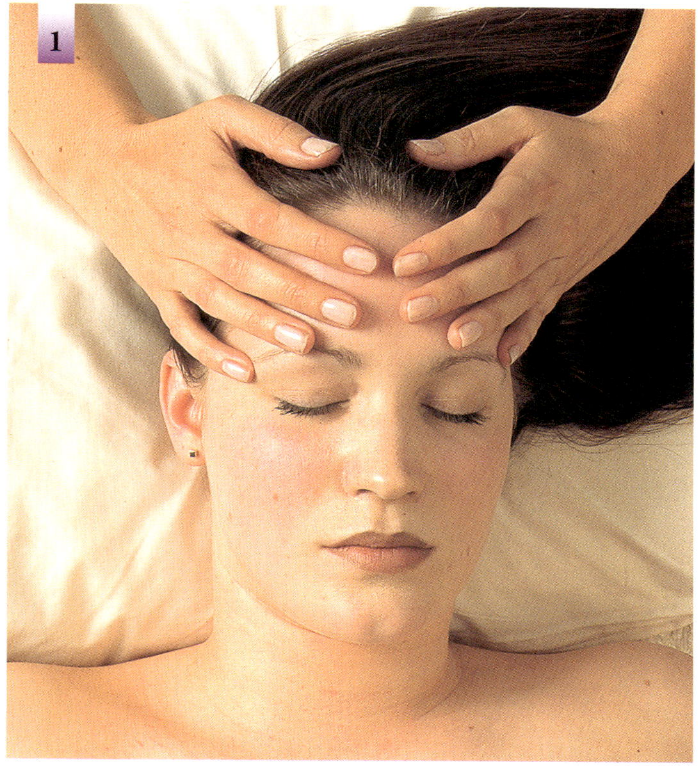

Die Wirkung der Gesichtsmassage

- Beängstigung wird abgebaut.
- Verspannungen werden gelöst.
- Kopfschmerzen werden gelindert.
- Verstopfte Nasennebenhöhlen werden befreit und das Atmen durch die Nase wird erleichtert.
- Der Muskeltonus wird verbessert.
- Die Durchblutung der Haut wird verbessert, sodass das Gesicht eine gesunde Farbe annimmt.
- Die Blutzirkulation zum Gehirn wird angeregt, wodurch das Konzentrationsvermögen und das Gedächtnis verbessert werden.
- Schädliche Stoffe werden entfernt.
- Schwellungen und Fältchen, vor allem um die Augen, werden reduziert.

Situationen, die besondere Vorsicht erfordern

- Üben Sie nur leichten Druck auf die sensiblen Gesichtsbereiche aus, vor allem wenn die Haut Ihres Massagepartners dünn ist oder Sie auf geplatzte Äderchen treffen.
- Massieren Sie niemals über Kontaktlinsen.
- Massieren Sie nicht über entzündete Bereiche wie Akne oder Furunkel.
- Untersuchen Sie vor der Massage Leberflecke und verdächtige Schwellungen und konsultieren Sie gegebenenfalls einen Arzt.
- Massieren Sie nicht über frisch verheilte Narben.
- Massieren Sie nicht, wenn Ihr Massagepartner an einer ansteckenden Hautkrankheit leidet.

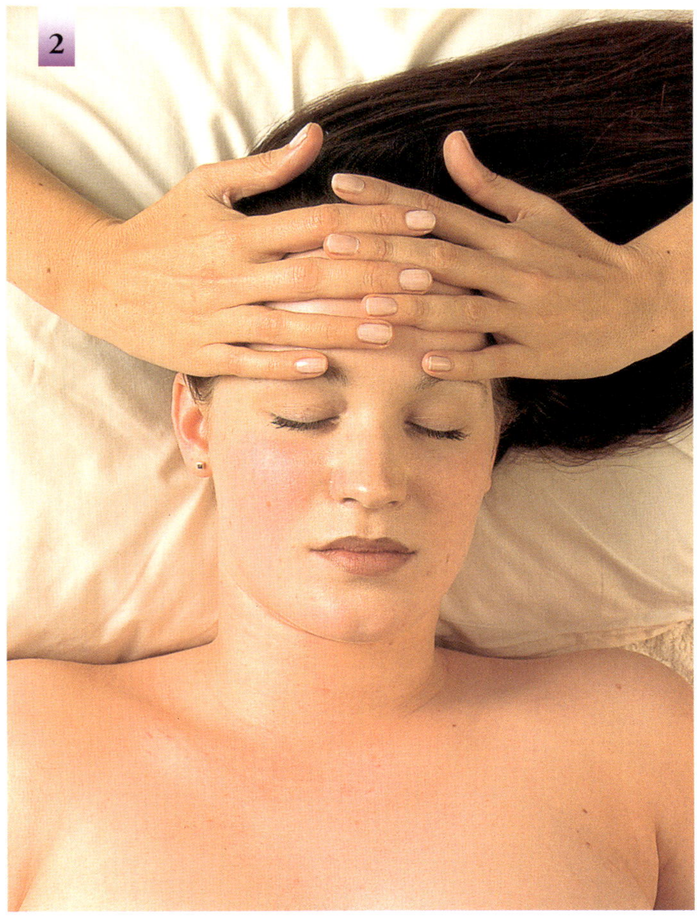

Schritt 1 Einstimmung
Legen Sie die Hände ganz leicht auf die Stirn Ihres Massagepartners. Atmen Sie mehrmals tief durch, um vollkommen zu entspannen (Abbildung 1).

Schritt 2 Streichung der Stirn
Verschränken Sie die Finger und legen Sie die Hände auf die Stirn Ihres Massagepartners. Ziehen Sie die Hände langsam auseinander, wobei Sie kräftig über die Stirn bis zu den Schläfen streichen. Gleiten Sie dann zum Ausgangspunkt zurück, ohne Druck auszuüben (Abbildung 2).

Schritt 3 Streichung der Wangen
Legen Sie die Hände auf die Wangen Ihres Massagepartners. Streichen Sie mit der ganzen Hand und mit den Fingerspitzen nach außen über die Wangen.

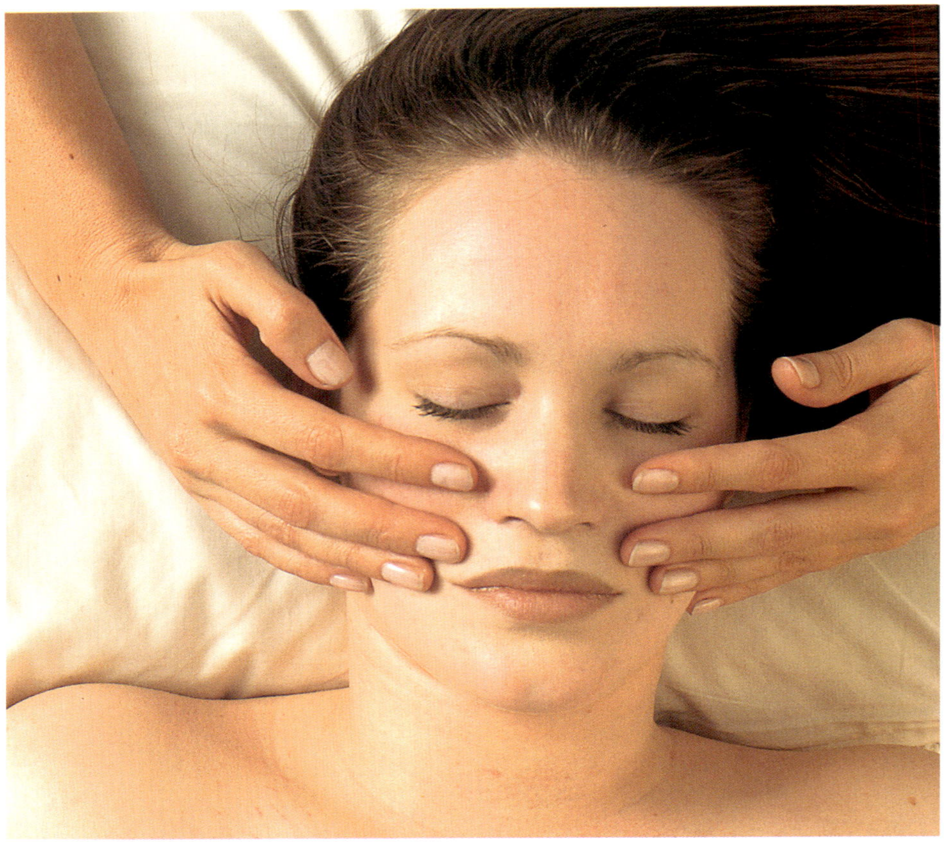

Schritt 4 Streichung des Kinns
Legen Sie die Hände so auf das Gesicht Ihres Massagepartners, dass sich die Fingerspitzen in der Mitte des Kinns befinden und die Handflächen schräg nach oben zeigen. Streichen Sie nun nach außen über das Kinn, wobei sich Ihre Hände den Konturen des Gesichts anpassen.

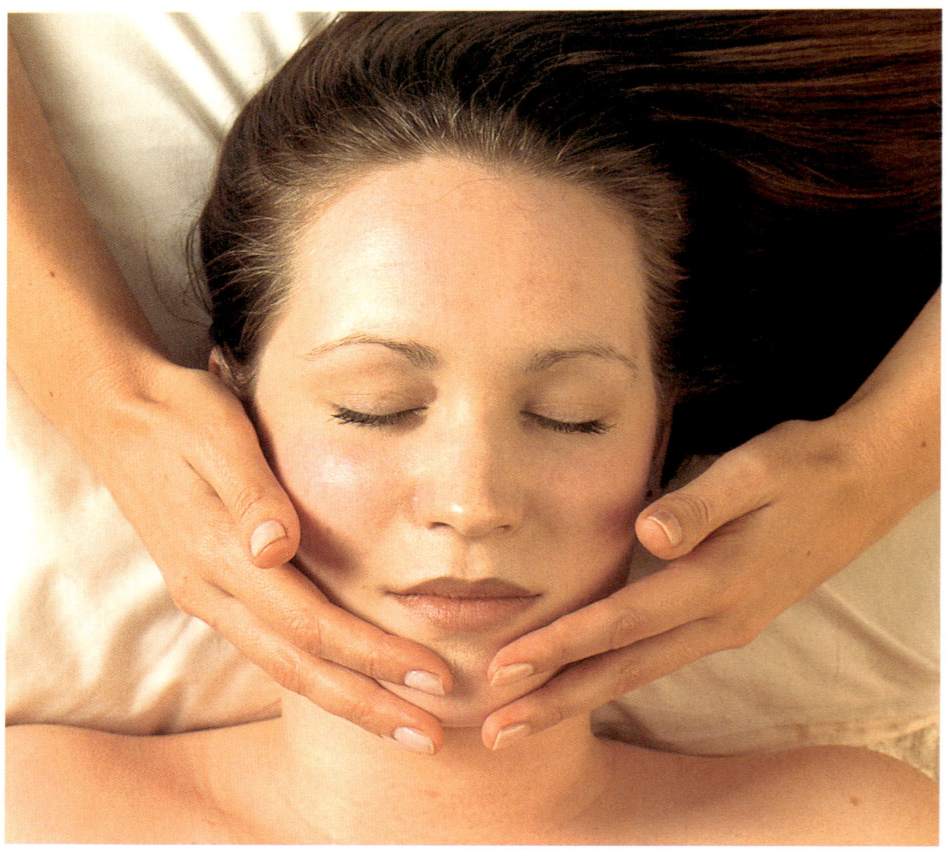

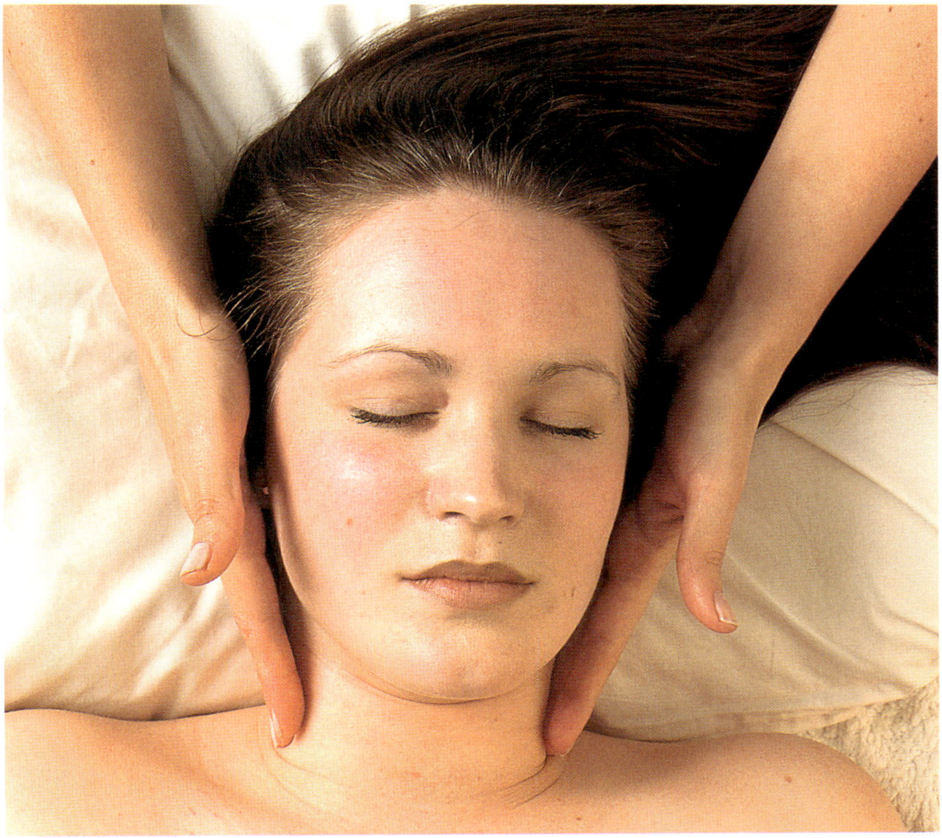

Streichen Sie weiter, an den Seiten des Halses entlang bis zu den Schultern.

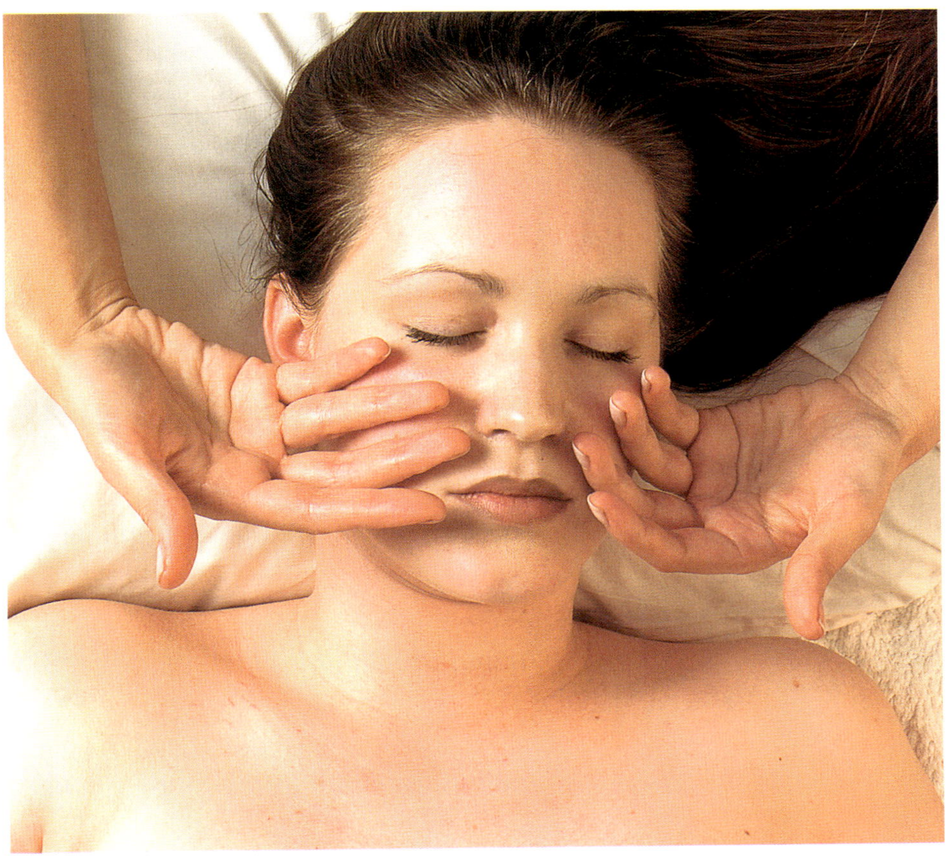

Sie können die Streichung von Wangen und Kinn auch mit dem Handrücken und den Fingerrücken ausführen, wenn Ihnen das Arbeiten mit den Handflächen unangenehm ist.
Mit diesen Massagetechniken werden Verspannungen im Gesichtsbereich gelöst.

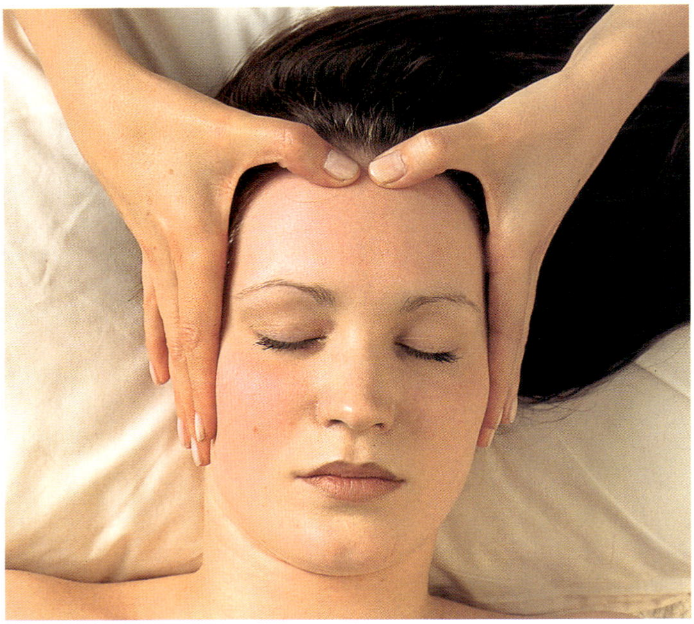

Schritt 5 Entwässern des Gesichts
Legen Sie den Daumen in die Mitte der Stirn Ihres Massagepartners, unmittelbar unterhalb des Haaransatzes.

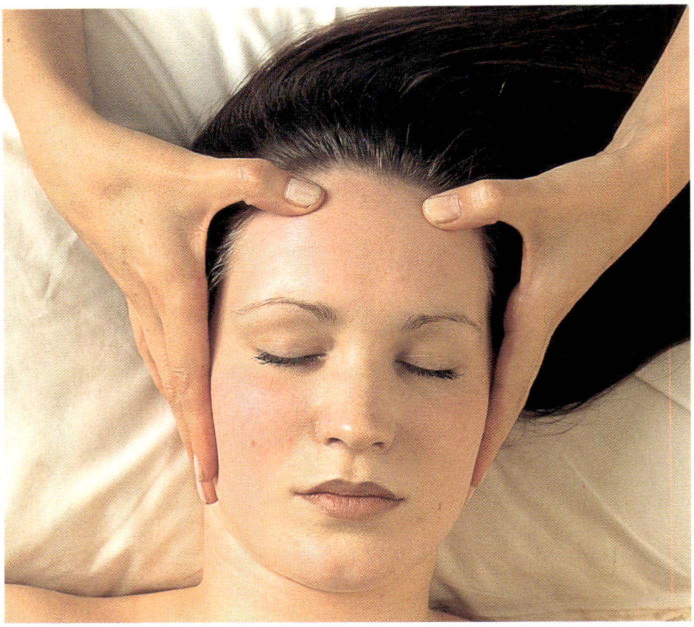

Gehen Sie in einer Linie nach außen, wobei Sie jeweils nach etwa 2 cm kurz auf die Stirn drücken.

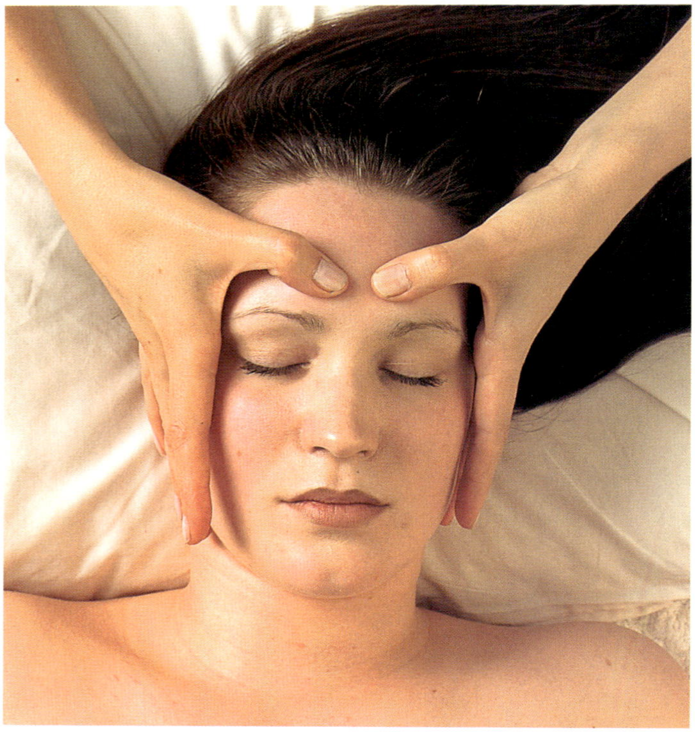

Legen Sie nun die Daumen etwas tiefer in die Mitte der Stirn und ziehen Sie eine zweite Linie. Wiederholen Sie diese Bewegung bis zu den Augenbrauen.

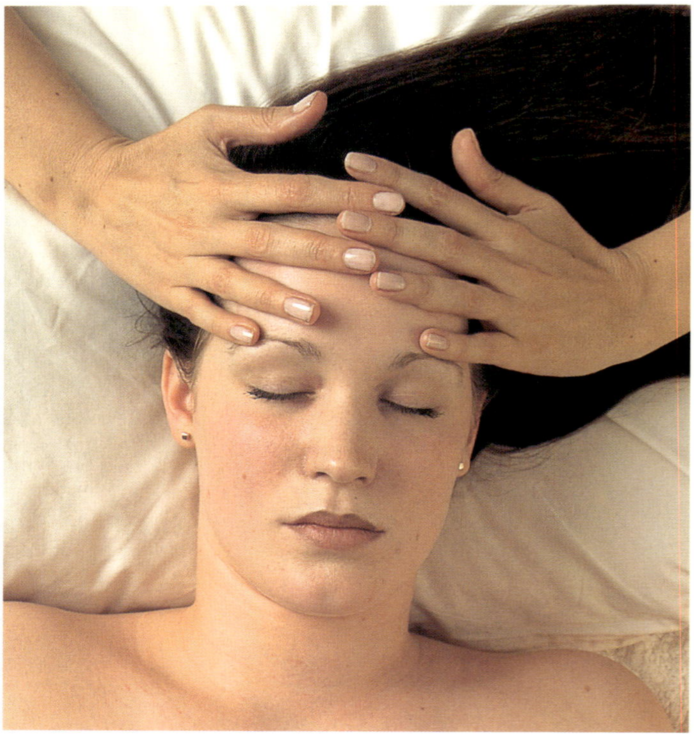

Verschränken Sie die Finger und streichen Sie behutsam von der Mitte der Stirn nach außen, um schädliche Stoffe, die Sie mit der Massage gelöst haben, zu entfernen.

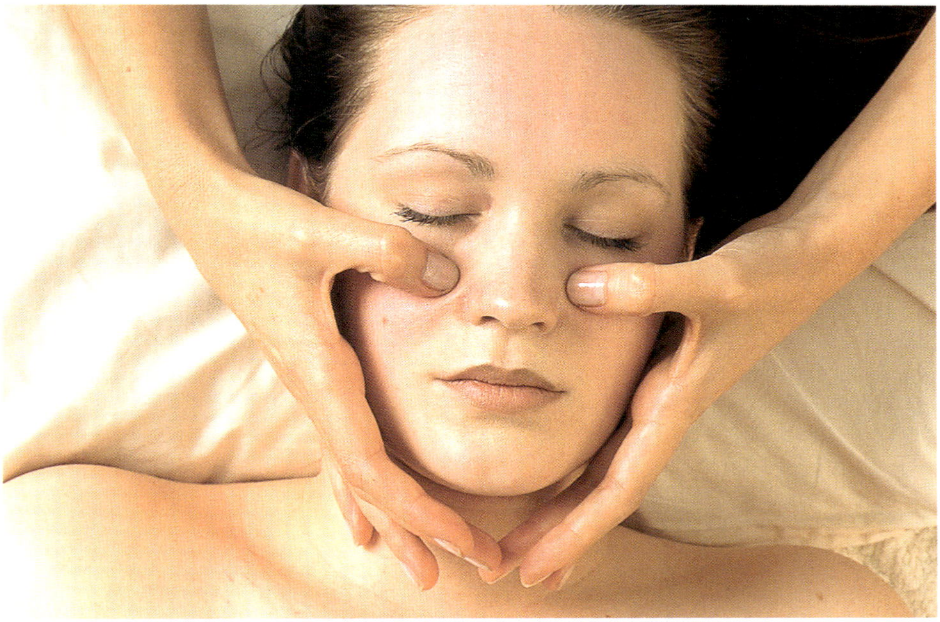

Entwässern der Wangen
Wiederholen Sie Schritt 5 an den Wangen.

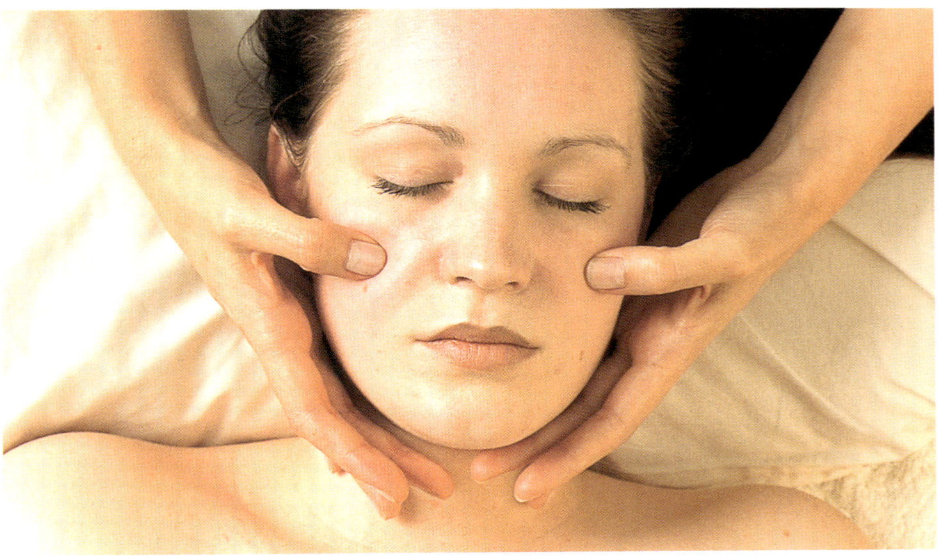

Bearbeiten Sie das gesamte Gebiet in horizontalen Linien. Streichen Sie dann behutsam über die Wangen, um freigesetzte Toxine zu entfernen.

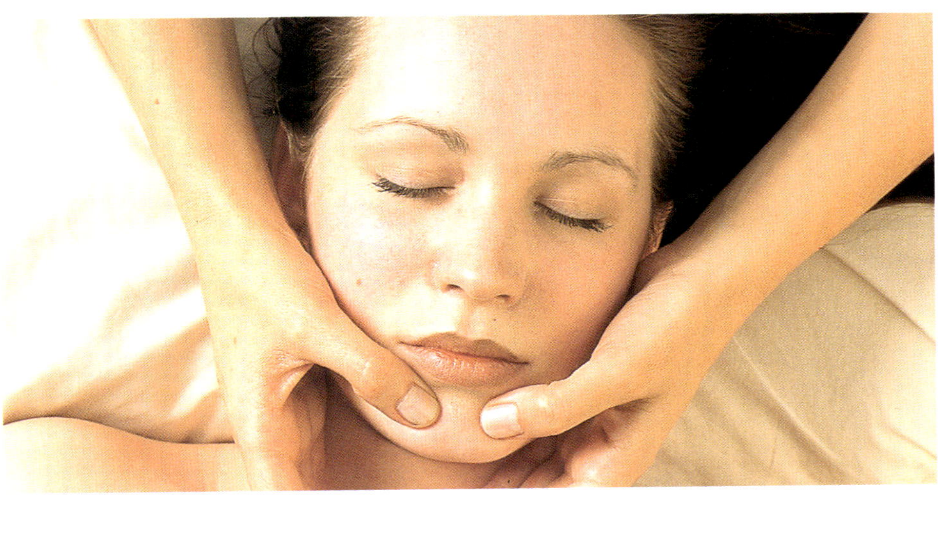

Entwässern des Kinnbereichs
Wiederholen Sie Schritt 5 auch am Kinn und an den Kinnbacken. Beginnen Sie unmittelbar unterhalb des Munds und gehen Sie in horizontalen Linien nach außen. Streichen Sie anschließend Toxine, die bei der Massage freigesetzt wurden, aus.

Schritt 6 Streichung der Nase
Formen Sie Ihre Hände zu einem Dreieck und streichen Sie behutsam mit dem Daumen an den Seiten der Nase nach unten. Diese Technik ist hervorragend geeignet, um einen Blutandrang (Kongestion) abzubauen.

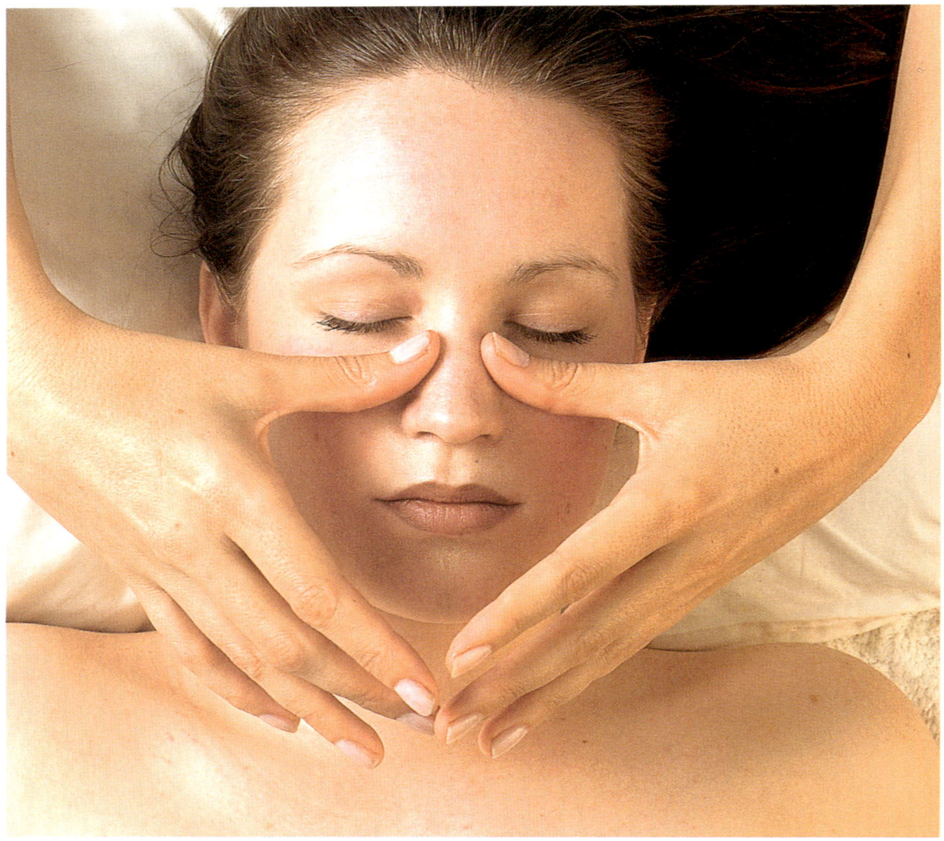

Schritt 7 Knetung des Kinnbereichs
Kneten Sie das Kinn und die Kinnbacken mit beiden Händen behutsam zwischen Daumen und Zeigefinger. Mit dieser Technik kräftigen Sie Kinn und Kinnbacken.

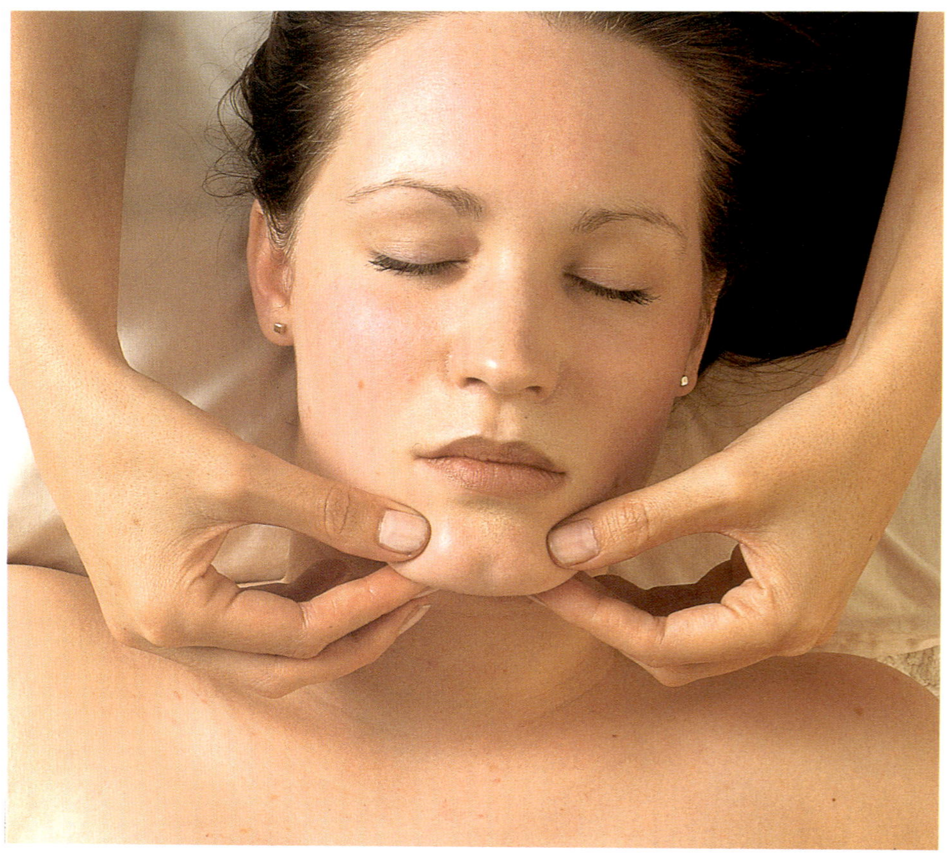

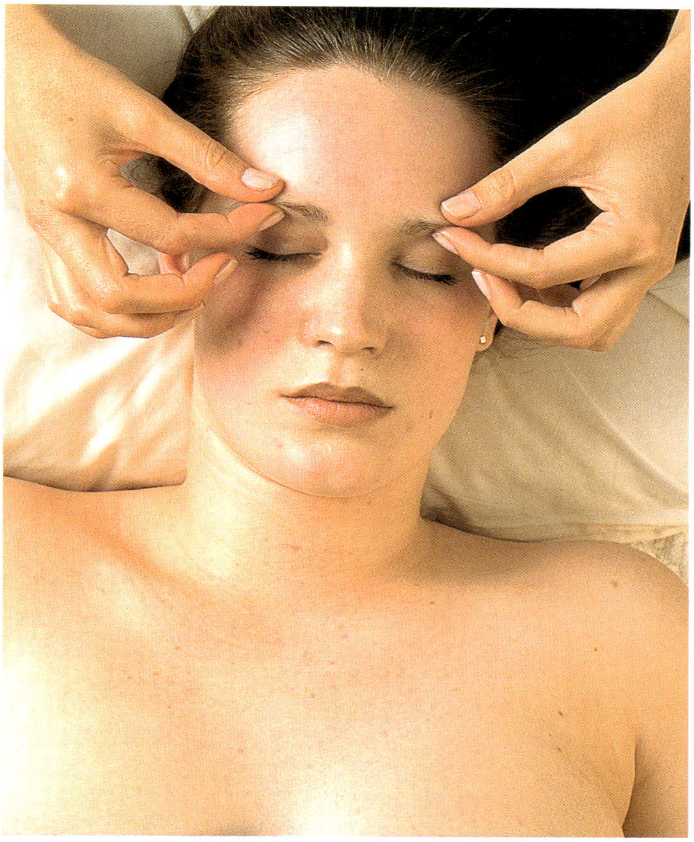

Schritt 8 Knetung der Augenbrauen
Kneten Sie die Augenbrauen vorsichtig zwischen Daumen und Zeigefinger. Gehen Sie dabei von innen nach außen.

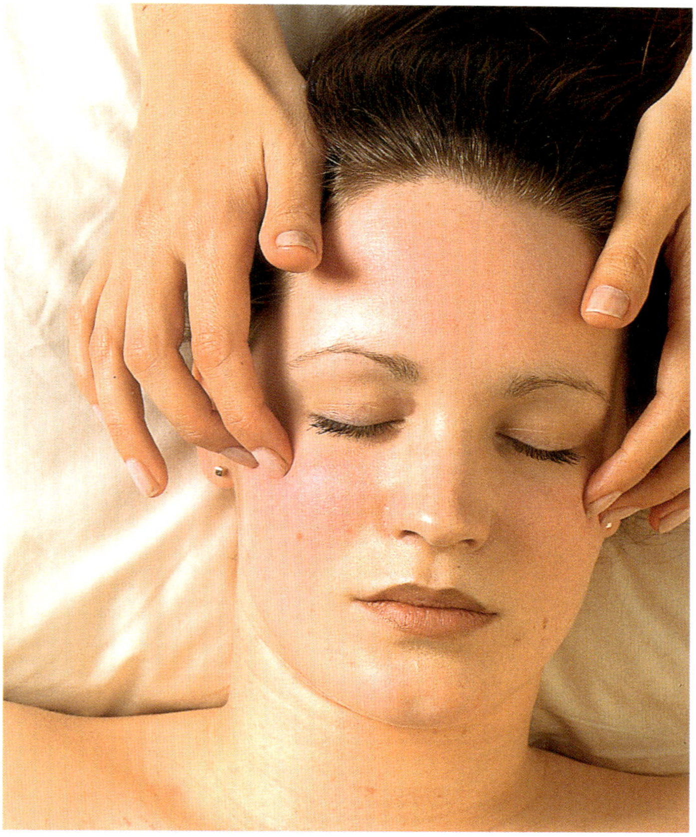

Schritt 9 Streichung um die Augen
Streichen Sie vorsichtig mit den Kuppen von Zeige- und Mittelfinger um die Augen, ohne dabei Druck auszuüben.

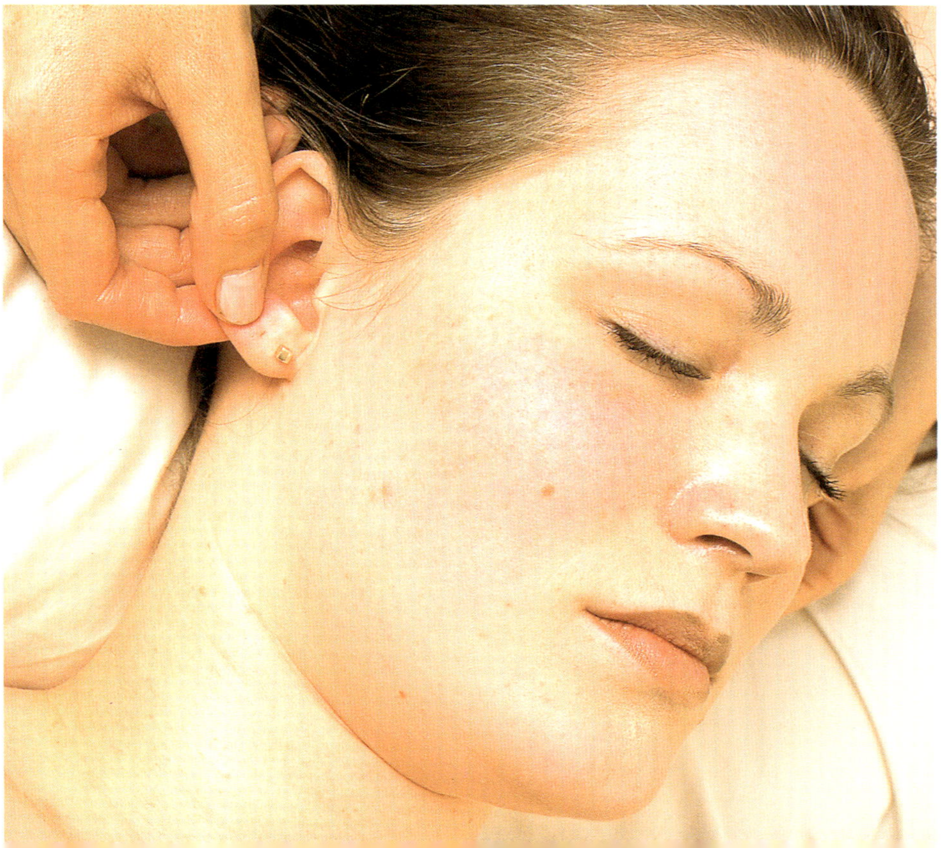

Schritt 10 Ohrenmassage
Kneten Sie die Ohren vorsichtig zwischen Daumen und Zeigefinger. Anschließend dehnen und entspannen Sie die Ohren behutsam.

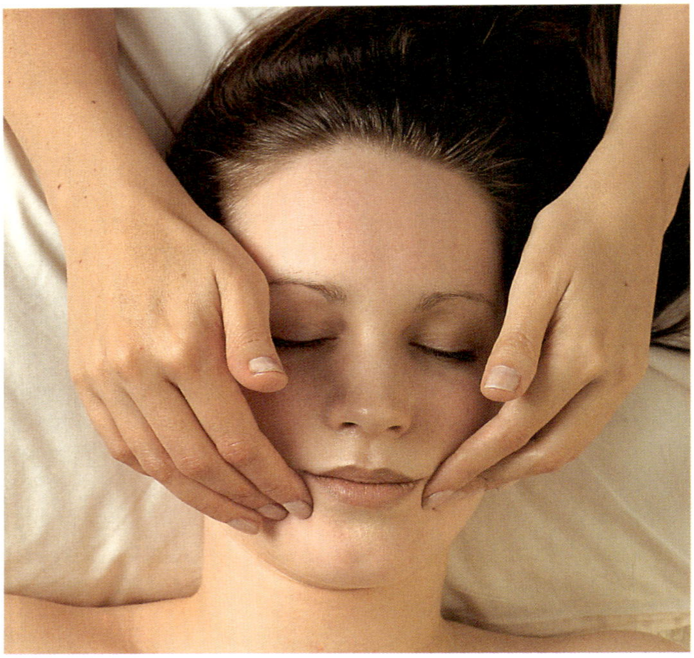

Schritt 11 Kreisen des Munds
Gehen Sie mit den Fingerspitzen behutsam in kleinen Kreisen um den Mund, um Verspannungen zu lösen und Fältchen zu reduzieren.

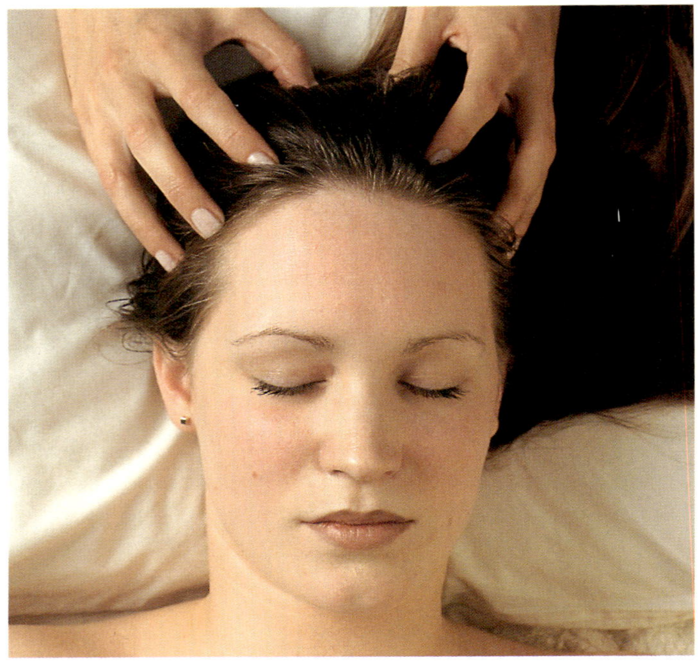

Schritt 12 Reibung der Kopfhaut
Führen Sie mit den Fingerspitzen kräftige Zirkelungen auf der Kopfhaut aus. Gehen Sie dabei langsam vom Haaransatz bis zur Mitte der Schädeldecke. Mit dieser Technik lindern Sie Kopfschmerzen, lösen Verspannungen und regen den Haarwuchs an.

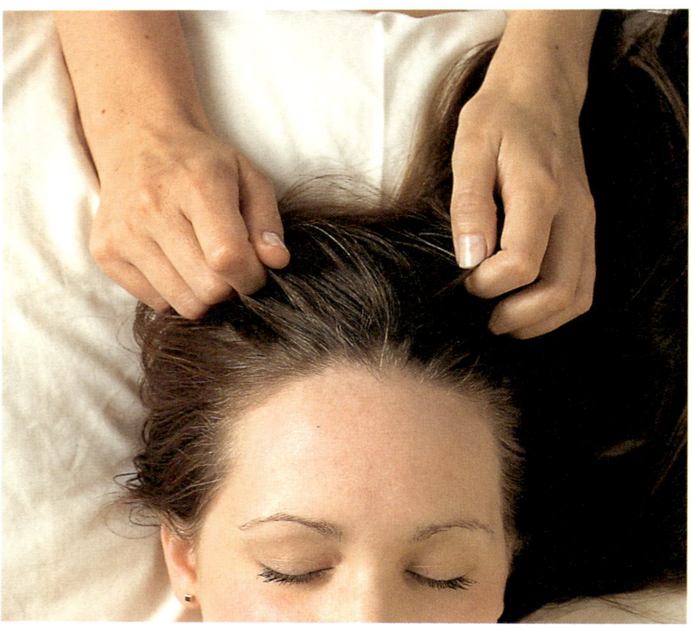

Schritt 13 An den Haaren ziehen
Streichen Sie mit den Fingerspitzen durch das Haar. Greifen Sie einzelne Haarbüschel nahe an der Wurzel und ziehen Sie die Haare vorsichtig zu sich hin, um letzte Verspannungen zu lösen.

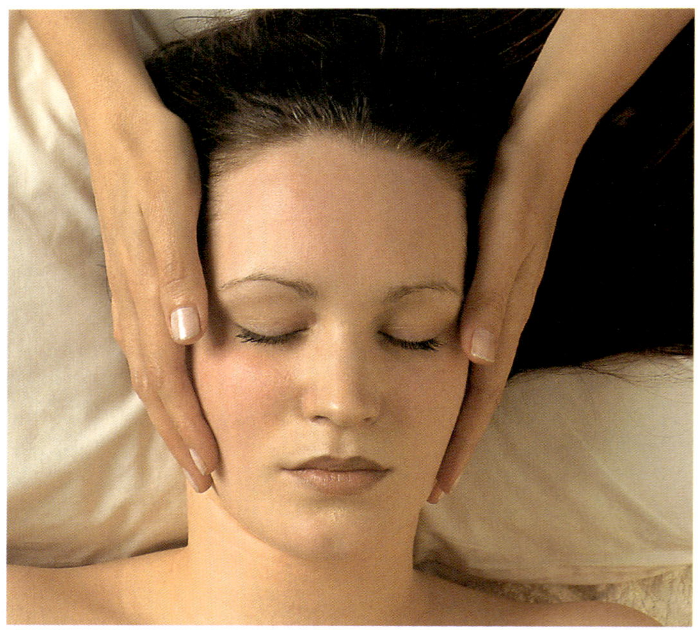

Schritt 14 Abschluss
Legen Sie die Hände sanft auf das Gesicht Ihres Massagepartners, sodass sich die Handballen an den Schläfen befinden und die Finger an den Seiten der Wangen. Nehmen Sie dann die Hände langsam weg.

DIE MASSAGESCHRITTE IM ÜBERBLICK

DIE RÜCKSEITE DES KÖRPERS

DIE RÜCKSEITE DER BEINE

1 Einstimmung
2 Streichung der Wade
3 Streichung des gesamten Beins
4 Reibung der Wade
5 Kneten der Wade
6 Rollen der Wade
7 Wringen der Wade
8 Streichung des Unterschenkels
9 Streichung des Oberschenkels
10 Knetung des Oberschenkels
11 Reibung des Oberschenkels
12 Klopfung des Oberschenkels
13 Klopfen des Beins
14 Hacken des Beins
15 Abschluss – Streichung mit den Fingerspitzen

Wenden Sie alle Schritte an beiden Beinen an.

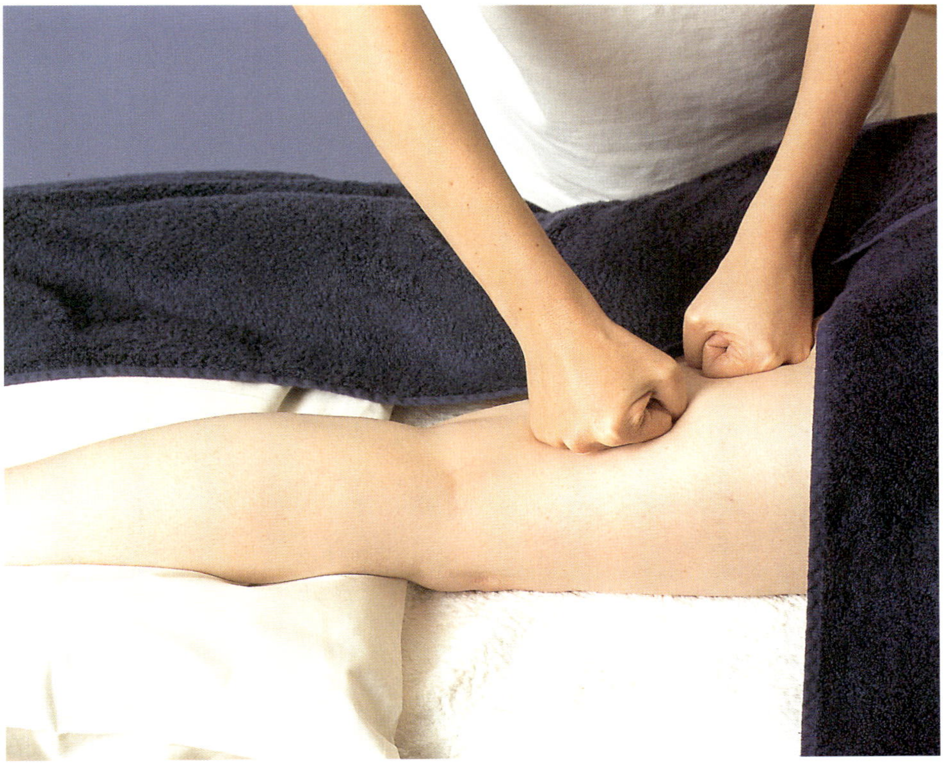

DER RÜCKEN

1 Einstimmung
2 Streichung
3 Kreisende Streichung
4 Reibung der Muskeln entlang der Wirbelsäule
5 Streichung an den Seiten des Rückens
6 Streichung des Lendenwirbelsäulenbereichs
7 Reibung des Lendenwirbelsäulenbereichs
8 Knetung des Lendenwirbelsäulenbereichs und der Taille
9 Klopfung des Lendenwirbelsäulenbereichs und der Taille
10 Streichung der Schultern
11 Reibung der Schulterblätter
12 Knetung der Schultern
13 Knetung des Nackens
14 Streichung des Rückens
15 Abschluss – Streichung mit den Fingerspitzen

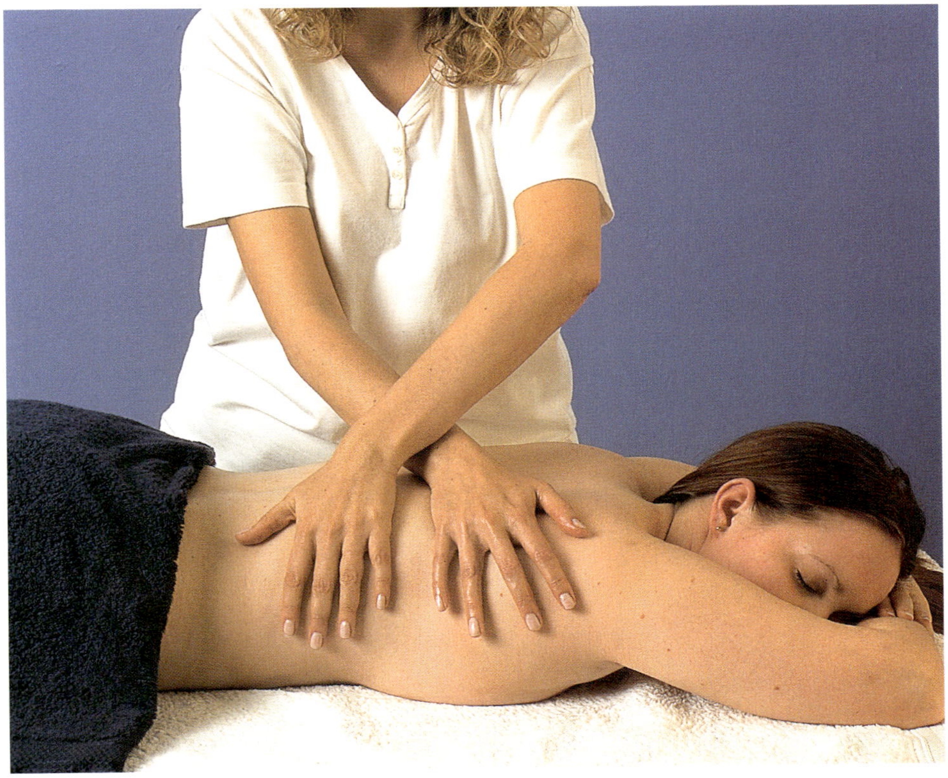

DIE VORDERSEITE DES KÖRPERS

FUSSMASSAGE

1 Einstimmung
2 Streichung des Fußes
3 Reibung der Fußsohle
4 Fußspreizen
5 Reibung der Fußinnenkante
6 Zehenmassage
7 Fußknöchelmassage
8 Fußkreisen
9 Fußschaukeln
10 Abschluss – Streichung

Wenden Sie alle Schritte an beiden Beinen an.

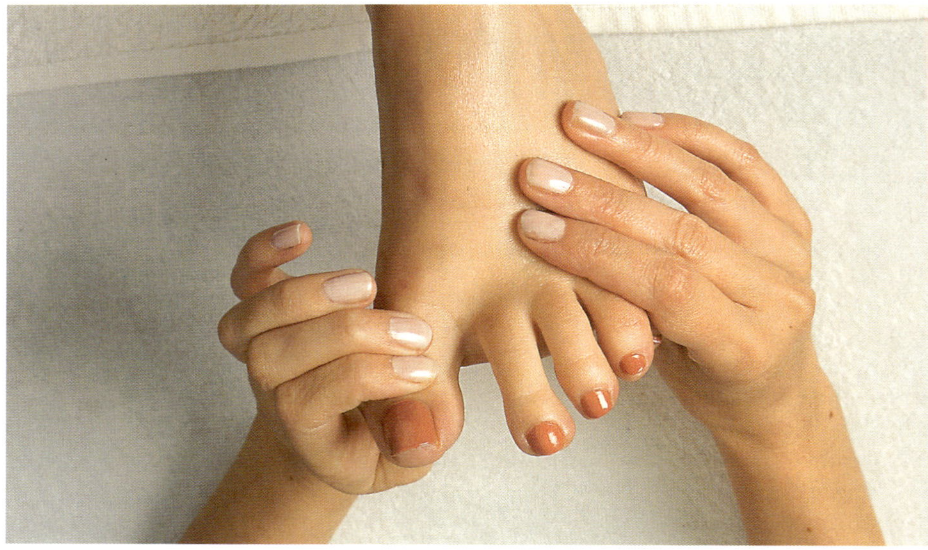

BEINMASSAGE

1 Einstimmung
2 Streichung des Beins
3 Streichung des Unterschenkels
4 Reibung des Knies
5 Reibung um das Knie
6 Streichung des Oberschenkels
7 Knetung des Oberschenkels
8 Reibung des Oberschenkels
9 Klopfung des Oberschenkels
10 Abschluss – Streichung des Beins

Wenden Sie alle Schritte an beiden Füßen an.

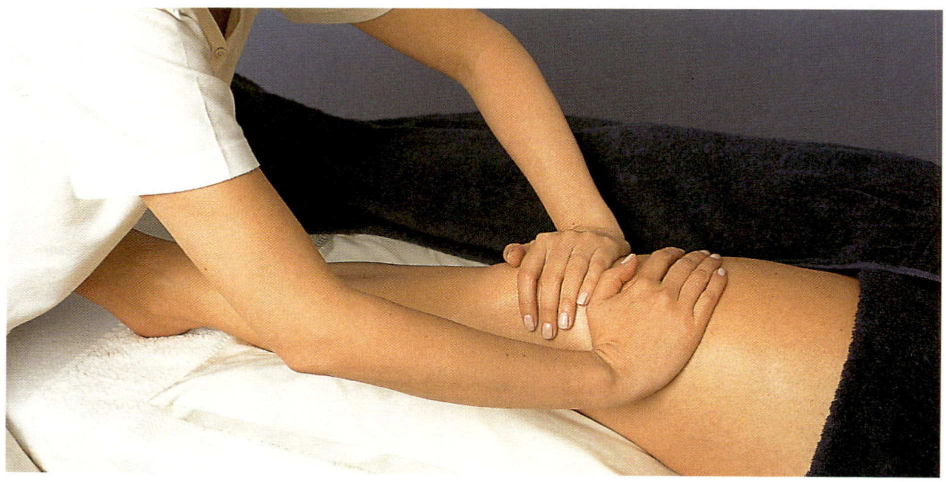

BAUCHMASSAGE

1 Einstimmung
2 Streichung des Bauchs (mit übereinander liegenden Händen)
3 Streichung des Bauchs (eine Hand folgt der anderen)
4 Dickdarmmassage
5 Streichung an den Seiten des Bauchs
6 Knetung des Bauchs
7 Klopfung des Bauchs
8 Streichung mit den Fingerspitzen
9 Abschluss

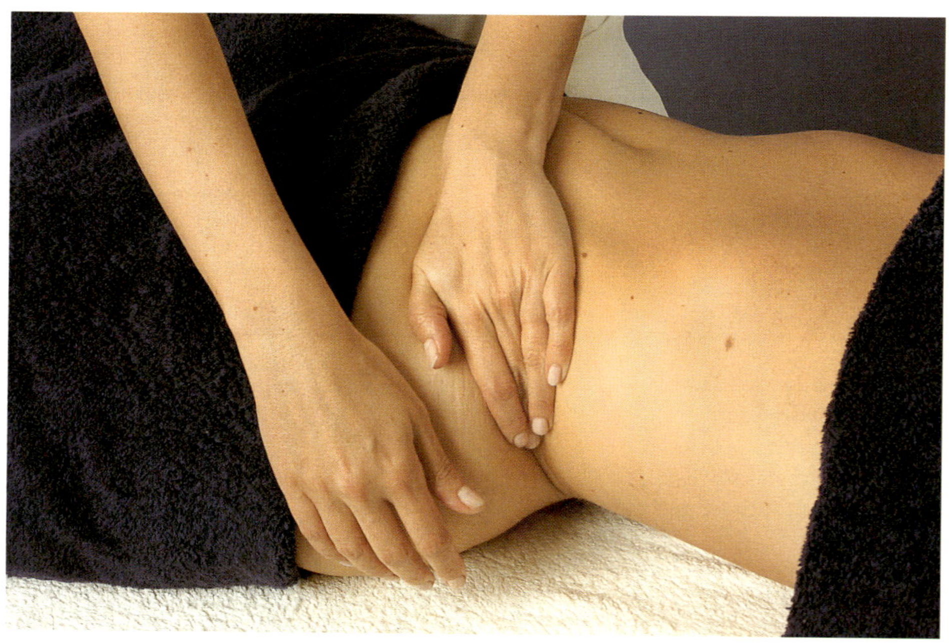

ARM- UND HANDMASSAGE

1 Einstimmung
2 Streichung des Arms
3 Reibung der Schulter
4 Knetung des Oberarms
5 Reibung des Ellbogens
6 Beugen und strecken des Unterarms
7 Streichung des Unterarms

8 Reibung des Handgelenks
9 Handkreisen
10 Streichung der Hand
11 Handspreizen
12 Reibung der Handfläche
13 Streichung des Handrückens
14 Finger- und Daumendehnen
15 Reibung der Finger und des Daumens
16 Beugen und strecken der Finger und des Daumens
17 Finger- und Daumenkreisen
18 Streichung des Arms
19 Abschluss – Streichung mit den Fingerspitzen

Wenden Sie alle Schritte an beiden Armen und Händen an.

MASSAGE DES BRUSTBEREICHS UND DES NACKENS

1 Einstimmung
2 Streichung
3 Reibung des Brustbereichs
4 Reibung des Brustbereichs
5 Knetung des Brustbereichs
6 Schulterdehnen
7 Lockerung des Nackens
8 Streichung der Seiten des Nackens
9 Nackendehnen
10 Abschluss – Streichung

GESICHTSMASSAGE

1 Einstimmung
2 Streichung der Stirn
3 Streichung der Wangen
4 Streichung des Kinns
5 Entwässern des Gesichts
Entwässern der Wangen
Entwässern des Kinnbereichs
6 Streichung der Nase
7 Knetung des Kinnbereichs
8 Knetung der Augenbrauen
9 Streichung um die Augen
10 Ohrenmassage
11 Kreisen des Munds
12 Reibung der Kopfhaut
13 An den Haaren ziehen
14 Abschluss

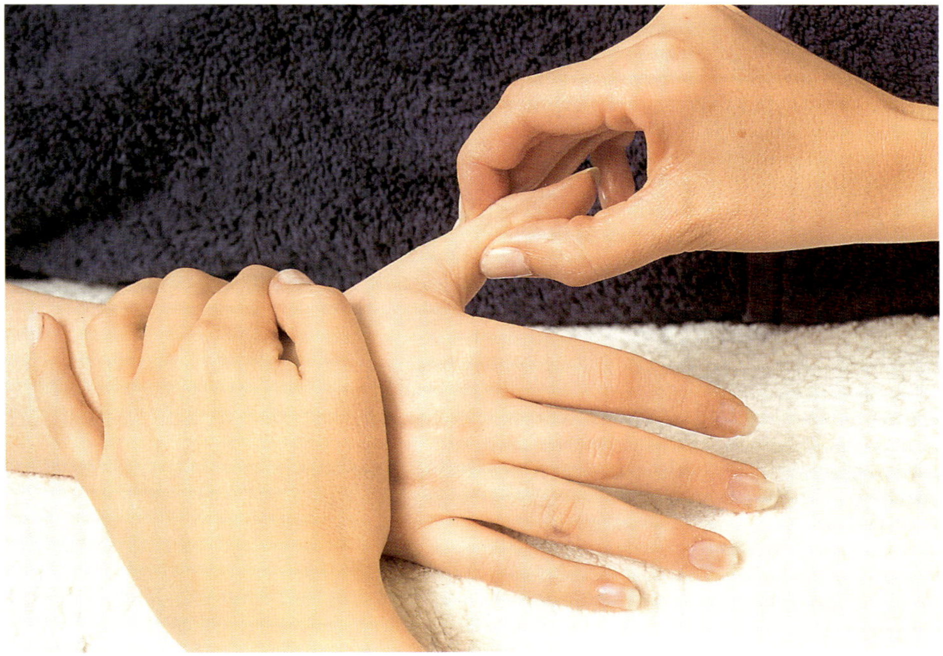

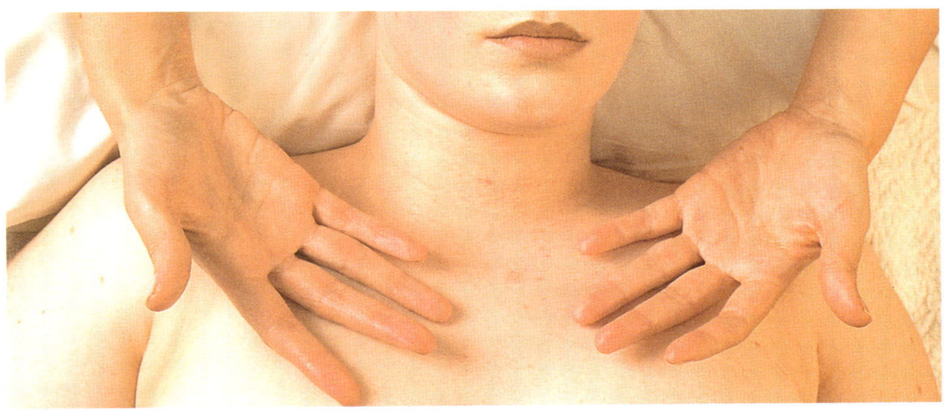

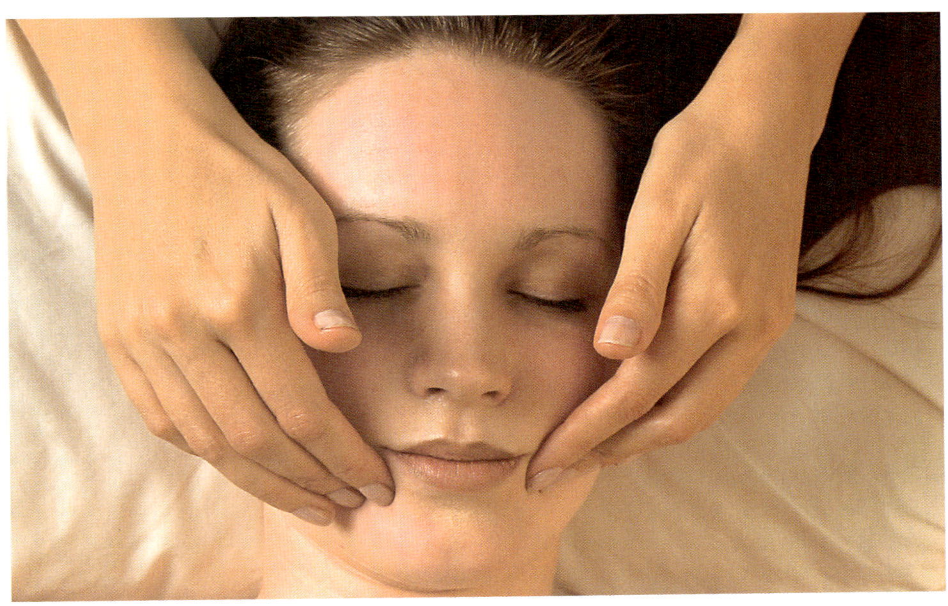

Selbstmassage

Der Vorteil der Selbstmassage liegt darin, dass Sie die Behandlung durchführen können, wann immer Sie möchten. Sie können selbst feststellen, welche Bewegungen Ihnen gut tun und mit verschiedenen Rhythmen und unterschiedlicher Druckintensität arbeiten. Je vertrauter Sie mit der Selbstmassage sind, um so einfacher ist es, andere Personen zu massieren.
Die Selbstmassage bringt allerdings auch einige Nachteile mit sich. Es findet kein Energieaustausch wie bei der Partnermassage statt, Sie können sich nicht vollständig entspannen, da eine Hand ständig massiert, und es gibt Körperteile, die Sie nur schwer oder überhaupt nicht erreichen können.
Wenn Ihnen kein Massagepartner zur Verfügung steht, werden Sie die Selbstmassage als äußerst wohltuend empfinden. Sie können die folgenden Schritte alle ausführen oder sich auf Bereiche beschränken, die einer Massage bedürfen.

Selbstmassage der Beine

Mit der Selbstmassage der Beine können Sie Muskelschmerzen behandeln, die Durchblutung anregen, Krampfadern vorbeugen und Toxine beseitigen. Sie benötigen etwa 5 Minuten für ein Bein.

Schritt 1 Streichung des Beins
Setzen Sie sich auf den Fußboden oder auf Ihre Massagebank und strecken Sie die Beine aus. Führen Sie Streichungen von den Fußknöcheln bis zum Oberschenkelansatz durch, wobei Sie die Form der Hände den Konturen des Beins anpassen. Gleiten Sie dann an den Seiten in die Ausgangsposition zurück, ohne Druck auszuüben (Abbildung 1).

Schritt 2 Streichung der Wade
Winkeln Sie das Bein an, sodass der Fuß flach auf der Unterlage steht. Streichen Sie mit einer oder mit beiden Händen von der Ferse bis zur Kniekehle (Abbildung 2).

Schritt 3 Knetung der Wade
Lassen Sie das Bein angewinkelt, wobei der Fuß flach auf der Unterlage steht, und kneten Sie die Wade. Mit dieser Technik bringen Sie tief liegende Toxine an die Oberfläche, um sie zu beseitigen. Außerdem können Sie Krämpfen vorbeugen beziehungsweise Krämpfe lösen (Abbildung 3).

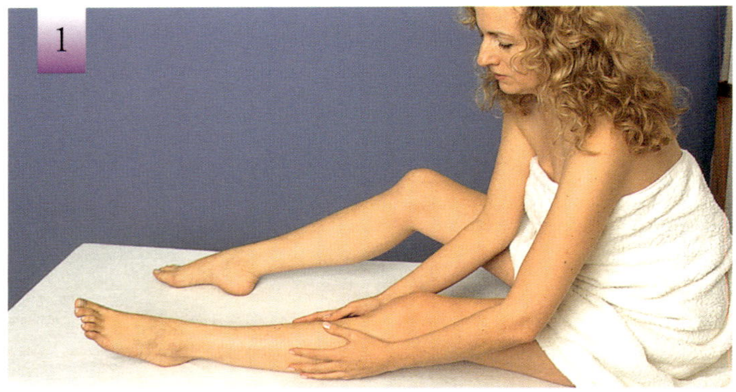

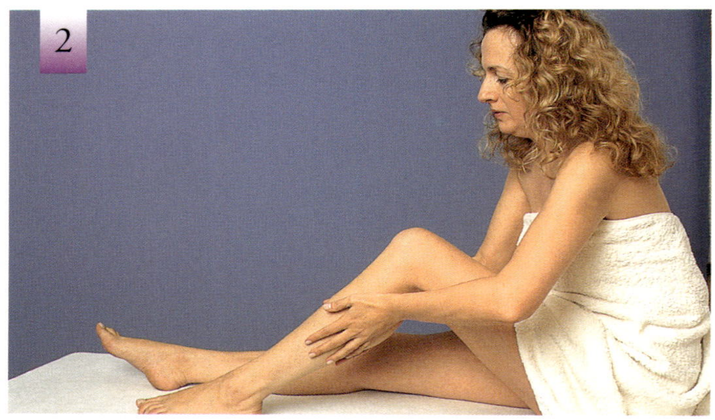

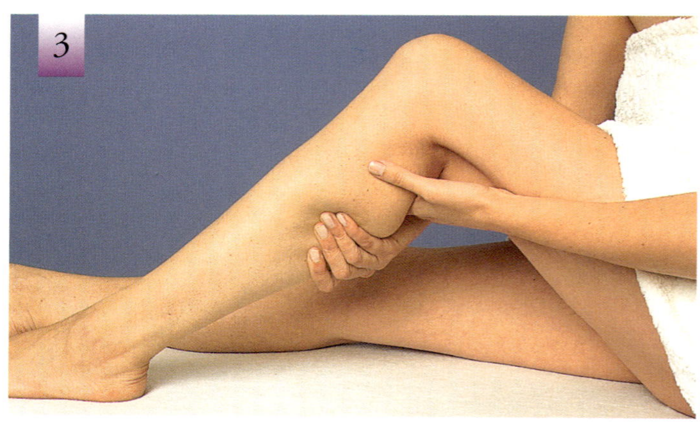

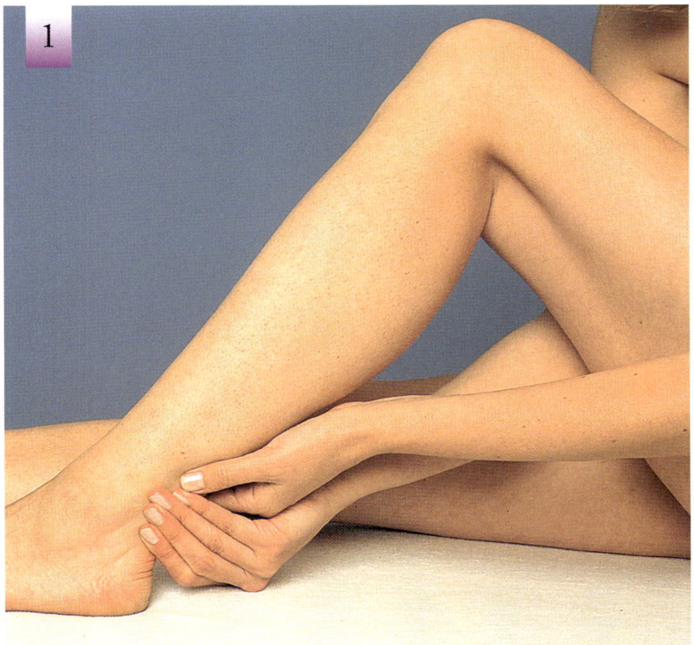

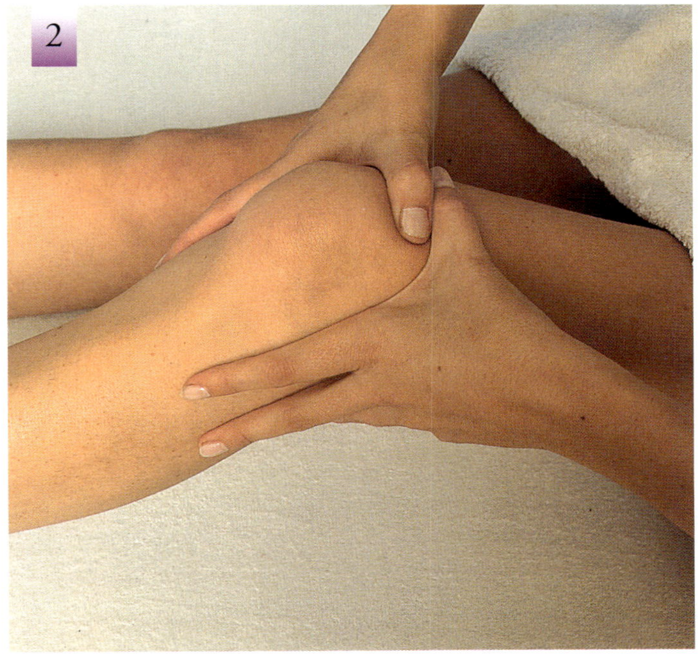

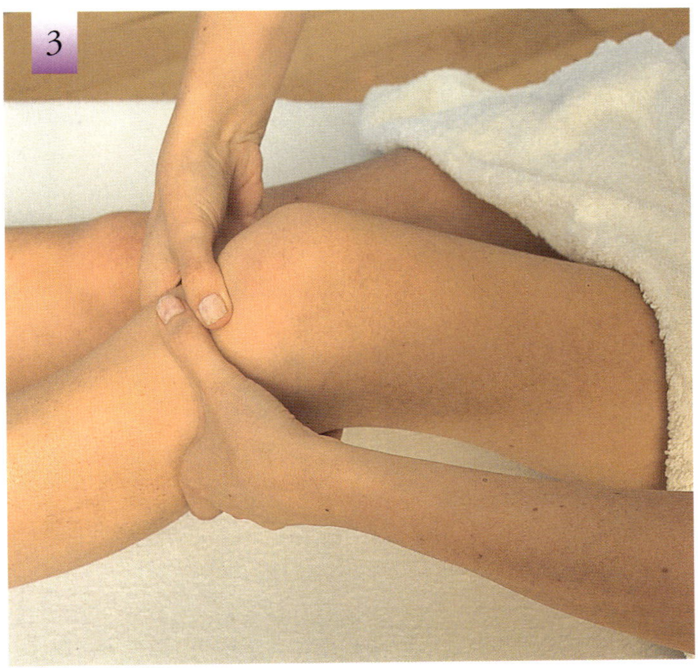

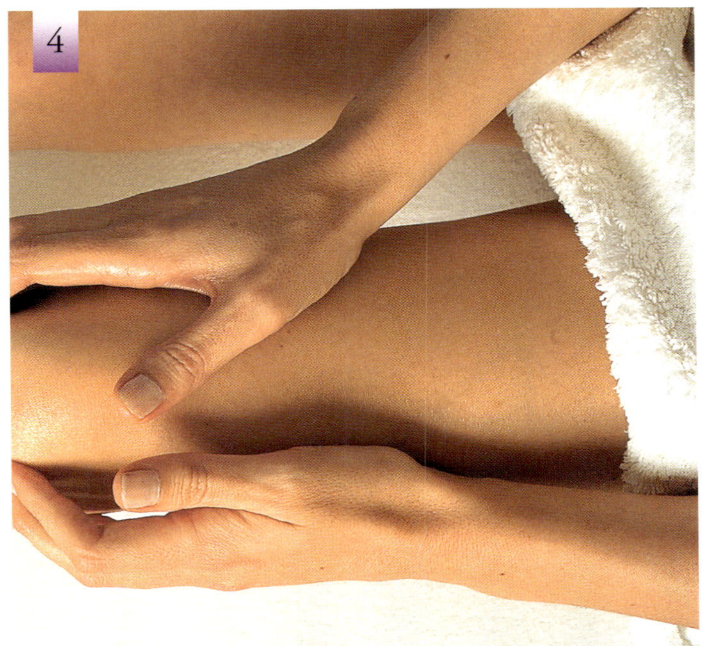

Schritt 4 Reibung der Achillessehne
Führen Sie mit den Fingerspitzen und den Daumen Zirkelungen um die Achillessehne durch (Abbildung 1).

Schritt 5 Reibung des Knies
Legen Sie beide Daumen unmittelbar unter das Knie und kreisen Sie sanft über die Kniescheibe, bis die Daumen über dem Knie wieder aufeinander treffen (Abbildung 2).

Schritt 6 Wiederholen Sie diesen Vorgang in entgegengesetzter Richtung (Abbildung 3).

Schritt 7 Reibung um das Knie
Führen Sie mit dem Daumen oder mit den Fingerspitzen kleine Zirkelungen um das Knie durch. Mit dieser Technik steigern Sie die Beweglichkeit des Kniegelenks. Wenn Sie an Arthritis oder an einer alten Sportverletzung leiden, sollten Sie diese Technik täglich anwenden (Abbildung 4).

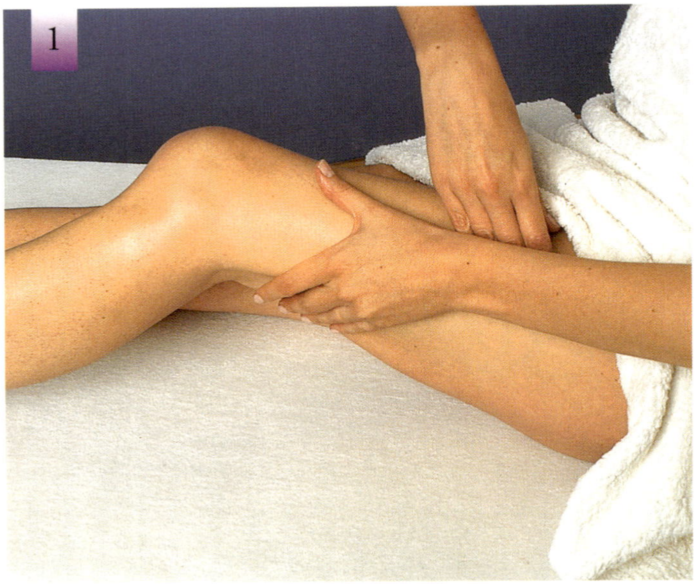

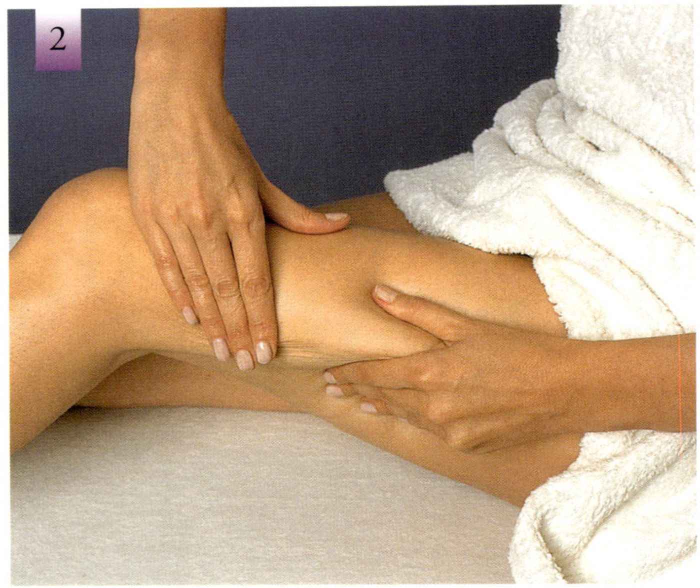

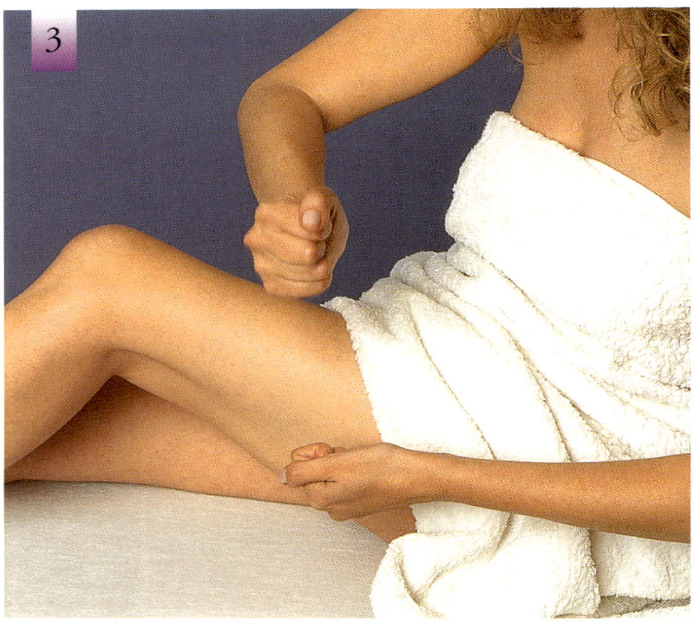

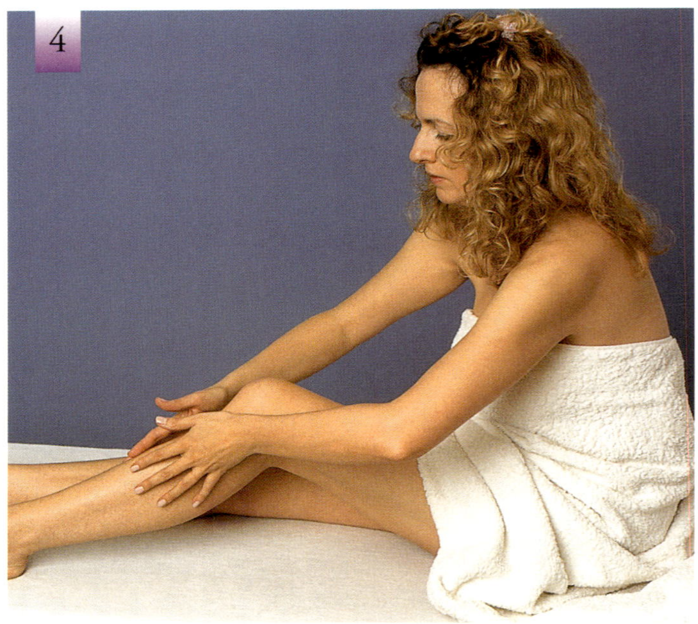

Schritt 8 Streichung des Oberschenkels
Streichen Sie über den gesamten Oberschenkel (Vorder- und Rückseite sowie die Seiten). Sie können die Streichung so ausführen, dass eine Hand der anderen folgt oder Sie legen eine Hand zur Unterstützung auf die andere, sodass Sie mehr Druck ausüben können (Abbildung 1).

Schritt 9 Knetung des Oberschenkels
Kneten Sie den gesamten Oberschenkel (Vorder- und Rückseite sowie die Seiten), um Fettablagerungen und Zellulitis zu reduzieren. Wenn Sie die Knetung regelmäßig anwenden, wird das Gewebe straffer. Wenn Sie unter Zellulitis leiden, können Sie außerdem die Hände zu lockeren Fäusten ballen und Kreisbewegungen auf dem Oberschenkel ausführen (Abbildung 2).

Schritt 10 Trommeln des Oberschenkels
Ballen Sie die Hände zu lockeren Fäusten und trommeln Sie rasch, aber behutsam, den Oberschenkel. Durch diese Technik wird die Blutzirkulation angeregt, Fettablagerungen werden reduziert und der Muskeltonus wird verbessert (Abbildung 3).

Schritt 11 Abschluss – Streichung des Beins
Streichen Sie behutsam mit den Fingerspitzen vom Fußknöchel zum Oberschenkelansatz (Abbildung 4).

Wiederholen Sie Schritt 1 bis 11 am anderen Bein.

FUSSMASSAGE

Mit einer täglichen Fußmassage können Sie Stress abbauen und Ihren allgemeinen Gesundheitszustand verbessern, denn entsprechend der Fußreflexzonentherapie spiegelt sich der gesamte Körper an den Füßen wider.
Sie können sich auf den Fußboden, ein Bett oder einen Stuhl setzen. Sitzen Sie so, dass Sie den Fuß, den Sie massieren, bequem über das Knie des anderen Beins ziehen können. Wenn Sie auf dem Fußboden sitzen, sollten Sie ein Kissen unter das angewinkelte Knie legen, um Reibungen zu vermeiden.

Schritt 1 Streichung des Fußes
Legen Sie eine Hand auf den Fußrücken und die andere Hand an die Fußsohle. Streichen Sie kräftig mit beiden Händen von den Zehen bis zum Fußknöchel. Gleiten Sie in die Ausgangsposition zurück, ohne Druck auszuüben (Abbildung 1).

Schritt 2 Reibung der Fußsohle
Umfassen Sie die Zehen mit einer Hand und gehen Sie mit dem Daumen der anderen Hand in kleinen tiefen Zirkelungen in vertikalen Linien über die Fußsohle. Mit dieser Technik lockern Sie Sehnen und Muskeln (Abbildung 2).

Schritt 3 Reibung der Zehen
Legen Sie eine Hand an den Fußballen. Mit Daumen und Zeigefinger der anderen Hand massieren Sie die Zehen mit kleinen Kreisbewegungen von der Zehenspitze zur -basis, um sie zu lockern (Abbildung 3).

Schritt 4 Zehendehnen
Dehnen Sie jede Zehe vorsichtig mit Daumen und Zeigefinger und drehen Sie sie im und gegen den Uhrzeigersinn, um die Beweglichkeit der Gelenke zu steigern (Abbildung 4).

1

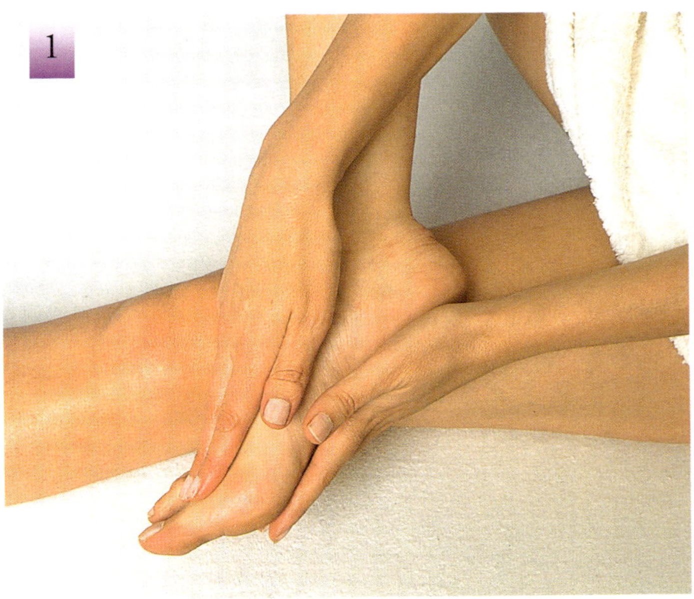

2

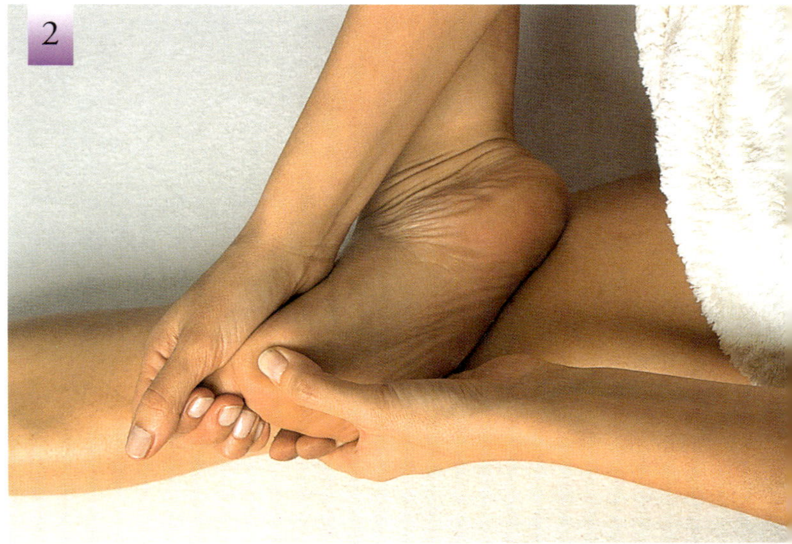

3

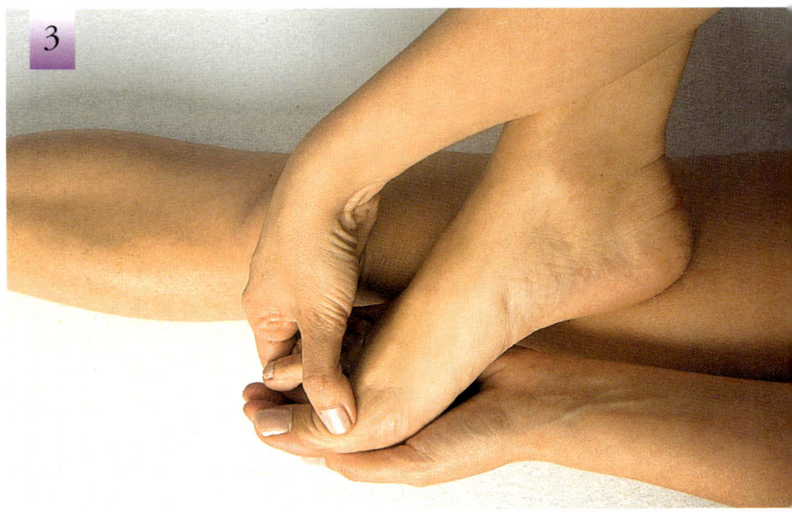

4

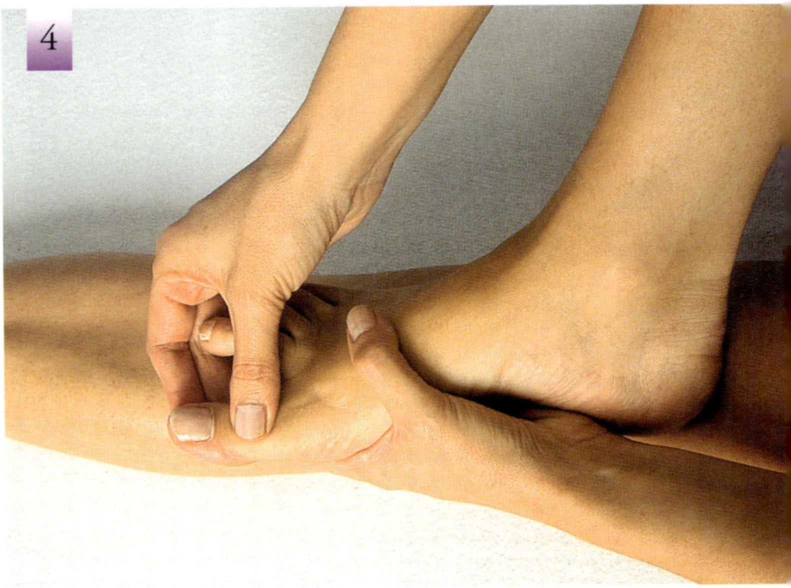

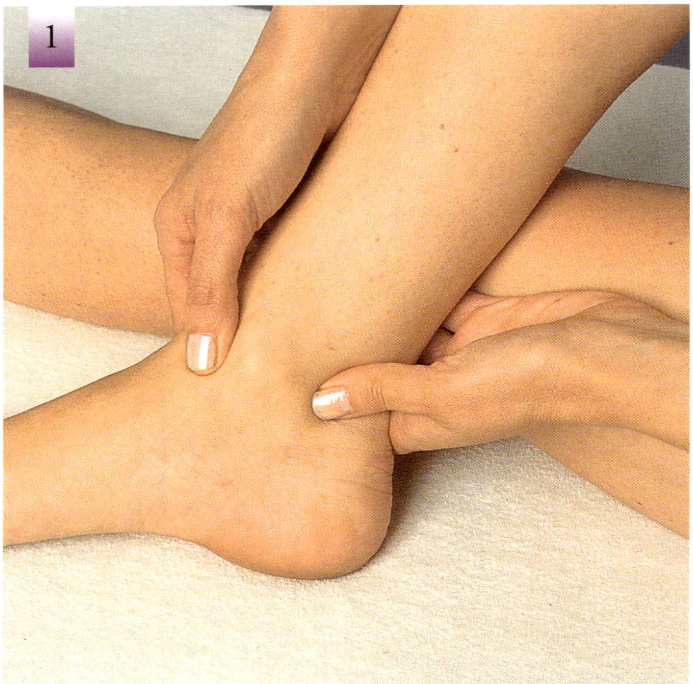

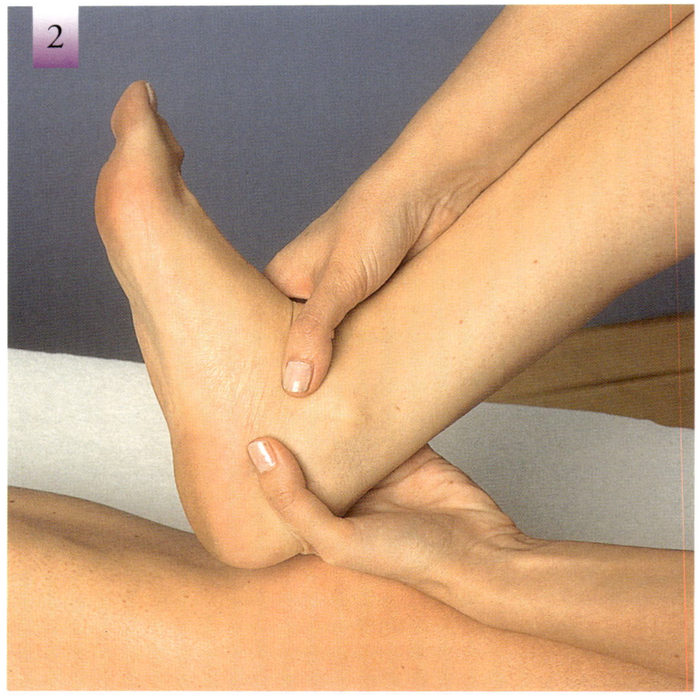

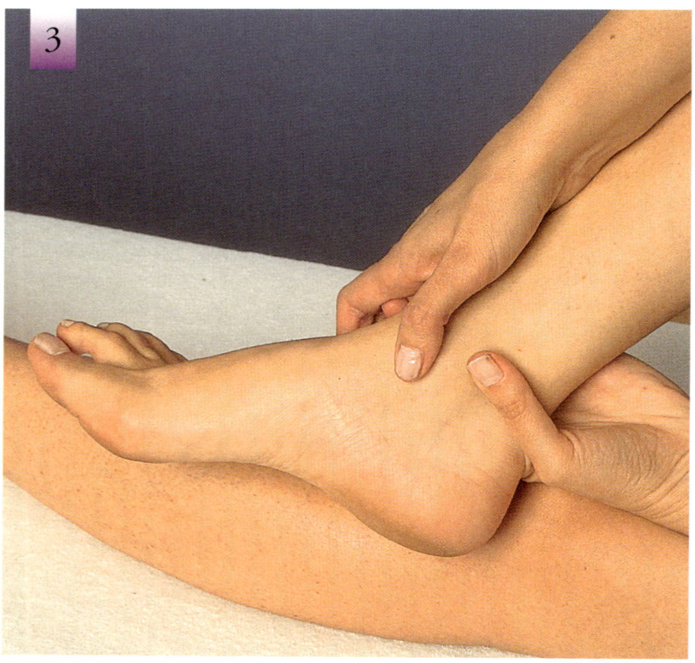

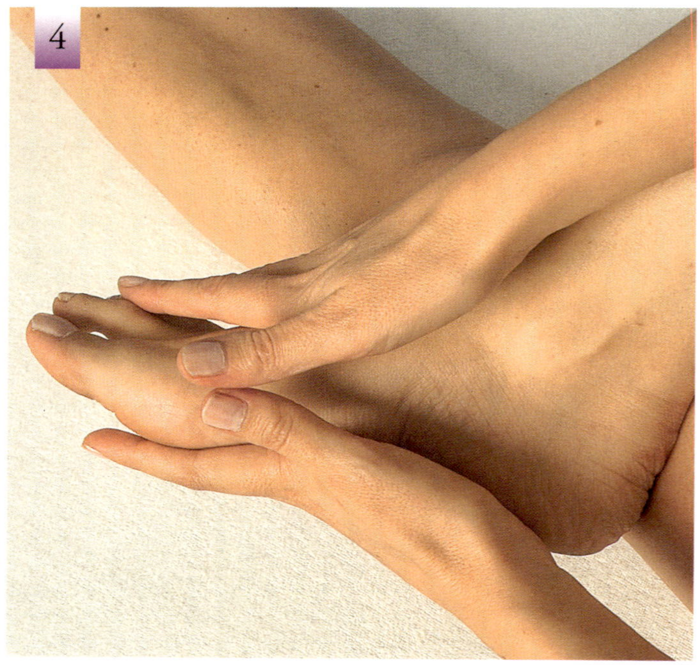

Schritt 5 Reibung der Fußknöchel
Führen Sie mit den Daumen kleine tiefe Zirkelungen um den Fußknöchel durch, um altes Narbengewebe abzubauen (Abbildung 1).

Schritt 6 Fußkreisen
Drehen Sie den Fuß langsam und vorsichtig im und gegen den Uhrzeigersinn, um die Beweglichkeit der Fußknöchel zu steigern (Abbildung 2 und 3).

Schritt 7 Abschluss
Streichen Sie nur mit den Fingerspitzen langsam von den Zehen zu den Fußknöcheln. Umfassen Sie den Fuß mit beiden Händen und kneten Sie ihn behutsam (Abbildung 4).

Wiederholen Sie alle Schritte der Fußmassage am anderen Fuß.

NACKEN- UND SCHULTERMASSAGE

Viele Menschen haben gelegentlich Probleme im Nacken- und Schulterbereich. Ein steifer Nacken verursacht oft Kopfschmerzen und kann dazu führen, dass man den Kopf nicht mehr drehen kann.
Sie können sich für diese Massage auf den Fußboden, ein Bett oder einen Stuhl setzen. Sie erreichen Nacken und Schultern problemlos und können auch durch Ihre Kleidung massieren.

Schritt 1 Reibung des Nackenansatzes
Neigen Sie den Kopf entspannt nach vorne und legen Sie die Hände an den Nacken. Führen Sie mit dem Daumen oder mit den Fingerspitzen kleine Zirkelungen über dem Nackenansatz aus. Wenn Sie kräftigen Druck ausüben, lindern Sie Kopfschmerzen und verhindern, dass die Schmerzen erneut auftreten (Abbildung1).

Schritt 2 Streichung des Nackens
Verschränken Sie Ihre Finger locker im Nacken und streichen Sie vom Nackenansatz bis zu den Schultern (Abbildung 2).

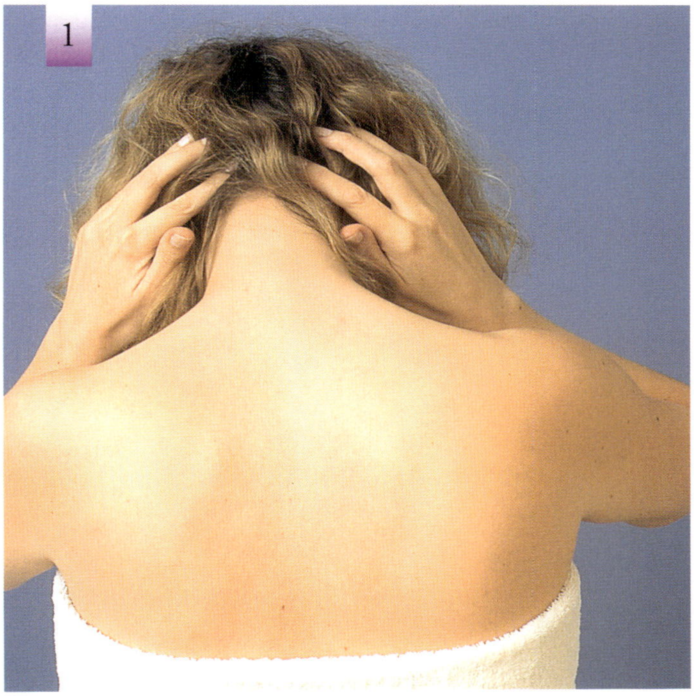

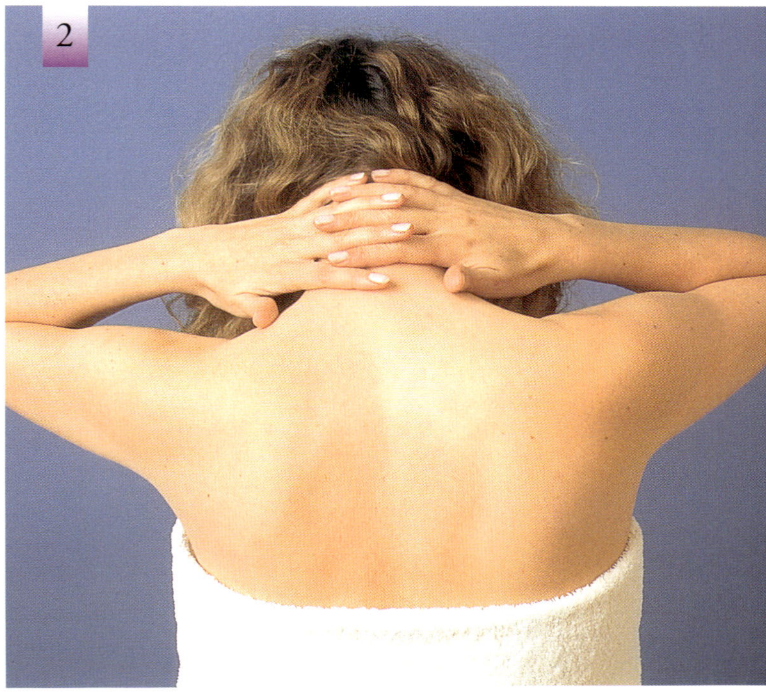

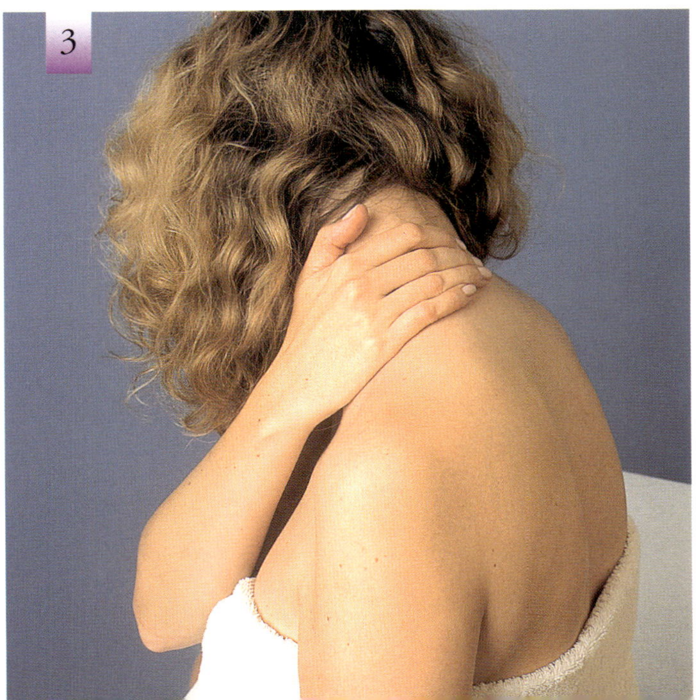

Schritt 3 Streichung der Schultern
Um die linke Schulter zu massieren, legen Sie die rechte Hand an den Nacken und streichen entlang der Seite des Nackens und über die Schulter (Abbildung 3).
Mit dieser Technik entspannen Sie die Muskeln in diesem Bereich.

Wiederholen Sie Schritt 3 an der rechten Schulter mit der linken Hand.

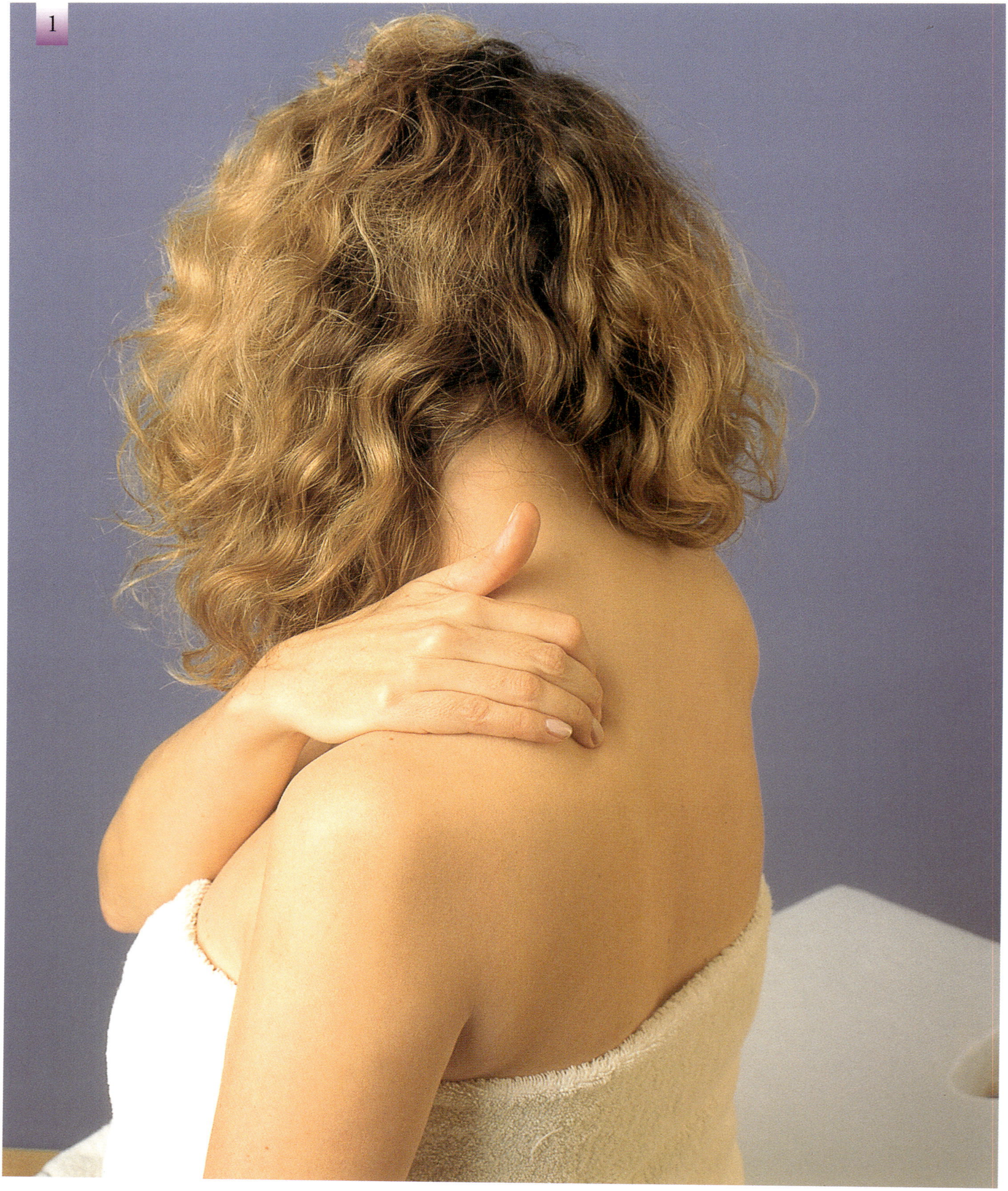

2

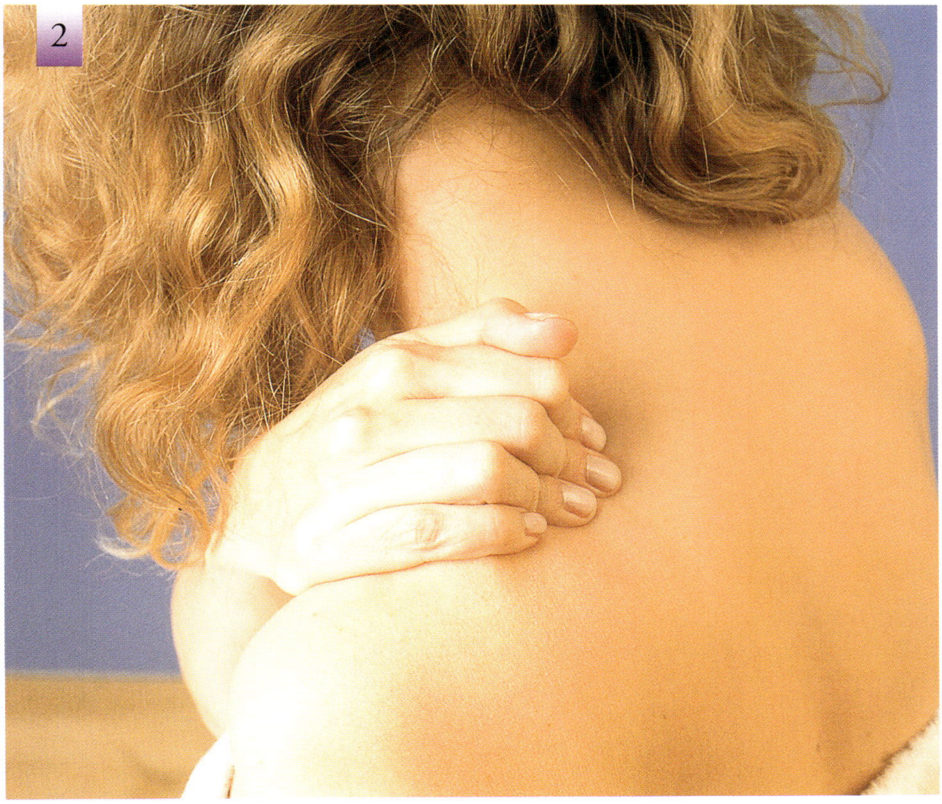

Schritt 4 Reibung der Schulterblätter
Legen Sie die rechte Hand auf das linke Schulterblatt und führen Sie mit den Fingerspitzen tiefe Zirkelungen über dem Schulterblatt durch, um Verspannungen zu lösen (Abbildung 1).

Wiederholen Sie diese Technik am rechten Schulterblatt mit der linken Hand.

Schritt 5 Knetung der Schulter
Legen Sie die rechte Hand auf die linke Schulter. Ziehen Sie vorsichtig möglichst viel Gewebe hoch und kneten Sie die Schulter.

Wiederholen Sie diese Technik an der rechten Schulter mit der linken Hand.

3

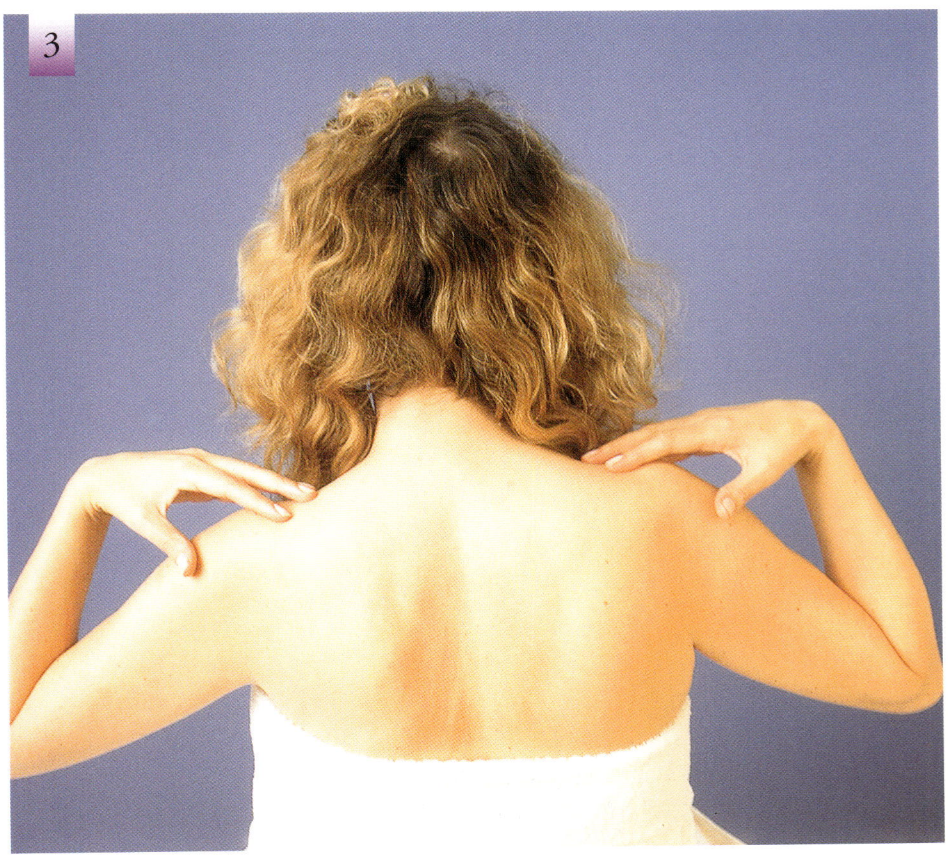

Schritt 6 Abschluss – Streichung
Streichen Sie mit den Fingerspitzen sanft an beiden Seiten vom Nackenansatz über den Nacken und über die Schultern (Abbildung 3).

Arm- und Handmassage

Für Menschen, die ihre Hände im Alltag viel einsetzen wie Frisöre, Gärtner, Schreibkräfte oder Musiker, ist die Arm- und Handmassage besonders wohltuend. Außerdem kann man damit Sportverletzungen wie Tennisellbogen vorbeugen.

Schritt 1 Streichung des Arms
Legen Sie eine Hand entspannt auf den Oberschenkel und streichen Sie mit der anderen Hand vom Handgelenk bis zur Schulter über den ganzen Arm (Abbildung 1).

Schritt 2 Knetung des Oberarms
Ziehen Sie vorsichtig möglichst viele Muskeln am Oberarm hoch und kneten Sie den Arm, um Fettablagerungen zu reduzieren und den Muskeltonus zu verbessern (Abbildung 2).

Schritt 3 Streichung des Unterarms
Umfassen Sie das Handgelenk so, dass sich der Daumen an der Oberseite des Arms befindet und die Finger an der Außenseite liegen. Führen Sie kräftige Streichungen vom Handgelenk bis zum Ellbogen durch. Wenn Sie Verspannungen ertasten, lockern Sie diese mit kleinen tiefen Zirkelungen (Abbildung 3).

Schritt 4 Reibung des Ellbogens
Führen Sie mit den Fingerspitzen kleine Zirkelungen um den Ellbogen aus. Wenn Sie Verspannungen ertasten, üben Sie kräftigen Druck auf diese Bereiche aus (Abbildung 4).

Schritt 5 Beugen und strecken des Ellbogens
Umfassen Sie mit einer Hand den Ellbogen. Beugen und strecken Sie den Unterarm langsam und vorsichtig, um die Beweglichkeit des Ellbogens zu steigern (Abbildung 5).

Schritt 6 Reibung des Handgelenks
Zur Lockerung des Handgelenks, führen Sie mit dem Daumen oder mit den Fingerspitzen kleine kräftige Zirkelungen um das Handgelenk aus (Abbildung 6).

Schritt 7 Handkreisen
Drehen Sie die Hand vorsichtig im und gegen den Uhrzeigersinn, um die Beweglichkeit des Handgelenks zu steigern (Abbildung 7).

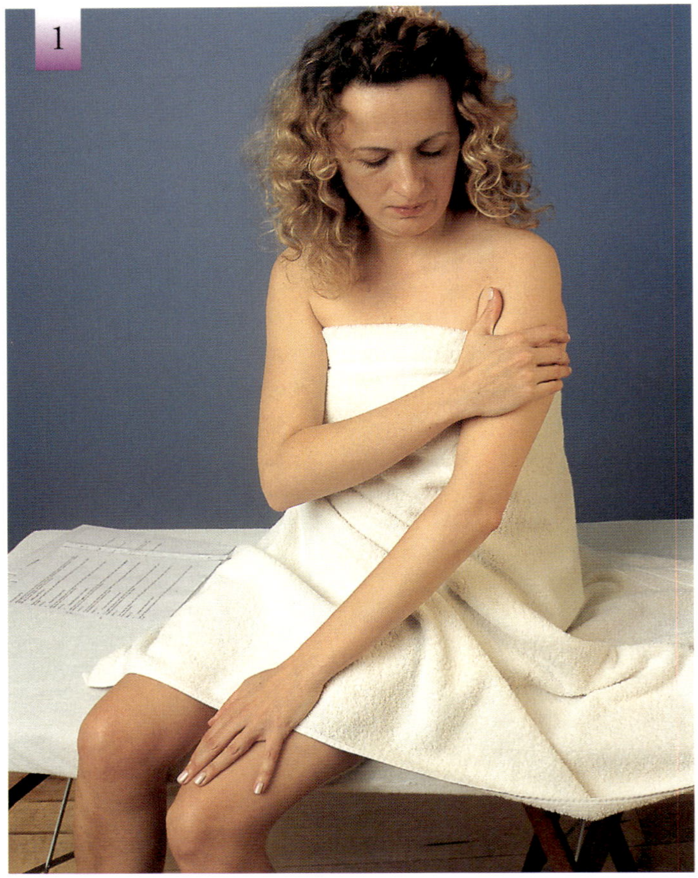

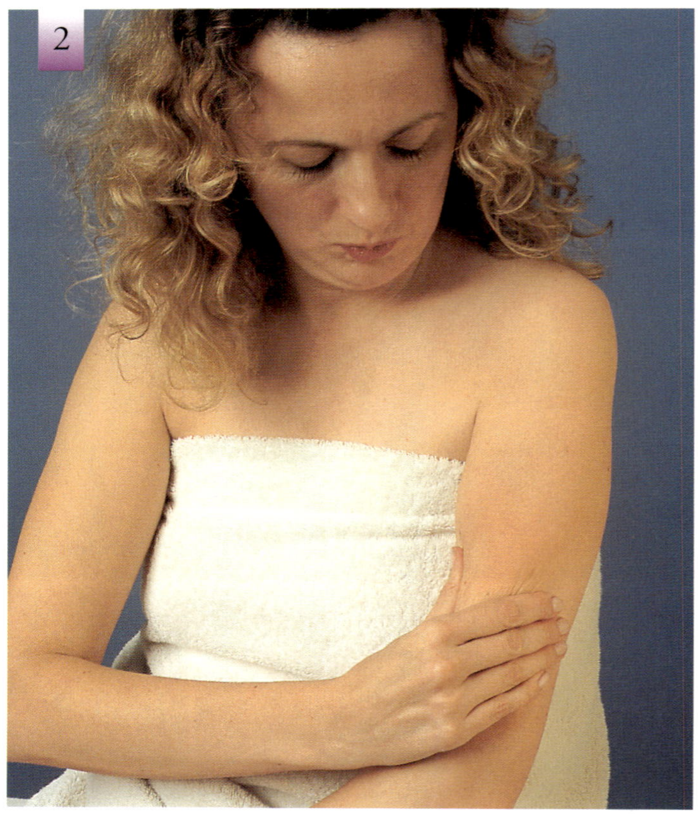

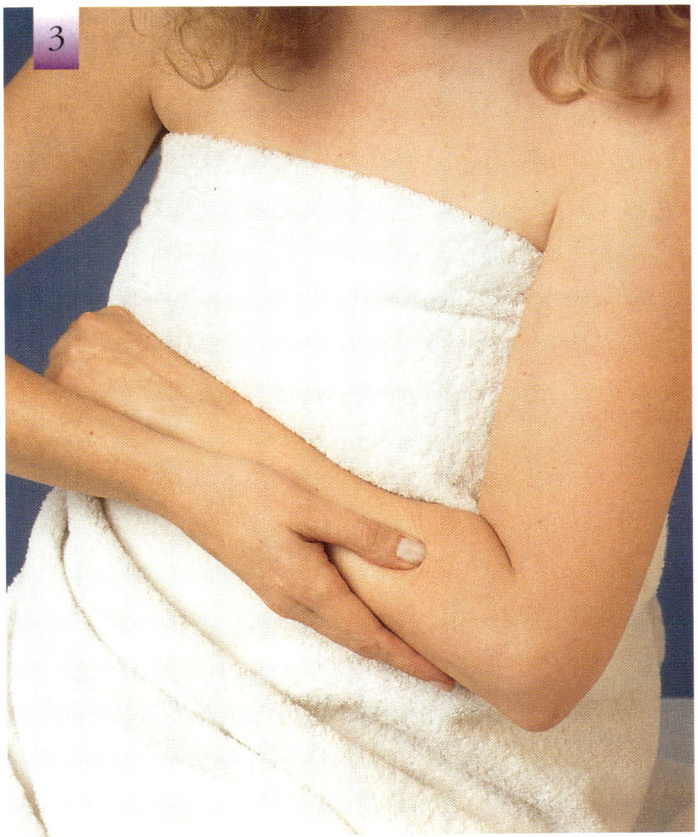
3

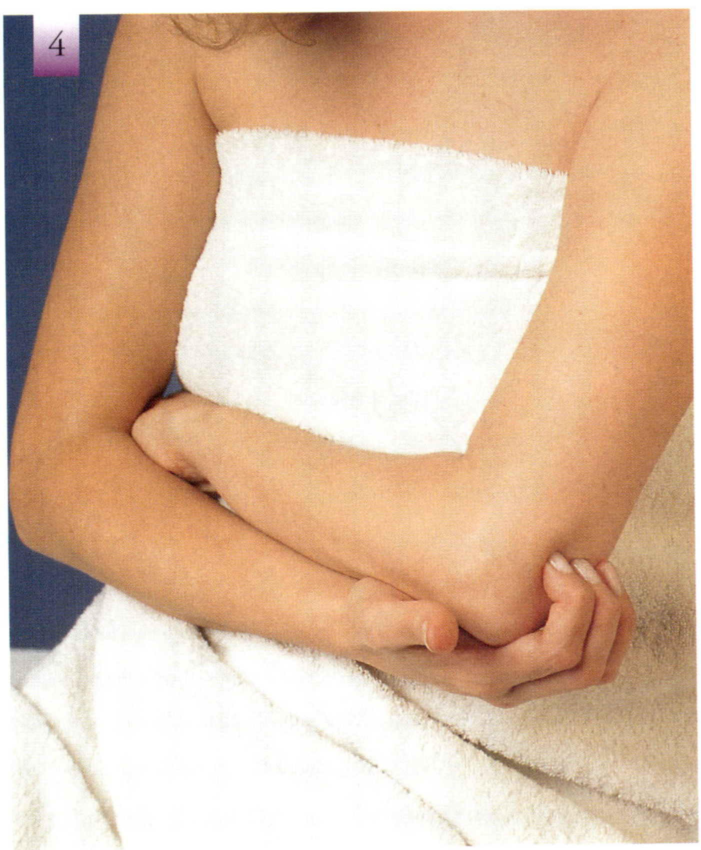
4

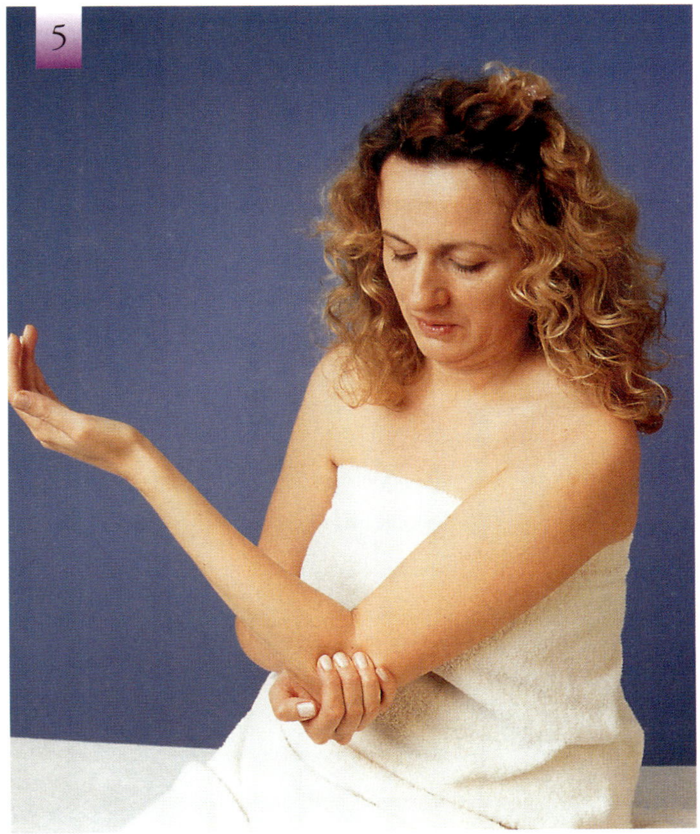
5

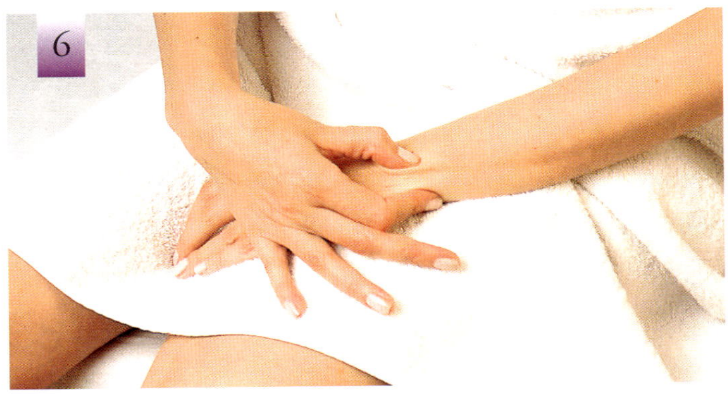
6

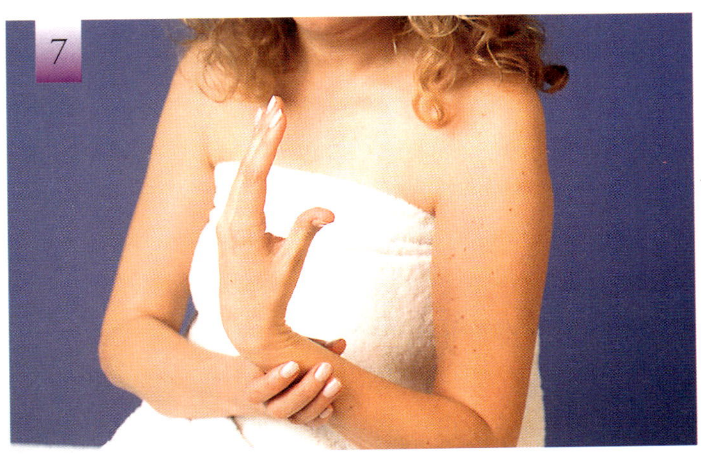
7

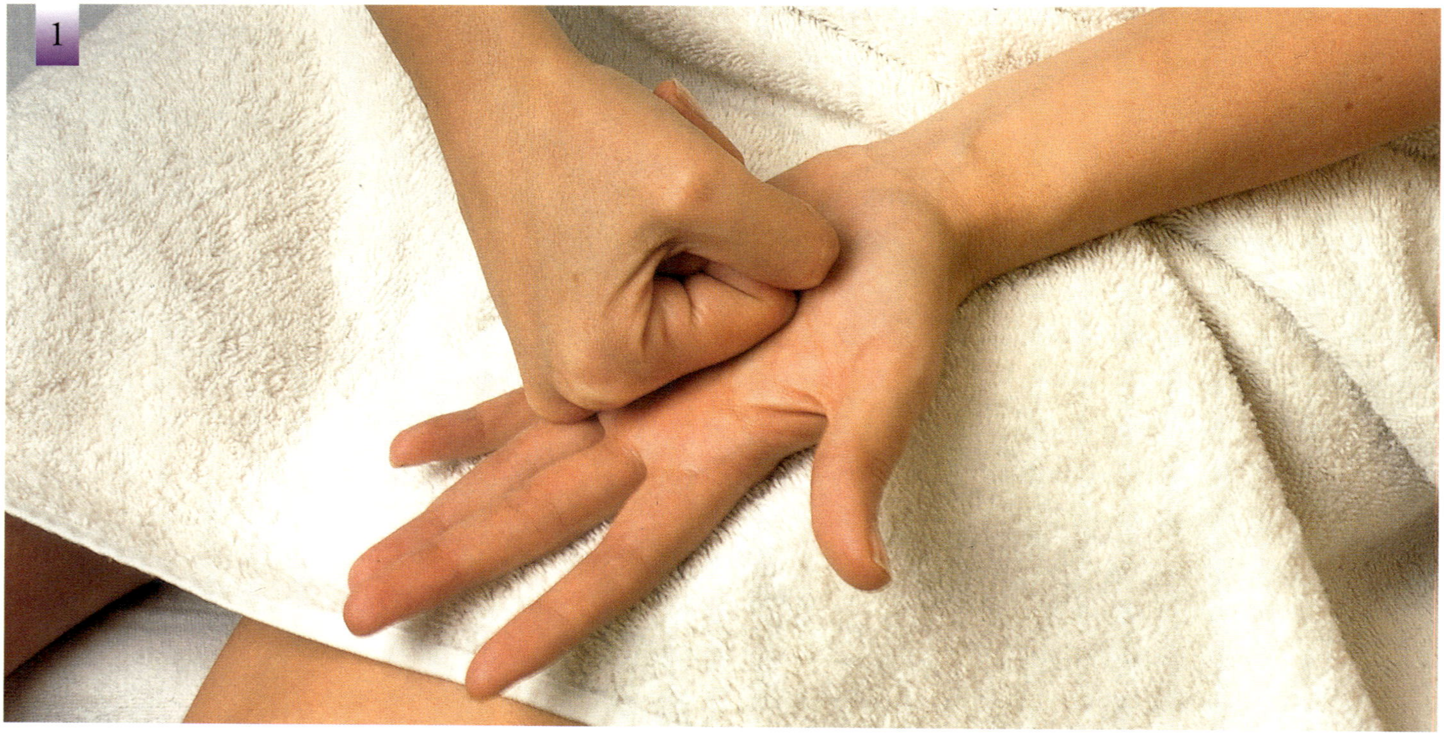

Schritt 8 Reibung der Handfläche
Ballen Sie eine Hand zu einer lockeren Faust und kreisen Sie vorsichtig mit den Fingerknöcheln über die Handfläche der anderen Hand (Abbildung 1).

Schritt 9 Streichung des Handrückens
Legen Sie eine Hand auf den Oberschenkel und streichen Sie mit dem Daumen oder mit den Fingerspitzen der anderen Hand über die Furchen zwischen den Sehnen am Handrücken. Gehen Sie dabei jeweils vom Fingerknöchel bis zum Handgelenk (Abbildung 2).

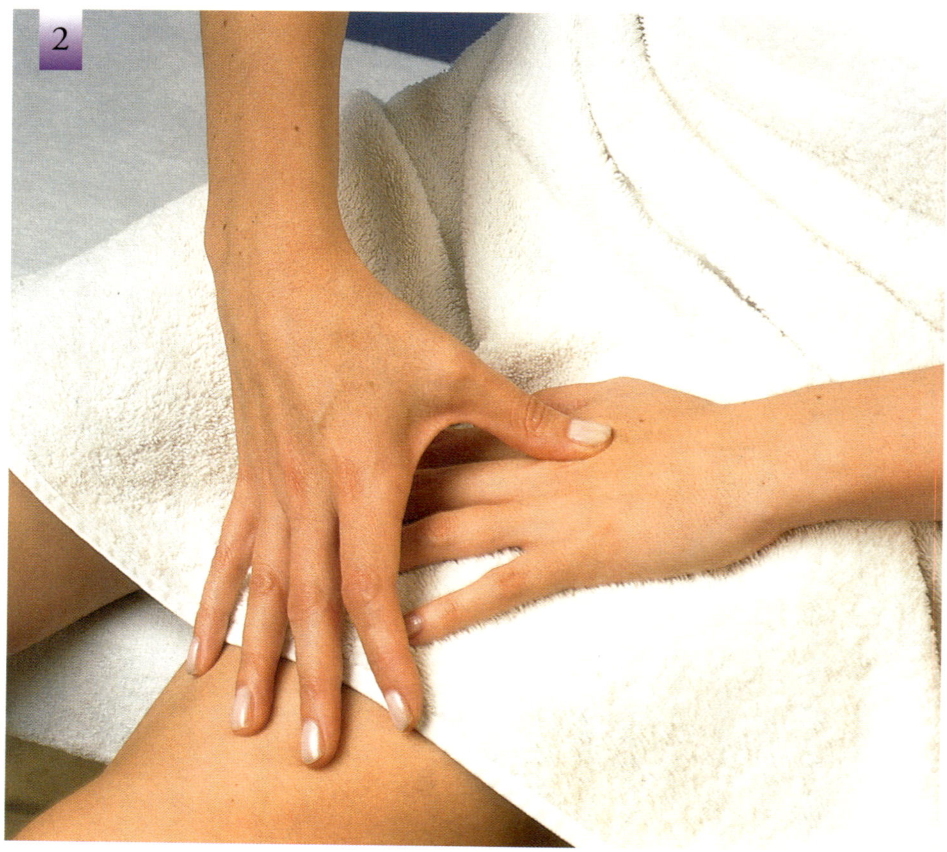

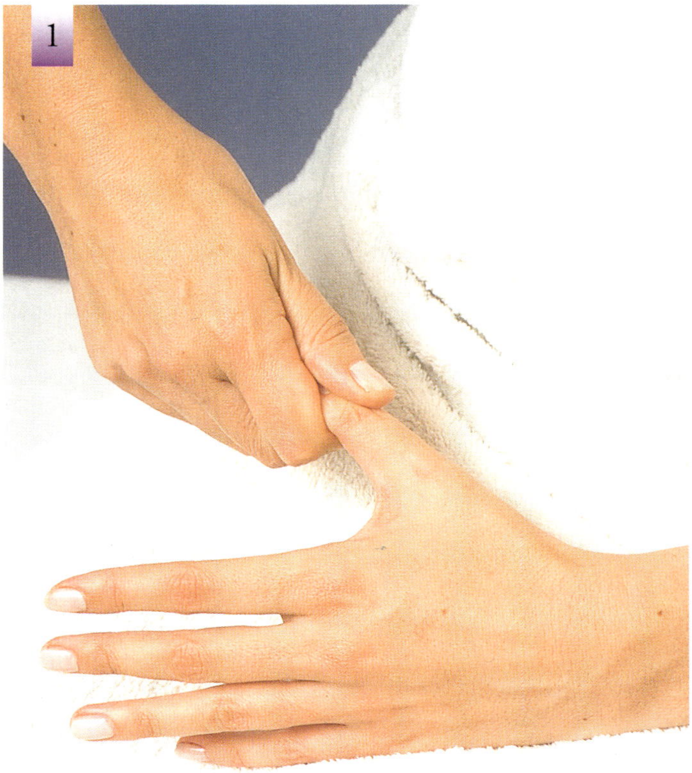

1

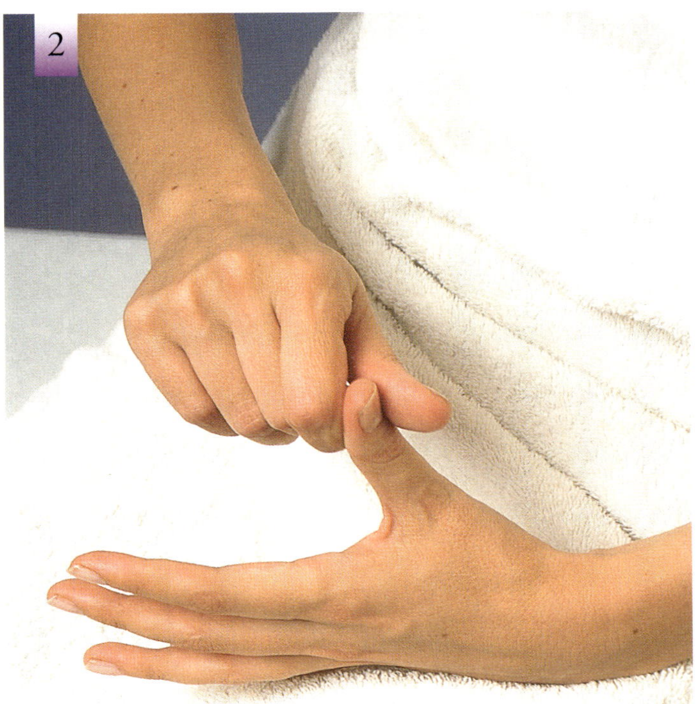

2

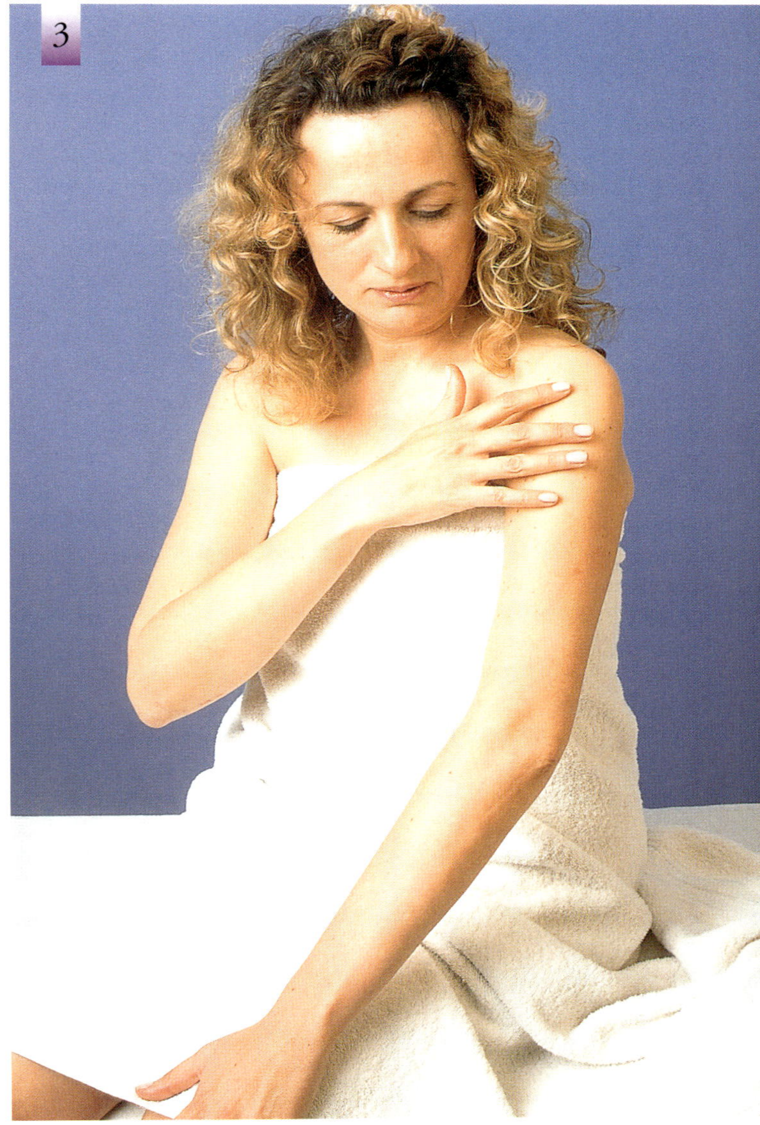

3

Schritt 10 Streichung der Finger und des Daumens
Streichen Sie behutsam und langsam über den Daumen und über jeden Finger. Halten Sie den jeweiligen Finger zwischen Daumen und Zeigefinger der anderen Hand und wandern Sie von der Fingerbasis zur Fingerspitze (Abbildung 1).

Schritt 11 Finger- und Daumenkreisen
Drehen Sie die einzelnen Finger und den Daumen vorsichtig im und gegen den Uhrzeigersinn (Abbildung 2).
Mit dieser Technik lockern Sie die Gelenke und steigern Sie die Beweglichkeit der Finger und des Daumens.

Schritt 12 Abschluss
Streichen Sie mit den Fingerspitzen sanft vom Handgelenk bis zur Schulter. Achten Sie darauf, dass Sie den ganzen Arm (Vorder- und Rückseite sowie die Seiten) behandeln (Abbildung 3).

Wiederholen Sie alle Schritte am anderen Arm.

KOPF- UND GESICHTSMASSAGE

Schritt 1 Streichung
Legen Sie die Hände auf die Stirn, sodass sich die Fingerspitzen in der Mitte der Stirn leicht berühren und streichen Sie nach außen (Abbildung 1).
Streichen Sie dann mit den Fingerspitzen von innen nach außen über die Wangen (Abbildung 2) und schließlich vom Kinn über die Kinnbacken (Abbildung 3).

Schritt 2 Reibung des Gesichts
Führen Sie mit den Fingerspitzen behutsame Zirkelungen über das ganze Gesicht aus. Beginnen Sie am Haaransatz und enden Sie am Kinn (Abbildung 4).

Schritt 3 Knetung der Augenbrauen und des Kinns
Kneten Sie die Augenbrauen vorsichtig von innen nach außen mit Daumen und Zeigefingern (Abbildung 5). Wenden Sie diese Technik auch am Kinn an, um die Spannkraft zu erhöhen und einem Doppelkinn vorzubeugen (Abbildung 6).

Schritt 4 Streichung um die Augen
Streichen Sie mit den Kuppen der Zeige- oder Mittelfinger von innen nach außen um die Augen. Gehen Sie dabei äußerst behutsam vor, denn dieses Gebiet ist sehr sensibel (Abbildung 7). Mit dieser Technik können Sie Schwellungen und Fältchen im Augenbereich abbauen.

Schritt 5 Reibung der Kopfhaut
Führen Sie mit den Fingerspitzen über den gesamten Kopf kräftige Zirkelungen durch. Mit dieser Technik lindern Sie Kopfschmerzen, lösen Verspannungen und regen den Haarwuchs an (Abbildung 8).

Schritt 6 Abschluss
Legen Sie die Handballen sanft über die Augen. Lassen Sie die Hände kurz liegen, sodass sich die Augen vollkommen entspannen können. Wenn Sie die Hände wegnehmen werden Sie sich neu belebt fühlen (Abbildung 9).

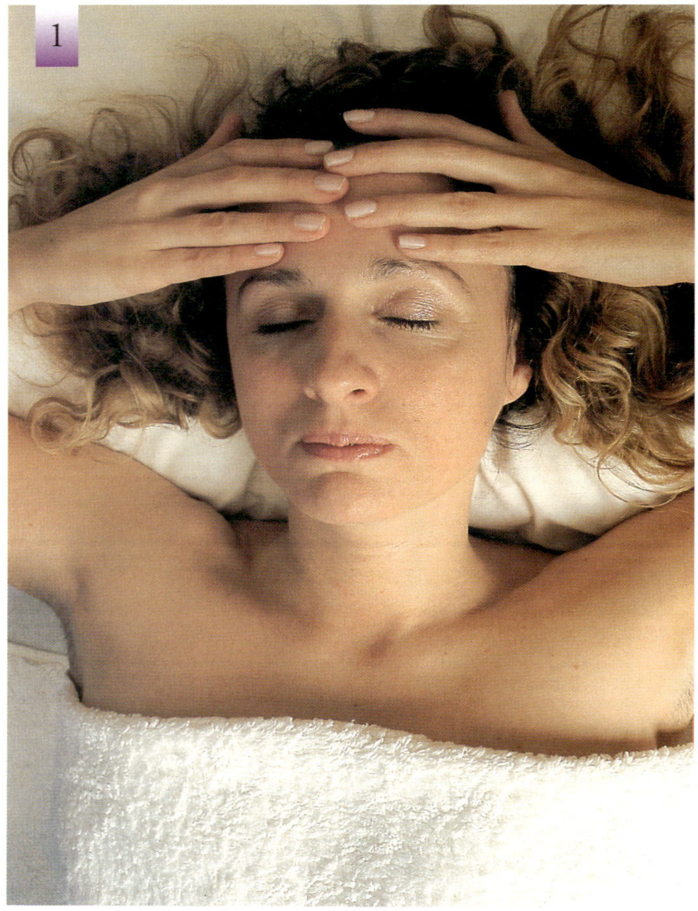
1

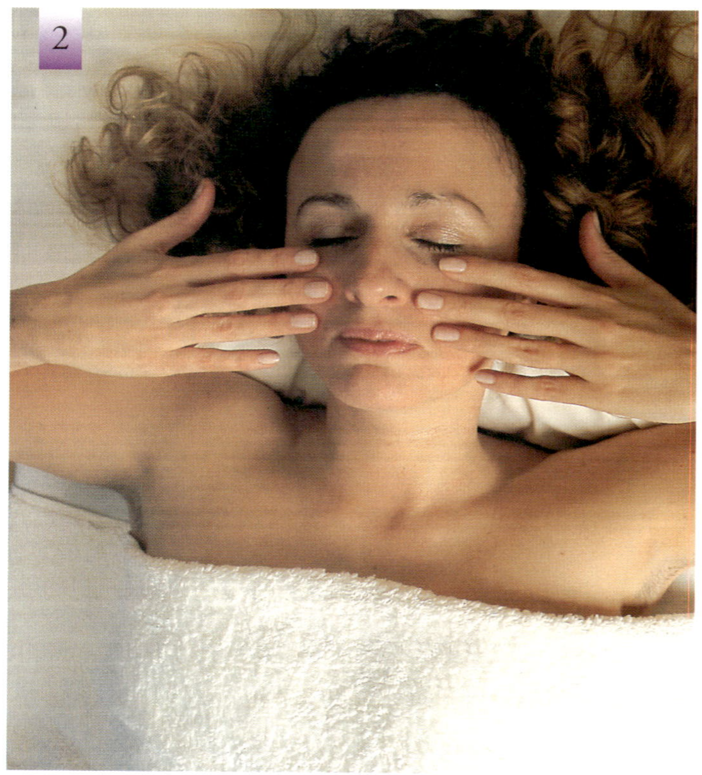
2

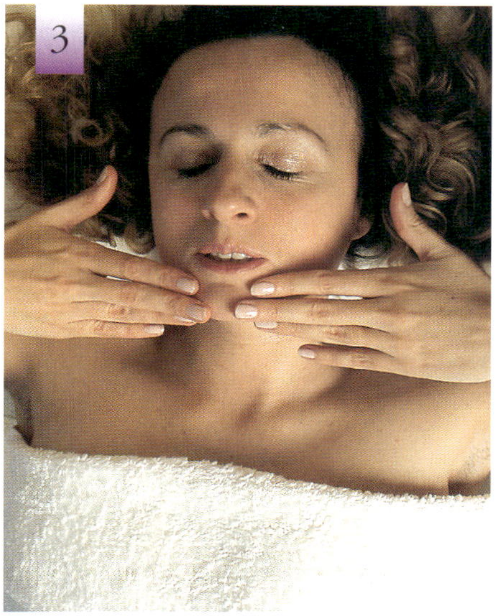
3

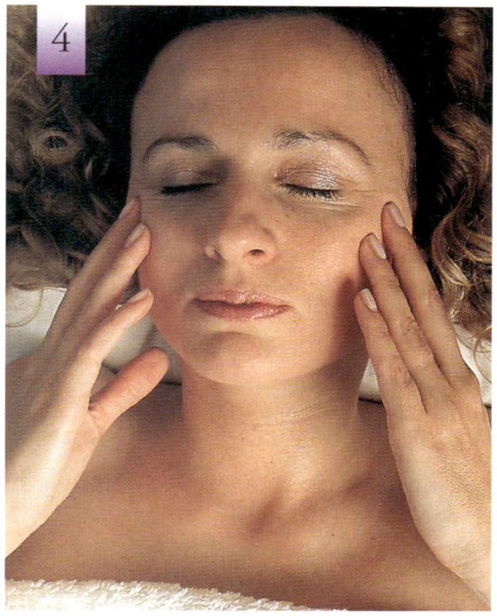
4

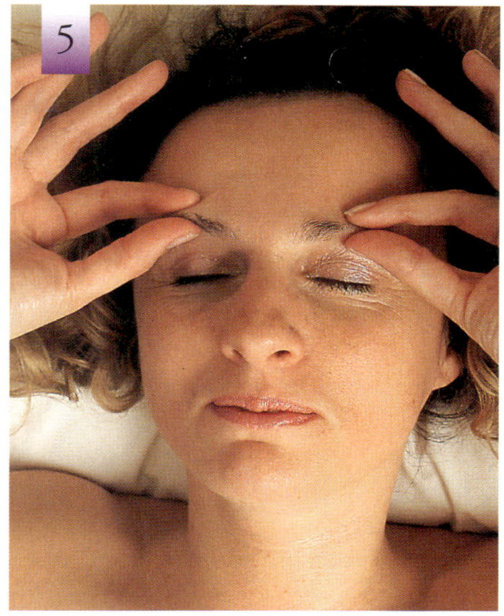
5

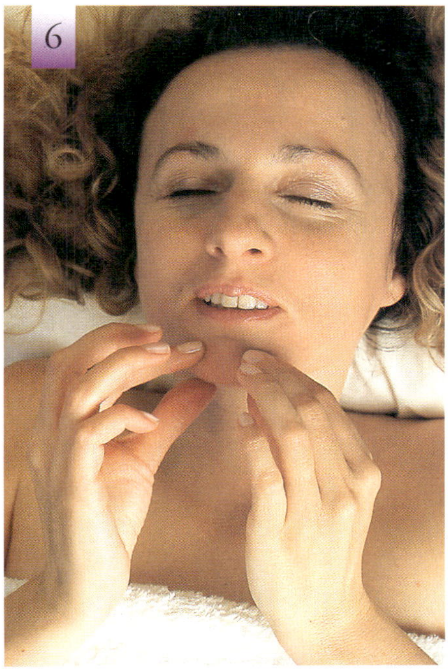
6

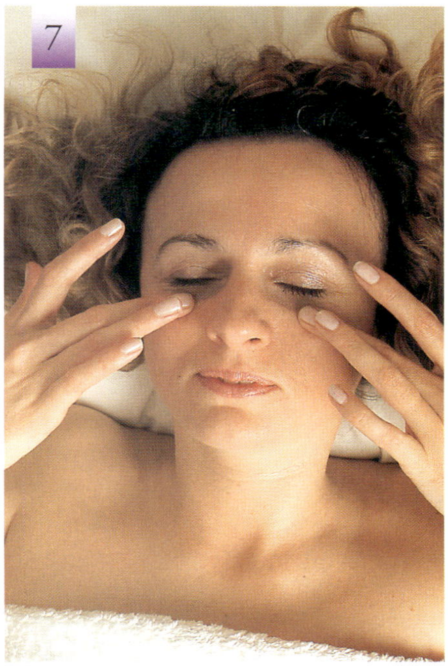
7

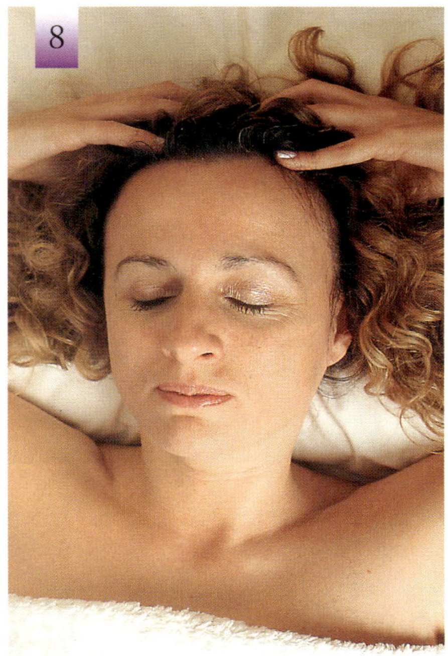
8

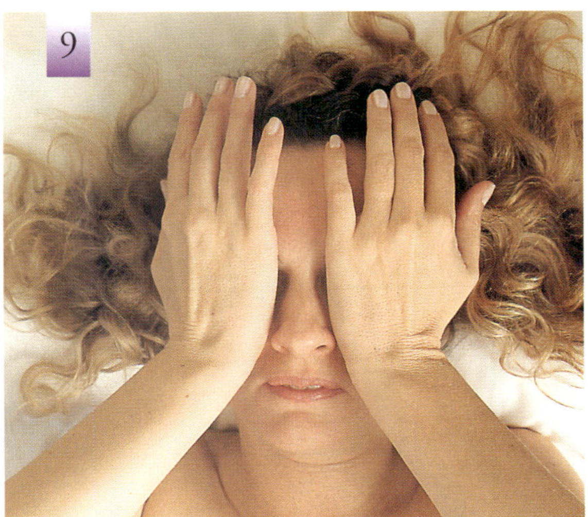
9

Massage gegen häufige Beschwerden

Die klassische Massage wirkt sowohl auf die Physis als auch auf die Psyche. Man setzt sie oft ein, um häufig auftretende Beschwerden wie Kopfschmerzen oder Verdauungsstörungen zu behandeln. Wenn die Beschwerden mithilfe der Massage nicht abklingen oder wenn es sich um ernsthafte Erkrankungen handelt, muss in jedem Fall ein Arzt konsultiert werden. In diesem Kapitel finden Sie Beschwerden, die mithilfe der Massage erfolgreich behandelt werden können. Die ätherischen Öle, die im ersten Kapitel beschrieben wurden, kommen hier zum Einsatz.

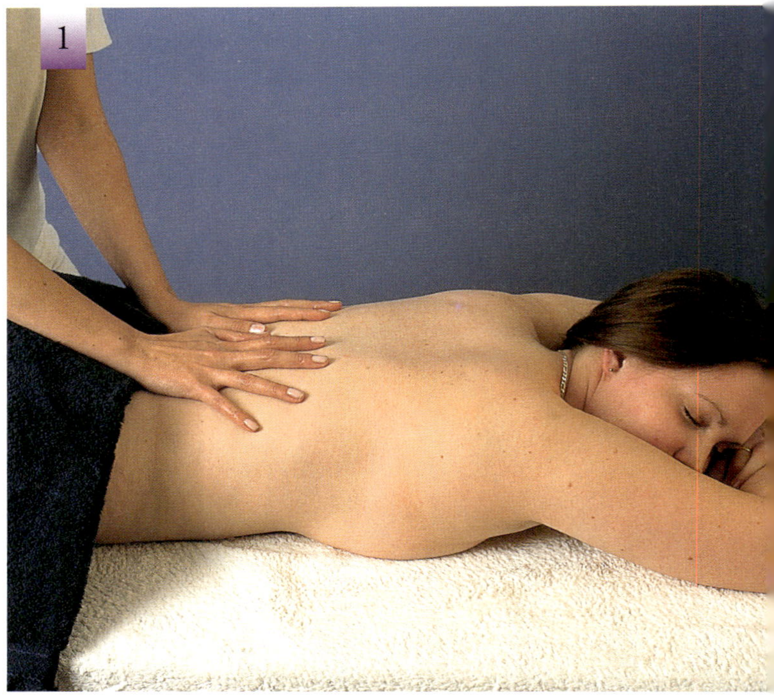

1

DURCHBLUTUNGSPROBLEME

BLUTHOCHDRUCK

Bluthochdruck ist eine weit verbreitete Krankheit, die verschiedene Ursachen haben kann. Hauptursachen für Bluthochdruck sind Stress, eine ungesunde Ernährungsweise zum Beispiel mit vielen gesättigten Fettsäuren und viel Salz, genetische Veranlagung und das Rauchen.

DIE BEHANDLUNG

Die klassische Massage ist eine allgemein anerkannte Methode zur Behandlung von Bluthochdruck. Regelmäßige Massagen können den Blutdruck regulieren.
Gefühlswallungen wie Angst, Ärger, Gereiztheit oder auch übermäßige Freude können den Blutdruck in die Höhe treiben. Die Massage bewirkt, dass übernervöse und verkrampfte Menschen sich beruhigen und vollkommen entspannen.

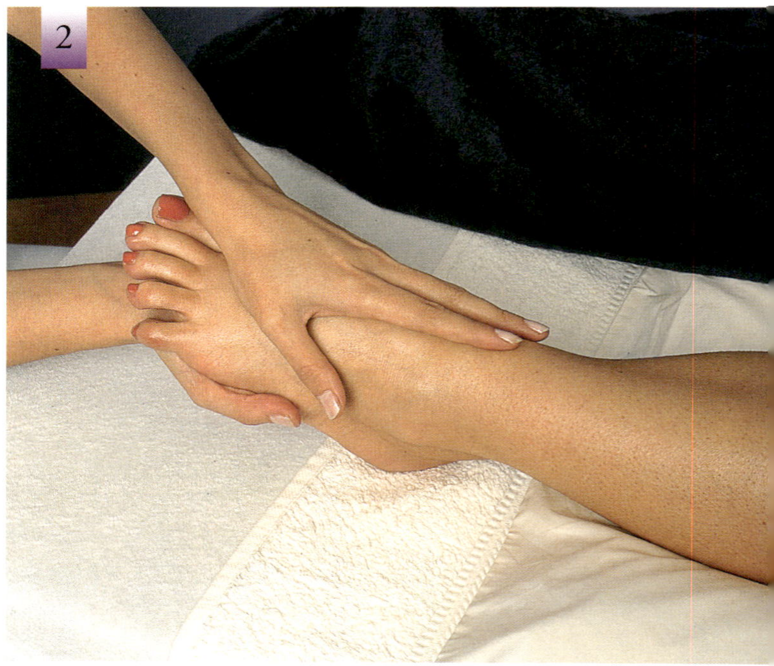

2

- Mindestens einmal pro Woche sollte eine Ganzkörpermassage durchgeführt werden. Hierbei sollte auf die Klopf- und Hacktechnik verzichtet werden.
- Zunächst sollten lange Streichungen über den Rücken erfolgen, um den Massagepartner zu beruhigen und vollkommen zu entspannen (Abbildung 1).
- Zur langfristigen Beruhigung sollten entweder die Füße oder die Hände täglich massiert werden (Abbildung 2).

Unterstützen Sie die Massage mit ätherischen Öle wie Kamille-, Geranium- oder Lavendelöl, die Sie mit einem Basisöl mischen, um den Entspannungseffekt zu vergrößern. Sie können die Öle einzeln oder gemeinsam unter das Basisöl mischen. Geben Sie zu 10 ml (2 Teelöffel) Trägeröl jeweils einen Tropfen Kamille-,

Geranium- und Lavendelöl oder drei Tropfen eines ätherischen Öls.

Weitere Tipps

• Ernähren Sie sich gesund. Nehmen Sie viel Obst, Gemüse, Ballaststoffe und Knoblauch zu sich und verzichten Sie auf salz- und zuckerhaltige Speisen sowie auf gesättigte Fettsäuren.
• Vermeiden Sie Stress.
• Geben Sie das Rauchen auf und reduzieren Sie Ihren Alkohol- und Koffeinkonsum.
• Betreiben Sie eine leichte Sportart oder machen Sie Tai Chi oder Yoga.

Krampfadern

Krampfadern entstehen aufgrund einer Venenwandschwäche oder aufgrund einer mangelhaften Funktion der Venenklappen (Venenklappeninsuffizienz). Ursachen dafür können zum Beispiel eine Schwangerschaft, langes Stehen, Fettleibigkeit oder genetische Veranlagung sein. Viermal mehr Frauen als Männer sind davon betroffen und beinahe 50 % aller Personen mittleren Alters leiden an Krampfadern.

Die Behandlung

Verzichten Sie auf die Klopf- und die Hacktechnik. Behandeln Sie Krampfadern niemals direkt, damit Sie Ihrem Massagepartner keine Schmerzen zufügen oder eine Entzündung hervorrufen.

• Führen Sie täglich viele sanfte Streichungen vom Fußknöchel zum Oberschenkelansatz durch (Abbildung 1 und 2).
• Sie können Ihre Beine auch selbst massieren (Abbildung 3).

Unterstützen Sie die Massage mit ätherischen Ölen. Geben Sie zu 10 ml (2 Teelöffel) Trägeröl zwei Tropfen Zitronenöl und einen Tropfen Geraniumöl.

Weitere Tipps

• Nehmen Sie viel Knoblauch (vor allem roh) zu sich, um die Durchblutung anzuregen.
• Essen Sie viel frisches Obst, vor allem Blaubeeren, Schwarze Johannisbeeren, Zitrusfrüchte, Kirschen, Ananas und Erdbeeren, um die Blutgefäße zu stabilisieren.
• Nehmen Sie Vitamin C und E sowie Ginkgopräparate zu sich.
• Vermeiden Sie langes Stehen.
• Legen Sie die Beine täglich etwa 15 Minuten hoch, um Wasseransammlungen aufzulösen.

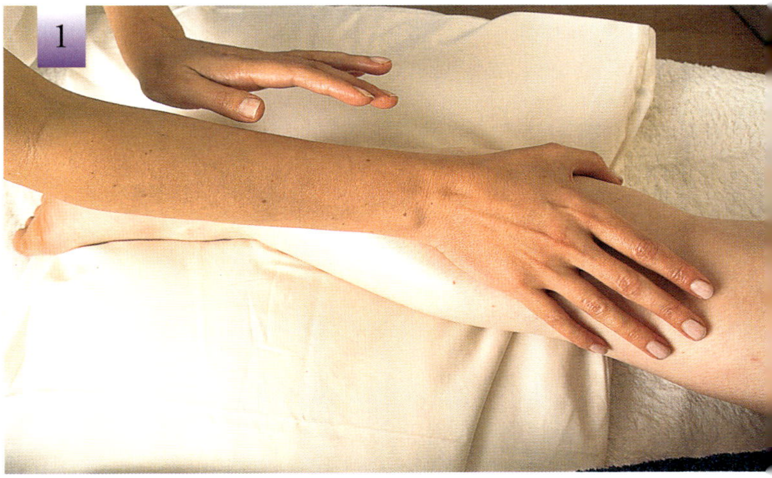

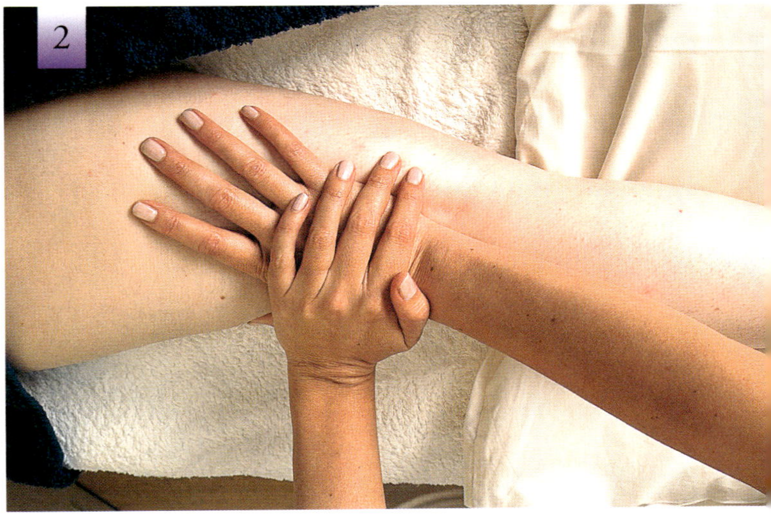

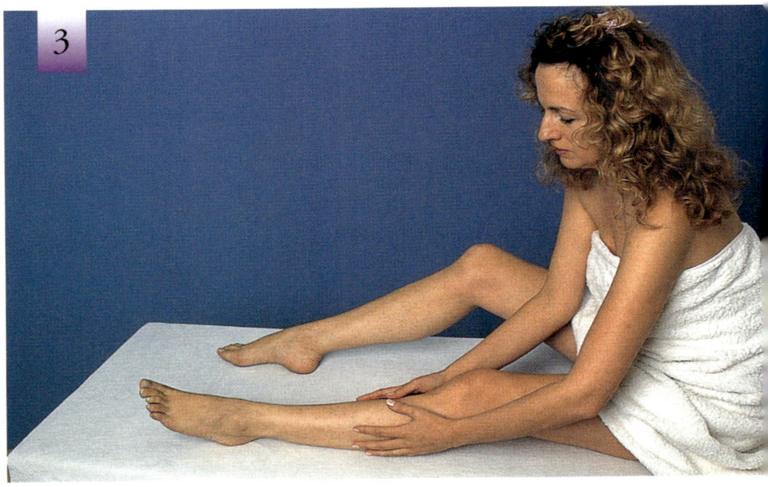

VERDAUUNGSSTÖRUNGEN

Viele Menschen leiden unter Verdauungsstörungen wie Verstopfung oder Reizkolon. Auslöser für diese Beschwerden sind häufig Stress, eine ungesunde Ernährungsweise, zu wenig Flüssigkeitsaufnahme, mangelnde Bewegung oder die Einnahme bestimmter Medikamente.

DIE BEHANDLUNG

Die Bauchmassage ist besonders effektiv. Wenn es sich um chronische Beschwerden handelt, sollte der Bauch täglich massiert werden, bis sich die Darmtätigkeit reguliert hat. Wenn die Beschwerden erneut auftreten, wenden Sie die Bauchmassage wieder an.

• Legen Sie beide Hände übereinander auf den Nabel und massieren Sie im Uhrzeigersinn um den Nabel. Positionieren Sie dann Zeige-, Mittel- und Ringfinger rechts unten auf dem Bauch und gehen Sie langsam mit kleinen Kreisbewegungen an der rechten Seite (aufsteigender Dickdarm) nach oben bis knapp unterhalb der Rippen (Abbildung 1).
• Kreisen Sie dann in einer horizontalen Linie nach links (quer liegender Dickdarm) und anschließend in einer vertikalen Linie nach unten (absteigender Dickdarm). Gleiten Sie sanft in die Ausgangsposition zurück und wiederholen Sie den gesamten Vorgang mehrmals. Beenden Sie die Behandlung mit sanften Streichungen (Abbildung 2).

Verwenden Sie zur Unterstützung der Massage ätherische Öle. Pfefferminz- und Rosmarinöl bei Verstopfung sowie Kamille- und Bitterorangenöl bei Durchfall oder Reizkolon, um den Dickdarm zu beruhigen.

WEITER TIPPS

• Nehmen Sie ballaststoffreiche Nahrungsmittel zu sich, um die Darmtätigkeit anzuregen.
• Trinken Sie täglich sechs bis acht Gläser Wasser.
• Nehmen Sie Abführmittel nicht über einen längeren Zeitraum ein, da Sie den Darm träge machen.
• Unterdrücken Sie den Stuhldrang nicht.
• Vermeiden Sie Stress.
• Trinken Sie Pfefferminz-, Fenchel- oder Kamillentee.

1

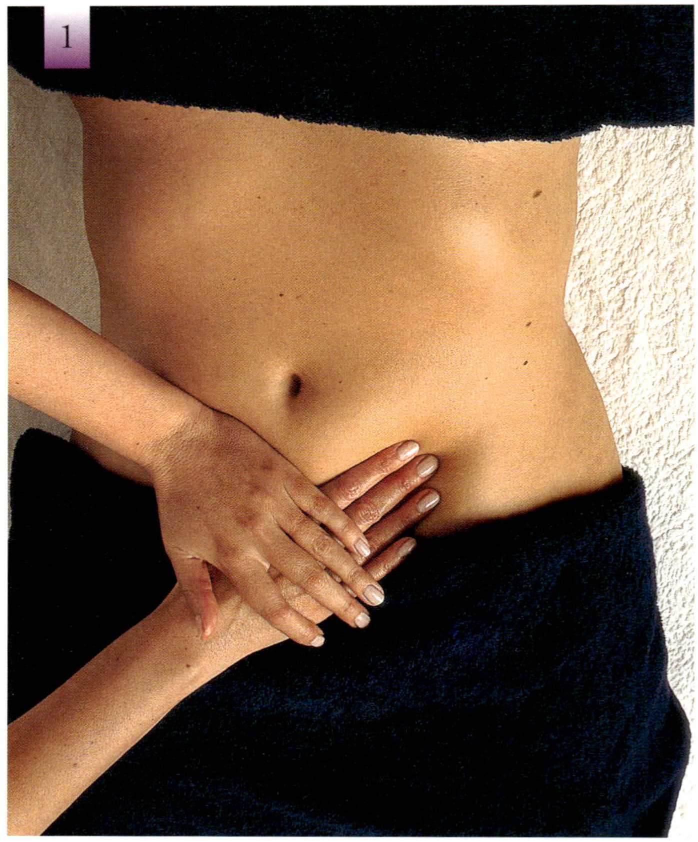

2

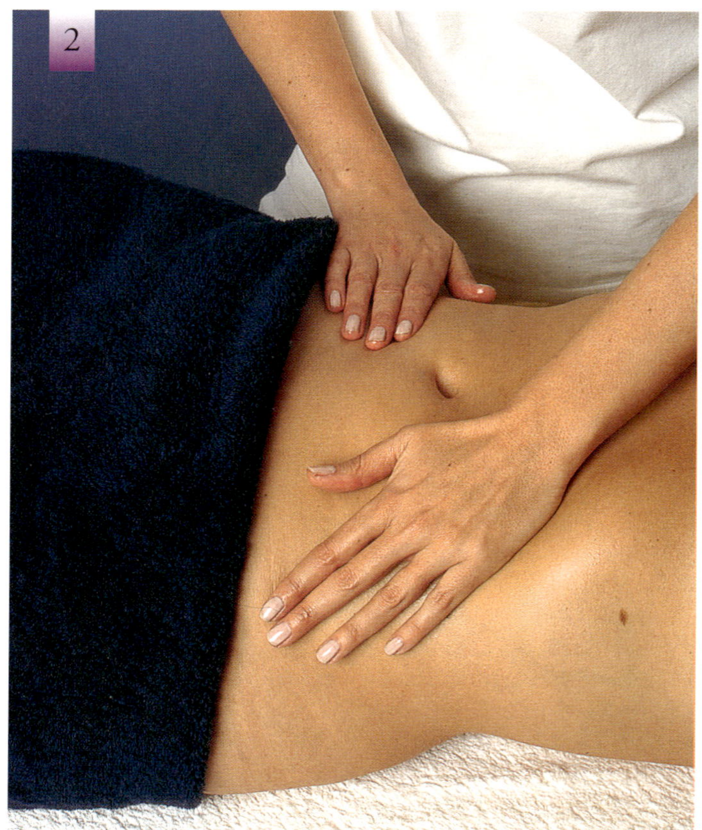

Probleme im Urogenitalbereich

Retention

Viele Menschen, vor allem ältere Personen, leiden unter Flüssigkeitsansammlungen in den Beinen. Meist sammeln sich die Körperflüssigkeiten um die Fußknöchel. Es können aber auch die Handgelenke betroffen sein. Auch hier kann Massage eine erfolgreiche Behandlungsmethode sein.

Die Behandlung

• Wenn sich die Schwellung um die Fußknöchel zieht, streichen Sie von den Knöcheln bis zum Oberschenkelansatz über das gesamte Bein. Führen Sie mit den Daumen kleine behutsame Zirkelungen um die Fußknöchel durch (Abbildung 1).
• Drehen Sie den Fuß vorsichtig im und gegen den Uhrzeigersinn (Abbildung 2).
• Bei Schwellungen an den Handgelenken streichen Sie vom Handgelenk bis zu den Schultern über den gesamten Arm. Führen Sie anschließend kleine sanfte Zirkelungen um das Handgelenk aus und drehen Sie die Hand behutsam im und gegen den Uhrzeigersinn (Abbildung 3).

Unterstützen Sie die Massage mit ätherischen Ölen. Geben Sie zu 10 ml (2 Teelöffel) Trägeröl zwei Tropfen Geraniumöl und einen Tropfen Zitronenöl. Alternativ können Sie auch 10 ml (2 Teelöffel) Trägeröl mit zwei Tropfen Bitterorangenöl und einem Tropfen Rosmarinöl mischen.

Weitere Tipps

• Vermeiden Sie langes Stehen.
• Drehen Sie die Fußknöchel und die Handgelenke möglichst oft.
• Legen Sie die Beine mindestens zweimal täglich für etwa 15 Minuten hoch, um die Entwässerung zu unterstützen.
• Essen Sie viel rohen Knoblauch.
• Verzichten Sie möglichst auf Salz.

PMS (Prämenstruelles Syndrom)

Unzählig viele Symptome werden auf das prämenstruelle Syndrom zurückgeführt. Die Hauptsymptome sind jedoch Beängstigung, Stimmungsschwankungen, Blähungen und Retention. Viele Frauen haben das Gefühl, als ob sich in ihrem Bauch unglaublich viel Flüssigkeit angesammelt hätte.

Die Behandlung

Mit der klassischen Massage können sowohl physische als auch psychische Symptome des prämenstruellen Syndroms behandelt werden.
Ein bis zwei Tage bevor die Beschwerden für gewöhnlich einsetzen, sollte eine Ganzkörpermassage angewendet werden, um den Bauch zu entspannen und Stimmungsschwankungen auszugleichen.

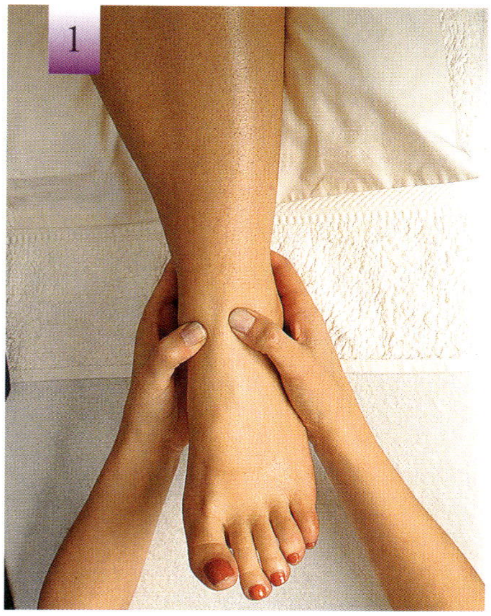

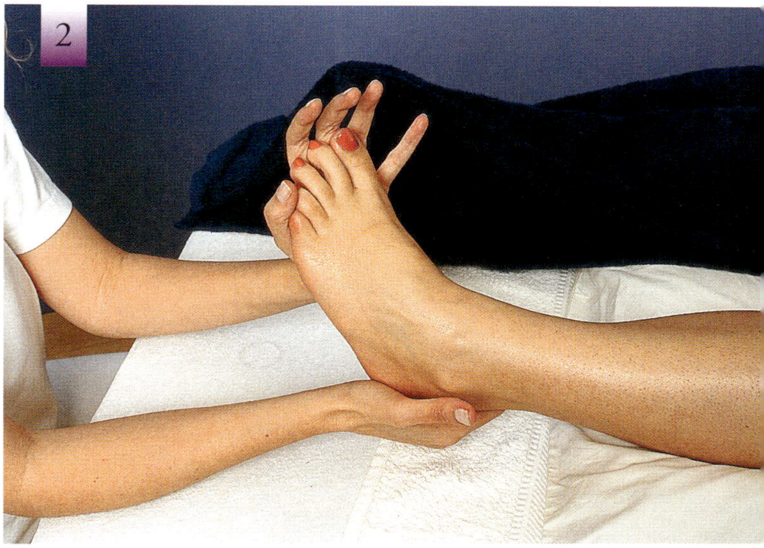

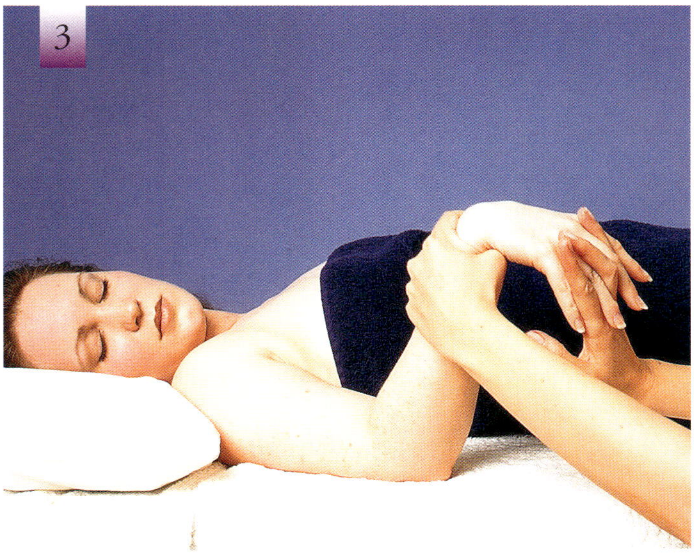

- Streichen Sie mit den Fingerspitzen im Uhrzeigersinn behutsam um den Bauch (Abbildung 1).
- Ziehen Sie das Gewebe vorsichtig an den Seiten im Bereich des Bauchs nach unten in Richtung Harnblase (Abbildung 2).

Unterstützen Sie die Massage mit ätherischen Ölen. Mischen Sie hierzu das Basisöl mit Kamille-, Geranium-, Lavendel- oder Bitterorangenöl. Diese Öle helfen, den Hormonhaushalt auszugleichen. Zusätzlich zur klassischen Massage kann man täglich ein Bad nehmen, dem man sechs Tropfen von einem der genannten Öle beimengen.

WEITERE TIPPS

- Verzichten Sie so weit wie möglich auf Salz, Zucker, Koffein und Alkohol.
- Nehmen Sie ballaststoffreiche Kost zu sich.
- Nehmen Sie Vitamin B zu sich.
- Entspannen Sie mit Yoga, Tai Chi oder Meditationen.

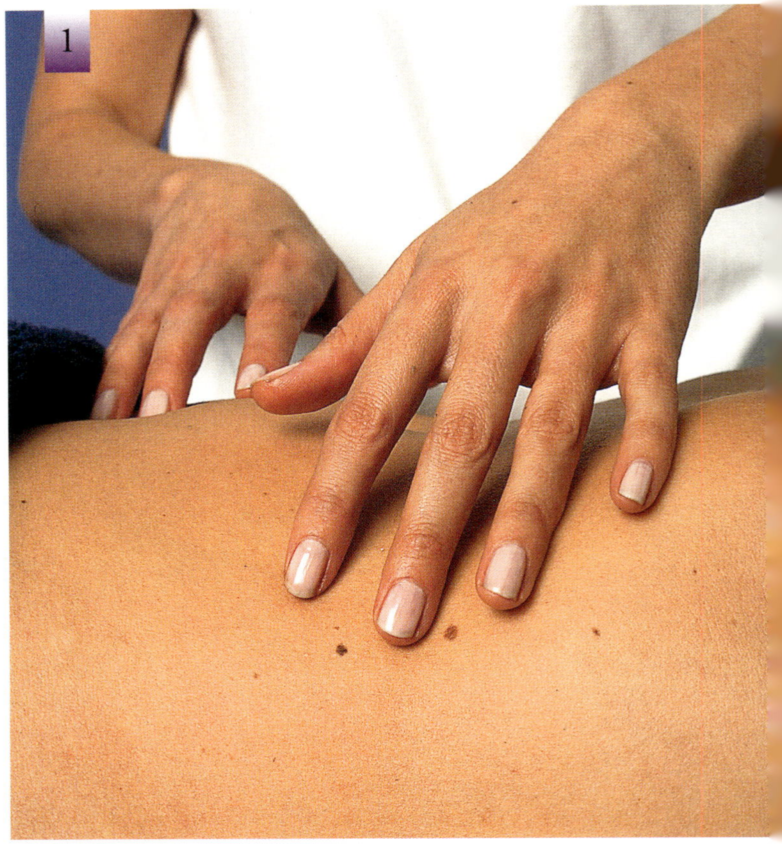

1

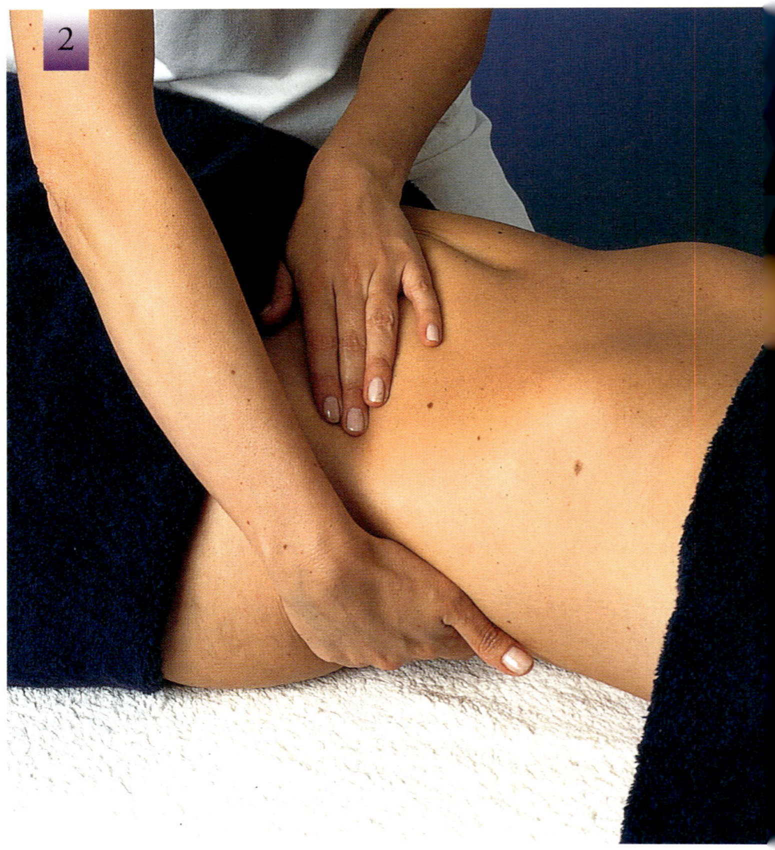

2

Probleme im Kopfbereich

Kopfschmerzen und Migräne

Kopfschmerzen können viele Ursachen haben wie zum Beispiel Verspannungen im Schulter- und Nackenbereich, Nahrungsmittelallergien, Überanstrengung der Augen, chronische Nasennebenhöhlenentzündung oder hormonelle Schwankungen. Bei der Behandlung von Kopfschmerzen ist die klassische Massage äußerst effektiv, den sie stellt eine hervorragende Möglichkeit dar, um Stress abzubauen und die Schulter- und Nackenmuskulatur dauerhaft zu entspannen.

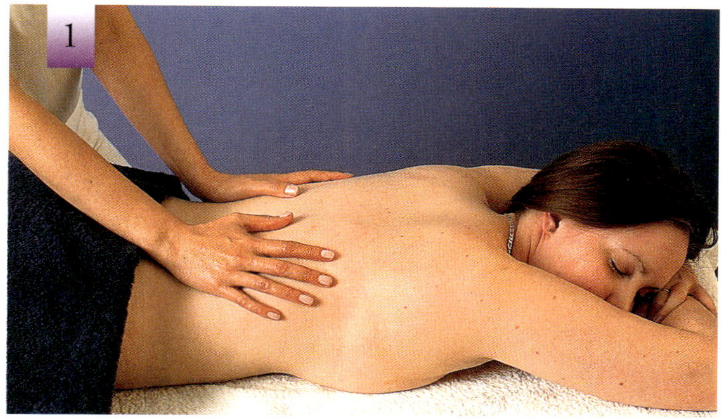

Die Behandlung

- Streichen Sie über den ganzen Rücken, wobei Sie dem oberen Rückenbereich besondere Aufmerksamkeit schenken (Abbildung 1).
- Führen Sie mit den Fingern oder den Daumen kleine kräftige Kreise um die Schulterblätter aus, um Verspannungen zu lösen.
- Wringen Sie die Schultern und kneten Sie die Nackenmuskeln.
- Bitten Sie Ihren Massagepartner den Kopf zur Seite zu drehen und streichen Sie über die Seiten des Nackens (Abbildung 2).
- Dehnen Sie den Nacken vorsichtig und führen Sie Zirkelungen am Haaransatz aus (Abbildung 3).
- Verschränken Sie die Finger über der Stirn und streichen Sie von innen nach außen über die gesamte Stirn, um letzte Verspannungen zu lösen (Abbildung 4).

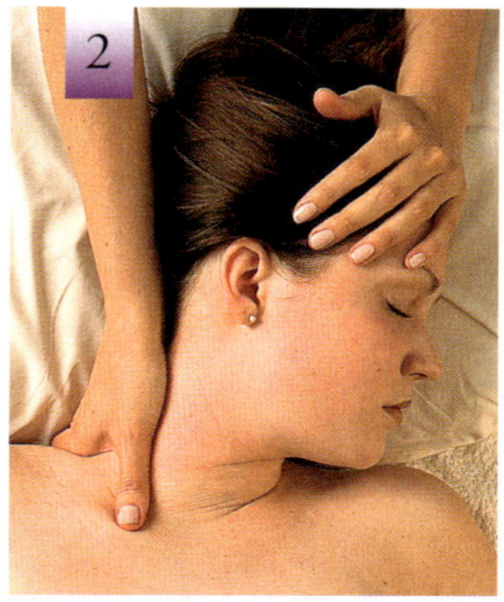

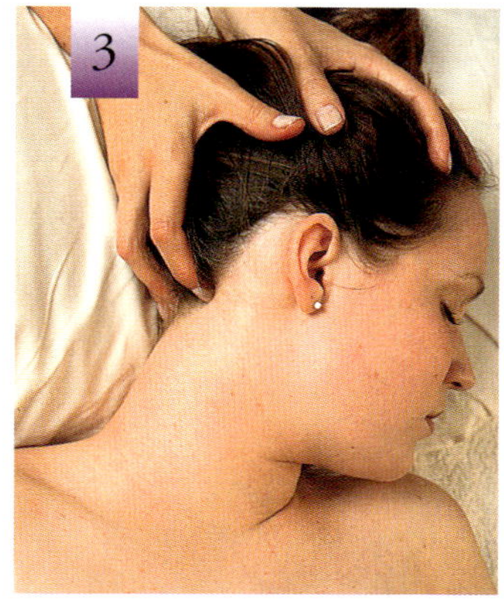

Unterstützen Sie die Massage mit ätherischen Ölen. Mischen Sie hierzu zwei Tropfen Lavendelöl und einen Tropfen Pfefferminzöl mit 10 ml (2 Teelöffel) Trägeröl. Wenn die Schmerzen sehr stark sind, geben Sie drei Tropfen Lavendelöl und drei Tropfen Pfefferminzöl in eine kleine Schale mit lauwarmem Wasser. Tauchen Sie ein Baumwolltuch hinein, wringen Sie es aus und legen Sie es als Kompresse entweder auf die Stirn oder in den Nacken, um Verspannungen zu lösen.

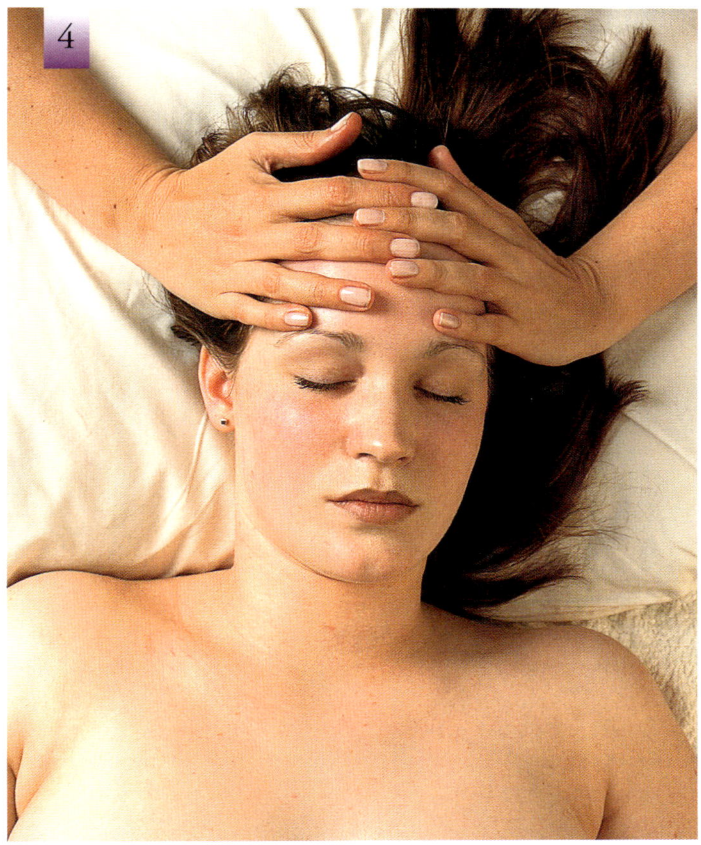

Weitere Tipps

- Vermeiden Sie Stress.
- Massieren Sie den Nacken und die Schultern täglich selbst.
- Vermeiden Sie Nahrungsmittel, die Kopfschmerzen auslösen können wie zum Beispiel Käse, Schokolade und Rotwein.
- Nehmen Sie Vitamin-B-Präparate und Zink zu sich, um Stress abzubauen.

Muskel- und Knochenprobleme

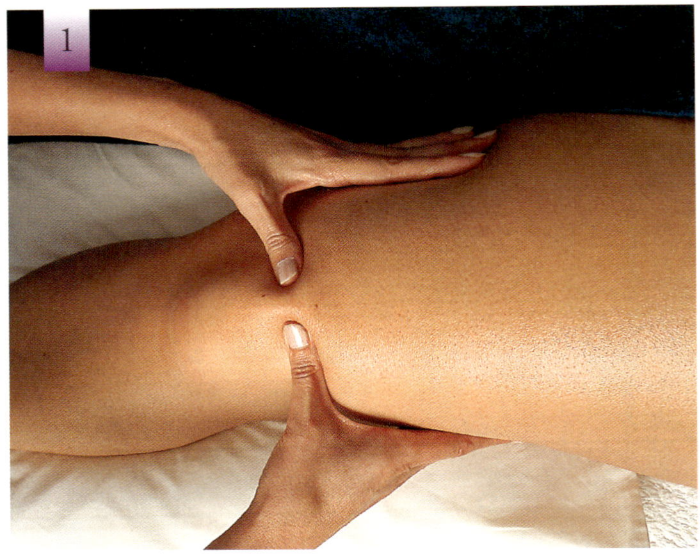

Osteoarthritis

Bei dieser Form der Arthritis greift eine Entzündung vom Knochen auf ein Gelenk über. Besonders häufig sind Knie- und Hüftgelenke betroffen.

Die Behandlung

Bei der Behandlung von Muskel- und Knochenproblemen können mit der klassischen Massage gute Erfolge erzielt werden. Sie reduziert Steifheit, lindert Schmerzen und verbessert die Beweglichkeit der betroffenen Gelenke, die täglich massiert werden sollten. Zusätzlich empfiehlt sich eine Ganzkörpermassage im Abstand von 14 Tagen. Bedenken Sie dabei stets, dass Sie geschwollene und entzündete Bereiche niemals direkt behandeln dürfen, massieren Sie lediglich um diese Gebiete.

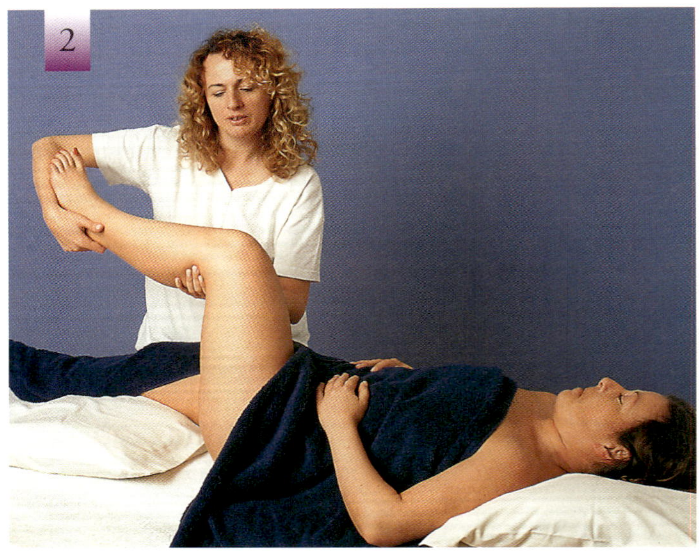

- Zur Massage von Arthritis im Knie streichen Sie zunächst über das gesamte Bein. Beginnen Sie bei den Fußknöcheln und gehen Sie bis zum Oberschenkelansatz. Streichen Sie dann kräftig über die Vorderseite des Oberschenkels.
- Führen Sie mit den Daumen behutsame Zirkelungen um die Kniescheibe durch, um das Knie beweglich zu machen (Abbildung 1).
- Zum Abschluss beugen und strecken Sie den Unterschenkel langsam und sehr behutsam, um die Beweglichkeit des Knies zu erhalten und zu steigern (Abbildung 2 und 3).

Verwenden Sie zur Unterstützung der Massage ätherische Öle: Kamilleöl (wenn eine Entzündung vorliegt), Eukalyptusöl (zur Schmerzlinderung), Lavendelöl (zur Entspannung und Schmerzlinderung), Zitronenöl (reduziert Flüssigkeit und hilft schädliche Stoffe abzubauen), Pfefferminzöl (zur Schmerzlinderung und Kühlung) und Rosmarinöl (zur Verbesserung der Durchblutung und zur Schmerzlinderung sowie zum Abbau von Toxinen). Geben Sie drei bis vier Tropfen des geeigneten ätherischen Öls zu 10 ml (2 Teelöffel) Trägeröl. Wenn Ihr Massagepartner sehr starke Schmerzen hat, geben Sie sechs Tropfen eines ätherischen Öls in eine Schüssel mit lauwarmem Wasser. Tränken Sie ein Baumwolltuch damit, wringen Sie es aus und legen Sie es auf das betroffene Gebiet.

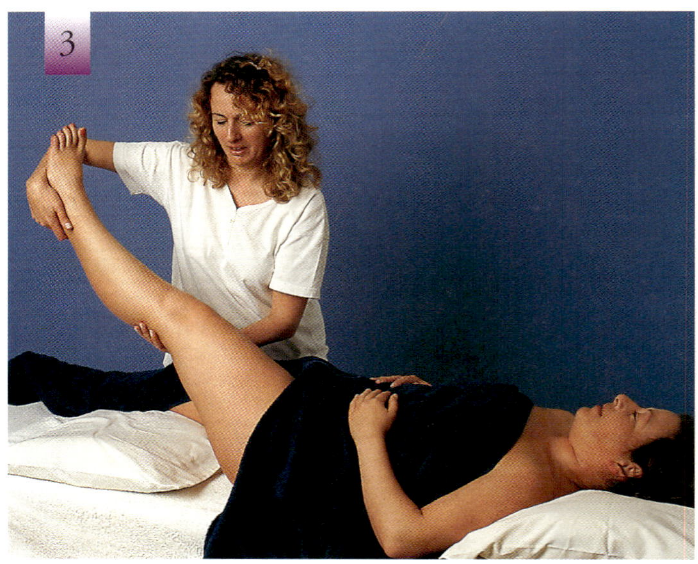

Weitere Tipps

- Versuchen Sie Ihr Normalgewicht zu halten.
- Nehmen Sie ausreichend Selen zu sich. Fisch, Fleisch, Innereien, Nüsse, Sesam und Getreideprodukte enthalten Selen.
- Machen Sie behutsame Übungen wie Yoga, Tai Chi oder Gehen, um die Gelenke beweglich zu halten.

Zur Massage weiterer Gelenke lesen Sie bitte unter den entsprechenden Schritt-für-Schritt-Anleitung in den vorhergehenden Kapiteln nach. Natürlich können Sie Muskel- und Knochenprobleme auch mithilfe der Selbstmassage behandeln.

Atemwegerkrankungen

Asthma, Erkältung, Blutandrang (Kongestion)

Charakteristisch für Asthma ist eine anfallsweise auftretende Atemnot, begleitet von keuchendem Atmen, verursacht durch eine Entzündung der Atemwege in den Lungen, wodurch sich die Atemwege verengen und der Luftstrom zu und von den Lungen eingeschränkt wird. Auslöser können Stress, Allergien zum Beispiel eine Pollen- oder Hausstauballergie sowie bestimmte Nahrungsmittel sein.

Die Behandlung

• Konzentrieren Sie die Massage auf den Brust- und Rückenbereich. Legen Sie die Hände unterhalb des Halses auf den Brustkorb, sodass sich die Fingerspitzen in der Mitte berühren. Streichen Sie nach außen, um den Brustraum zu weiten und ein tieferes Atmen zu ermöglichen (Abbildung 1).

• Legen Sie nun die Hände auf den Ansatz der Oberarme, wobei die Finger nach unten zeigen. Drücken Sie 5 Sekunden auf die Stelle. Wiederholen Sie diesen Vorgang mehrmals, um den Brustraum zu weiten. Bitten Sie Ihren Massagepartner einige Male tief durchzuatmen, um das Ein- und Ausatmen zu erleichtern (Abbildung 2).

• Blutandrang zu den Bronchien wird durch die Klopf- und Hacktechnik abgebaut. Sie wird im Bereich der Rippen auf dem Rücken angewendet. Hierdurch wird die Atmung stimuliert und Schleim in den Bronchien gelöst.

Verwenden Sie zur Unterstützung der Massage ätherische Öle: Eukalyptus- und Rosmarinöl (bei Blutandrang zu den Bronchien), Lavendelöl (zur Unterstützung des Schlafs und zur Stärkung des Immunsystem) und Zitronenöl (zur Schleimlösung und Bekämpfung von Infektionen der Atemwege). Mischen Sie zum Einreiben des Brustraums 10 ml (2 Teelöffel) Trägeröl mit einem Tropfen Eukalyptusöl und einem Tropfen Rosmarinöl oder mit zwei Tropfen Lavendelöl und einem Tropfen Zitronenöl.
Wenn Ihr Massagepartner einen Asthmaanfall erleidet und in Panik gerät, geben Sie einige Tropfen Lavendelöl auf seine Handflächen und bitten Sie Ihn die Hände vor die Nase zu halten und tief einzuatmen.

• Bei Blutandrang zur Nase wirkt eine Massage besonders gut. Behandeln Sie vor allem die Stirn, die Wangen und die Nase (Abbildung 3).

Geben Sie zu 10 ml (2 Teelöffel) Trägeröl zwei Tropfen Lavendelöl und einen Tropfen Rosmarinöl, um eine Mischung herzustellen, die den Blutandrang abbaut.
Wenn Sie selbst Probleme mit den Atemwegen haben, beträufeln Sie ein Taschentuch mit einigen Tropfen Eukalyptus- oder Rosmarinöl und stecken Sie es ein, damit Sie, wann immer nötig, die Duftstoffe inhalieren können.

Weitere Tipps

• Vermeiden Sie Stress, denn dadurch kann ein Asthmaanfall ausgelöst und das Immunsystem geschwächt werden, sodass Sie anfälliger für Husten und Erkältungen werden.
• Verzichten Sie auf Milchprodukte, die die Schleimproduktion anregen. Essen Sie viel Obst, Gemüse und Salate.
• Essen Sie möglichst täglich rohen Knoblauch, der als „Antibiotikum der Natur“ bekannt ist. Nehmen Sie außerdem Ingwer zu sich, da er eine schleimlösende Wirkung hat.
• Nehmen Sie Vitamin C zu sich, um Husten und Erkältungen vorzubeugen.
• Machen Sie regelmäßig Atemübungen.
• Schlafen Sie bei geöffnetem Fenster, um die Versorgung mit Frischluft zu gewährleisten.

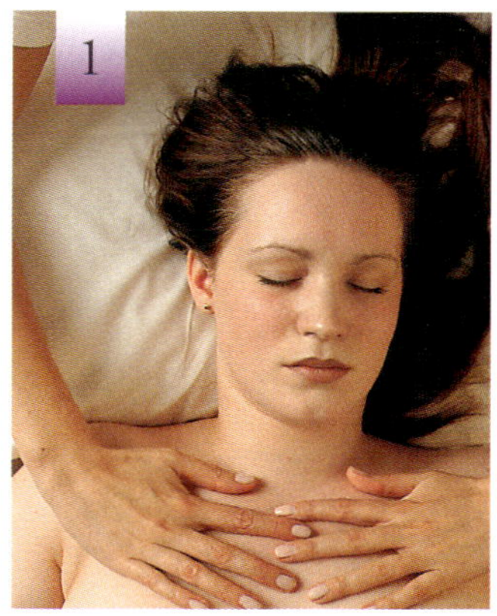

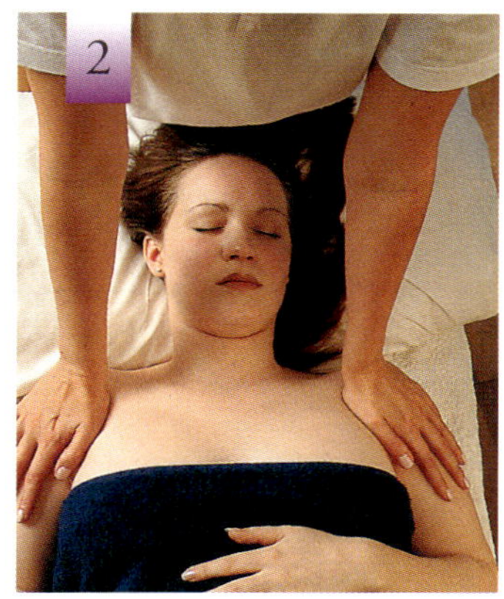

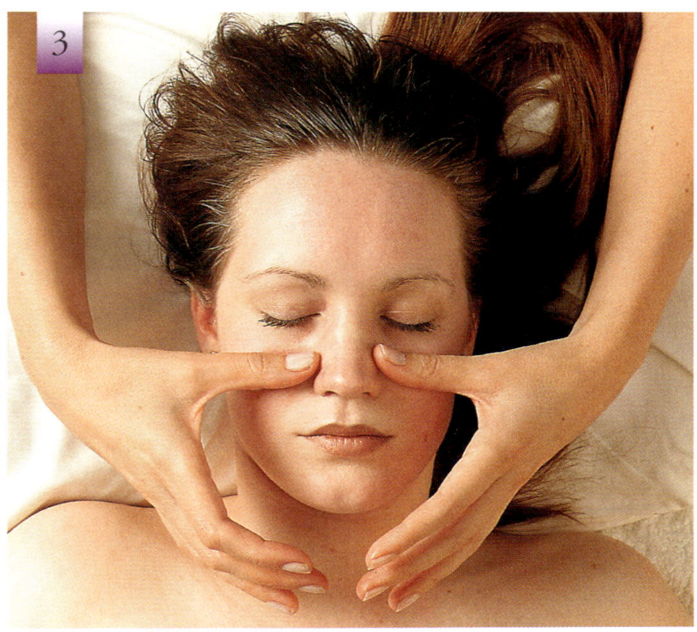

Schlusswort

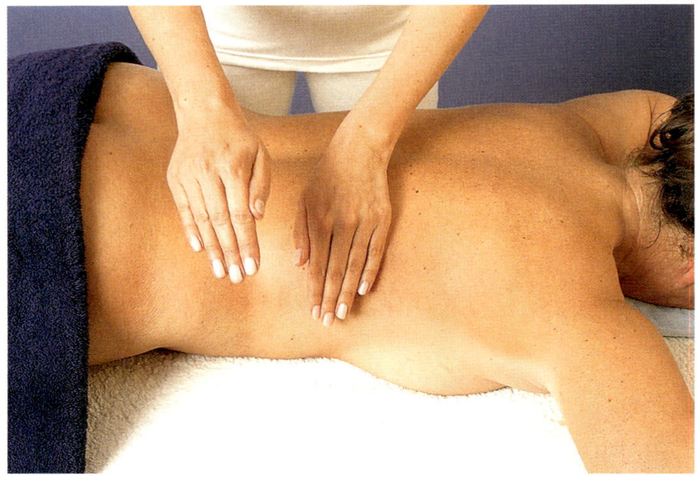

Die Lektüre dieses Buchs hat Sie mit den Techniken und Behandlungsmöglichkeiten der klassischen Massage vertraut gemacht. Eine Massage zu geben kann genauso angenehm und entspannend sein, wie eine Massage zu erhalten. Berührungen sind für jeden Menschen äußerst bedeutsam, immerhin ist der erste Sinn, den man bewusst erlebt, der Tastsinn, den bereits das Kind im Mutterleib erfährt. Dieses enge Band zwischen Mutter und Kind hat einen positiven Einfluss auf die körperliche und geistige Entwicklung des Kindes. Kinder, die viel körperliche Zuwendung erfahren, leiden zum Beispiel weniger an Krankheiten.

Mit zunehmendem Alter verzichten die meisten Menschen auf Berührungen, sie verlieren das intuitive Gespür dafür und haben oft sogar Berührungsängst. Hier kann die klassische Massage sehr hilfreich sein, da sie solche Ängste abbauen kann. Machen Sie die Massage zu einem Teil Ihres täglichen Lebens. Behandeln Sie Ihre Familie, Ihre Freunde und natürlich sich selbst. Sie werden feststellen, welch entspannende und belebende Wirkung Sie damit erzielen können.

Wenn Sie Massage professionell betreiben möchten, sollten Sie entsprechende Kurse bei anerkannten Verbänden besuchen. Eine professionelle Ausbildung beinhaltet intensive Anatomie- und Physiologiestudien ebenso wie praktische Übungen. Informieren Sie sich in jedem Fall vorab über die Qualifikation der Mitarbeiter der Ausbildungsstelle.

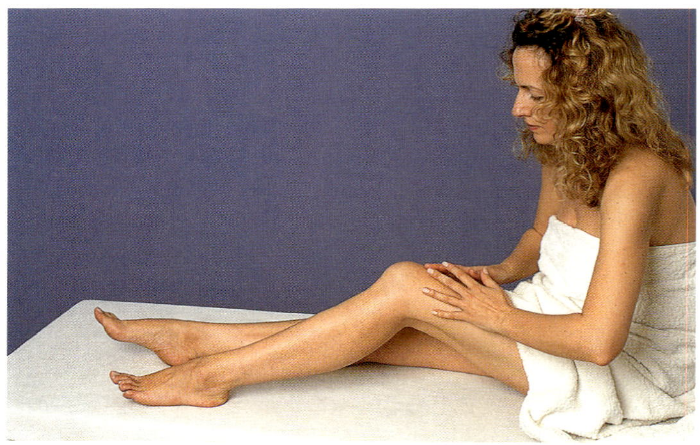

Im Herbst 1999 beziehungsweise im Frühjahr 2000 erscheinen im Karl Müller Verlag weitere Bücher zum Thema alternative Behandlungsmethoden:

Aromatherapie (3-86070-846-5)
Fußreflexzonenmassage (3-86070-818-X)
Handreflexzonenmassage (3-86070-819-8)
Partnermassage (3-86070-848-1)
Tai Chi (3-86070-817-1)

Register

Alle Fotos stammen von Quantum Books Ltd.

Herzlichen Dank den Modellen:
Maria, Mel und Sarah.